Chakren

Quellen der Kraft & Gesundheit

Vita

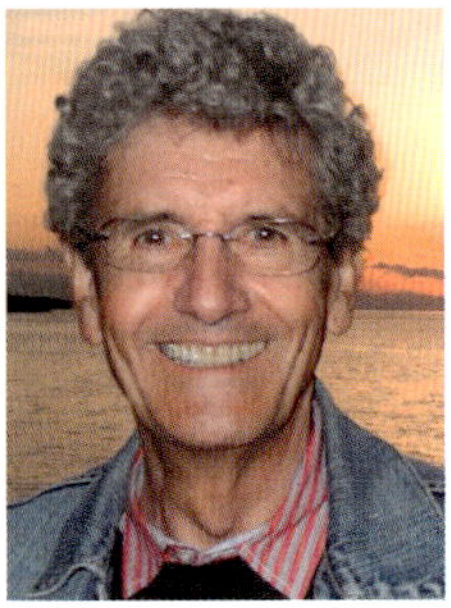

(Autorenfoto: © privat)

Jean-Pierre Crittin ist Dipl. Psychologe mit Spezialausbildungen u.a. in personzentrierter Beratung und Therapie (Carl R. Rogers), Focusing, Sportpsychologie, Yogisch-Ayurvedischer Psychologie & Psychotherapie sowie Chakratherapie. Seit vielen Jahren bietet er in eigener Praxis Einzel- und Gruppenberatungen sowie Seminare und Coachings an für Personen in anspruchsvollen beruflichen und privaten Situationen. Weiterhin ist er in der Rehabilitation von BurnoutpatientInnen, als Ausbilder, psychologischer Unternehmensberater sowie als Yogisch-Ayurvedischer Psychotherapeut tätig.
Er ist Autor mehrerer Bücher und lebt in der Schweiz.

Dank

An erster Stelle danke ich all meinen Klientinnen und Klienten, die sich im Rahmen der psychologischen Beratung und Therapie auf die Chakraarbeit eingelassen haben. Ihre Fortschritte und Rückmeldungen haben viel zu meiner Erkenntnis und Sicherheit beigetragen, die letztlich dazu führte, dass ich dieses Buch schreiben konnte.

Dann danke ich Frau Martina Weihe und Frau Susanne Kirstein vom Königsfurt Urania Verlag für ihre konstruktive Unterstützung beim Zustandekommen dieses Buches, und letztlich danke ich allen kreativen Mitarbeitenden des Verlages dafür, dass mein Buch in einer so schönen Gestaltung erscheinen darf.

Jean-Pierre Crittin

Jean-Pierre Crittin

Chakren

Quellen der Kraft & Gesundheit

Finde Antworten auf die sieben Lebensfragen

KÖNIGSFURT URANIA

Bibliographische Information der Deutschen Nationalbibliothek
Die Deutsche Nationalbibliothek verzeichnet diese Publikation in der Deutschen Nationalbibliographie; detaillierte bibliographische Daten sind im Internet über http://dnb.d-nb.de abrufbar.

Originalausgabe
2. Auflage 2022

Königsfurt-Urania Verlag GmbH
Ringstr. 32, D-24103 Kiel
www.koenigsfurt-urania.com

Umschlaggestaltung: www.grafikdesignhansen.de – Jan-Dirk Hansen, München, unter Verwendung von Motiven von Adobe Stock: © nakedcm (U1)

Abbildungen: Illustrationen © Jan-Dirk Hansen: Chakraspiralen, 46, 93, 119, 120, 142, 161, 183, 203, 225
Alle Bilder von Adobe Stock: © kite_rin: S. 6, 246, 248, © jd-photodesign: S. 14, © sumnersgraphicsinc: S. 17, © coldwaterman: S. 19; © freebird7977: S. 23; © Dmytro Flisak: S. 28; © Elena Kovaleva: S. 31; © jackfrog: S. 33; © Kreative: S. 35; © nakedcm.psd 38; © brizz666: S. 51; © Josef Zingg: S. 53; © Microgen: S. 55; © galitskaya: S. 57; © Younes: S. 61; © Igor Link: S. 64; © muratart: S. 63; © demphoto: S. 69; © Mariakray: S. 71; © Syda Productions: S. 73; © Basicdog: S. 76; © yurolaitsalbert: S. 79; © nicemyphoto: S. 88; © Karl Allen Lugmayer: S. 95; © Studio Romantic: S. 99; © JenkoAtaman: S. 102; © Serena Tayyan: S. 105; © blackday: S. 106; © jakkapan: S. 110, ; © peterschreiber.media: S. 115; © Thomas Kröning: S. 123; © DiedovStock: S. 124; © tiko_photographer: S. 127; © Patrick: S. 128; © camera papa: S. 132; © disq: S. 135; © SusaZoom: S. 136; © akkaradech: S. 139; © Picture-Art: S. 147; © Orlando Florin Rosu: S. 148; © cceliaphoto: S. 151; © goodmoments: S. 156; © Microgen: S. 159; © Pam Walker: S. 163; © MAK: S. 164; © Robert Kneschke: S. 167; © Antonioguillem: S. 168; © sommai: S. 170; © Dima: S. 172; © Mara Zemgaliete: S. 176; © suwatsir: S. 179; © Romolo Tavani: S. 181; © Microgen: S. 185; © Markus Bormann: S. 186; © Martinan: S. 188; © photoschmidt: S. 190; © contrastwerkstatt: S. 192; © RioPatuca Images: S. 197; © rsooll: S. 198; © Wayhome Studio: S. 205; © Eisenhans: S. 208; © contrastwerkstatt: S. 210; © srady: S. 213; © Tobif82: S. 218; © DiKiYaqua: S. 221; © Crittin: S 223; © pingpao: S. 228; © olezzo: S. 230; © Joshua: S. 235; © Maxim: S. 236; © 53r610: S. 238; © marjan4782: S. 242

Projektleitung und Lektorat: Susanne Kirstein, München
Korrektur: Marianne Glaßer
Satz und Layout: www.grafikdesignhansen.de – Jan-Dirk Hansen, München
Druck und Bindung: Finidr s.r.o.
Printed in EU

ISBN 978-3-86826-195-0

MIX
Papier aus verantwortungsvollen Quellen
FSC® C014138
www.fsc.org

Product footprint
CO_2 Neutral
PBN-CFMCP-015258

Inhalt

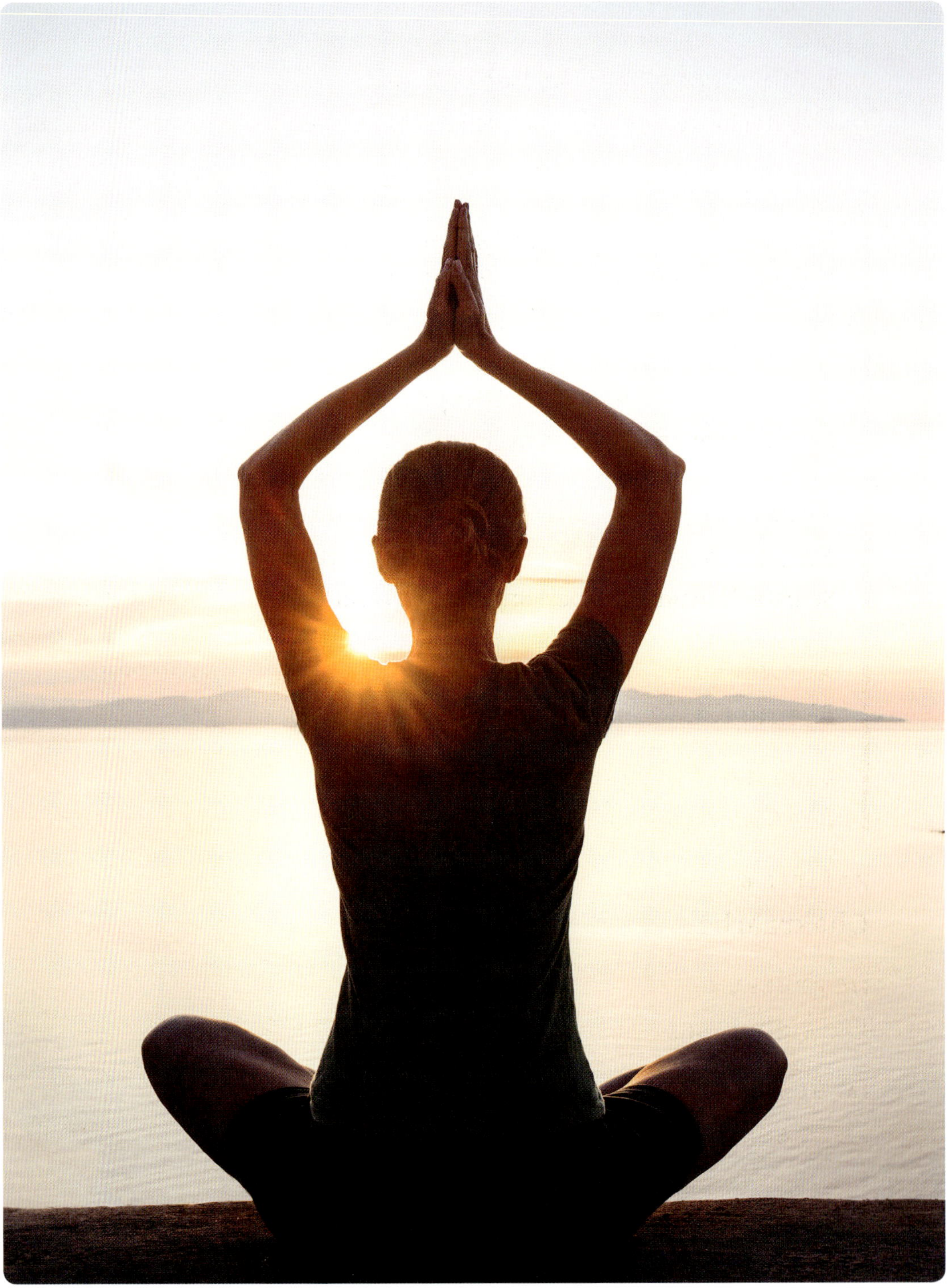

EINLEITUNG

Liebe **Leserin,** lieber **Leser,**

herzlich willkommen im vielfältigen und faszinierenden Reich der Chakrapsychologie, welche ich dir in Form der sieben Lebensfragen näherbringe. In diesem Buch kannst du für dich zu Erkenntnissen über dein Leben kommen und vor allem lernen, wie du deine Chakren aktivieren und stärken kannst, um künftig friedlicher und erfolgreicher die Fragen des Lebens meistern zu können.

Je mehr ich mich mit den Chakren, den feinstofflichen Energiezentren, die unseren Energiehaushalt regeln, beschäftigte, desto klarer wurde mir ihre Bedeutung für unser Leben, für die Art und Weise, wie wir mit verschiedenen Lebenssituationen umgehen, für die Entfaltung unseres Potenzials, für unsere Gesundheit.

Langsam kristallisierte sich bei mir als Psychologe die Erkenntnis heraus, dass jedes der sieben Hauptchakren mit einer zentralen Frage für unsere Lebensführung verbunden ist.

Und mir wurde immer klarer, dass wir in unserem Leben immer wieder mit einer dieser sieben Fragen konfrontiert wurden und werden. Die Art und Weise, wie wir diesen Fragen begegnen, wie wir die damit verbundenen Aufgaben und Herausforderungen lösen, hängt stark von der Konstitution und der momentanen Tagesform der jeweils zugehörigen Chakren ab.

Warum machen wir immer die gleichen Fehler?

Diese Erkenntnis hat aus meiner Sicht eine große Bedeutung für die persönliche Entwicklung eines Menschen: Beobachten wir doch bei uns selbst, aber auch bei anderen Menschen, dass sie zeit ihres Lebens immer wieder in dieselben Fallen tappen, Schwächen haben, die sie trotz vieler Bemühungen, Coachings, Selbsterfahrung und Therapien schlecht überwinden können. Ich gehe davon aus, dass hier das eine oder andere Chakra eine ungenügende Konstitution aufweist, blockiert oder überschießt und dass sich derartige Umsetzungsdefizite nur lösen lassen, wenn die entsprechenden Chakren durch eigene Chakraarbeit oder – in hartnäckigen Fällen – durch gezielte, professionelle Chakratherapie gestärkt werden. Ähnliche Überlegungen gelten übrigens auch für körperliche Beschwerden oder Schwachstellen. Hier müssen wir ebenfalls herausfinden, ob möglicherweise die den Schwachstellen zugehörenden Chakren ihre energetisierende Funktion ungenügend oder überreagierend wahrnehmen.

Die neuen Erkenntnisse im Mittelpunkt

In mir wuchs die Erkenntnis, dass Chakren in hohem Maße daran beteiligt sind, dass wir unser Potenzial, also die Möglichkeiten, die in uns stecken, auch in eine Handlung umsetzen können. In diesem Sinn sind Chakren Schaltstellen zwischen Geist und Körper.

Diesen ganzen Themenkreis handle ich in diesem Buch aus der Sicht des Psychologen, aus der Sicht der westlichen und der yogisch-ayurvedischen Psychologie ab. Ich verzichte bewusst darauf, die verschiedensten grob- und feinstofflichen Aspekte und Einflussbereiche der Chakren in allen Details zu beschreiben, denn dazu gibt es viele andere Bücher und Internetseiten. Viel lieber stelle ich die neuen Erkenntnisse, die sieben Lebensfragen, in den Mittelpunkt meiner Ausführungen. Dass jedoch die Chakren die Verbindung zwischen grob- und feinstofflichen Vorgängen darstellen, ist für mich außer Zweifel. Deshalb müssen diese im Zusammenhang mit psychosomatischen oder somatopsychischen Phänomenen Beachtung finden.

Zirkuläres Lernen

Das Thema Chakren mit Psychologie zu verbinden, ist ein sehr komplexes Unterfangen, denn vieles verlangt von uns ein Umdenken, gewohnte Bahnen zu verlassen und uns auf Vielschichtigkeit und Feinstofflichkeit einzulassen. Aus diesem Grund habe ich mich in diesem Buch auf meinen pädagogischen Ansatz des »zirkulären Lernens« zurückbesonnen. Zirkuläres Lernen findet dann statt, wenn ein Thema immer wieder, jedoch in einem neuen Kontext erscheint. So findet eine Vertiefung statt, und so können auch dynamisch-hochkomplexe Themen, wie es die feinstofflichen Aspekte sind, gut verstanden werden.
Staune also nicht über Wiederholungen, sie erleichtern das Gesamtverständnis der Zusammenhänge.

So arbeitest du mit dem Buch

Im ersten Kapitel dieses Buches gehe ich auf die grundsätzliche Frage ein, inwiefern jemand sein in ihm liegendes Potenzial umsetzen kann, denn daran sind die Chakren beteiligt, weil sie Geist und Psyche mit Energie versorgen, die es braucht, um das Potenzial auch nutzen zu können.
Das zweite Kapitel beschreibt – ausgehend von der wunderbaren Geschichte der tantrischen Kosmologie – die Grundlagen der Chakratheorie, die als Basis für die nachfolgenden Kapitel dient.
Im dritten Kapitel folgen die Grundlagen der Chakrapsychologie, aus der heraus die sieben Lebensfragen entstanden sind, die ich ab dem fünften Kapitel in aller Ausführlichkeit behandle. Zu jeder Lebensfrage gibt es psychologische Hintergründe, die eine Verbindung mit dem jeweiligen Chakra haben. Gegen Ende jedes dieser Kapitel schließt ein Selbsttest an, mit dem du, liebe Leserin, lieber Leser, herausfinden kannst, wie es bei dir um die grundsätzliche Konstitution eines Chakras bestellt ist und wie ein Chakra seine Aufgabe übernimmt. Anschließend findest du Tipps, wie du auf mannigfache Art und Weise das eine oder andere Chakra stärken und aktivieren kannst.

Im vierten Kapitel findest du einen generellen Überblick über Methoden und Wege für die Stärkung und Aktivierung der Chakren. Die Chakren-spezifischen Details dazu sind dann wiederum im fünften Kapitel beschrieben.

Gut zu wissen

Gerade der Selbsterfahrungsteil zu jeder Lebensfrage kann dir wichtige Hinweise und Erklärungen dafür geben, weshalb du möglicherweise in der einen oder der anderen Situation dein Potenzial zu wenig oder gar nicht nutzt, warum gut gemeintes Verhalten – aus einer Übertreibung heraus – möglicherweise nicht gut ankommt.
Wenn du dich mit Chakren bereits auskennst, kannst du gleich beim dritten Kapitel einsteigen, welches neue psychologische Zusammenhänge aufzeigt. Im fünften Kapitel findest du am Anfang eine gute Zusammenfassung der Inhalte der ersten zwei Kapitel.
Beim Schreiben habe ich darauf geachtet, die Inhalte so zu beschreiben, dass sie auch Leserinnen und Leser ohne Kenntnisse der Psychologie oder der Chakren verstehen. Sanskritbegriffe, die zu den yogischen und ayurvedischen Lehren gehören, sind kursiv und klein geschrieben, sie werden immer übersetzt und erklärt.
Ich freue mich, wenn du das Potenzial, das in diesem Buch steckt, für dein persönliches Wachstum optimal nutzen kannst und wenn du mir deine Erfahrungen mitteilst.

Ich wünsche dir viel Freude beim Lesen!
Jean-Pierre Crittin
www.crittin.ch

KAPITEL 1

Die sieben **Lebensfragen**

Die folgenden sieben Fragen bezeichne ich als »Lebensfragen«, weil wir uns mit ihnen im Verlaufe unseres Lebens immer wieder beschäftigen müssen oder dürfen. Sie begleiten uns durch unseren Alltag und wir müssen sie in den unterschiedlichsten Situationen kontinuierlich neu beantworten.

1. Soll ich bleiben oder soll ich gehen?
2. Kann ich loslassen?
3. Übernehme ich Verantwortung?
4. Kann ich mich selbst lieben?
5. Wie gehe ich mit Distanz und Nähe um?
6. Vertraue ich meiner Intuition?
7. Fühle ich mich mit der Welt verbunden?

Manchmal bewusst, meistens jedoch auch unbewusst, beantworten wir die sieben Lebensfragen zum Teil immer gleich, automatisiert nach persönlich festgelegten Mustern, obwohl wir eigentlich auch mal anders entscheiden oder handeln und so unserem Lebensweg eine neue Richtung geben könnten. Sehr häufig stellen wir uns die Fragen gar nicht mehr, weil sich das Leben eingespielt hat, obschon es für uns vielleicht ab und an gesund wäre, uns diesen Fragen bewusst zu stellen, über sie nachzudenken, um bewusst zu leben, zu wachsen, anstatt untätig in einer unerfreulichen, blockierenden oder gar krankmachenden Situation automatisiert zu überleben.

> ***Beispiele***
>
> - *Oftmals sagt uns die Intuition: »Mach es!« Wie oft zögern wir aber dann mit unserer Handlung, weil wir uns vor dem Risiko einer Veränderung fürchten? Wie oft lassen wir uns durch Ängste steuern, obwohl wir eigentlich wissen, dass es für uns gut wäre, »es zu tun«? »Vertraue ich meiner Intuition?« ist eine der sieben Lebensfragen.*
> - *Es wäre mit zu vielen Ängsten und möglichen unbequemen Konsequenzen verbunden, wenn man sich in unbefriedigenden Partnerschaften oder Arbeitsverhältnissen wirklich ernsthaft der Frage »Soll ich bleiben oder gehen?« stellen würde – das ist eine weitere der sieben Lebensfragen. Darum arrangiert man sich oft lieber mit einer unschönen Situation, als dass man sich auf ungewisse Abenteuer bzw. Veränderungen einlässt.*
> - *Viele Menschen sind unzufrieden mit sich, sie sind im »inneren Krieg«, weil sie etwas nicht so gut können, wie sie es sich wünschen, weil ihnen etwas misslingt oder weil sie sich nicht so annehmen können, wie sie sind. Gerade Perfektionisten streben beispielsweise Fehlerfreiheit an, obschon jeder genau weiß, dass es normal ist, dass Menschen Fehler machen. Mit der perfektionistischen Einstellung führen sie sich immer wieder vor Augen, wie unperfekt sie sind, machen sich Vorwürfe und sind im ständigen inneren Unfrieden mit sich. »Können diese Menschen sich selbst lieben?« Auch das ist eine der sieben Lebensfragen.*

Die sieben Lebensfragen stellen sich jedem Menschen fortlaufend. Und je nachdem, wie er in den unterschiedlichsten Situationen diese Fragen bewusst, automatisiert oder unbewusst beantwortet, verläuft sein Leben oder verlaufen bestimmte Lebensbereiche mehr oder weniger fließend, unproblematisch und erfolgreich oder eben sorgenvoll, frustrierend und erfolglos. Dem Leben eine Wende zu geben würde heißen, dass eine oder mehrere dieser grundsätzlichen Lebensfragen einmal anders beantwor-

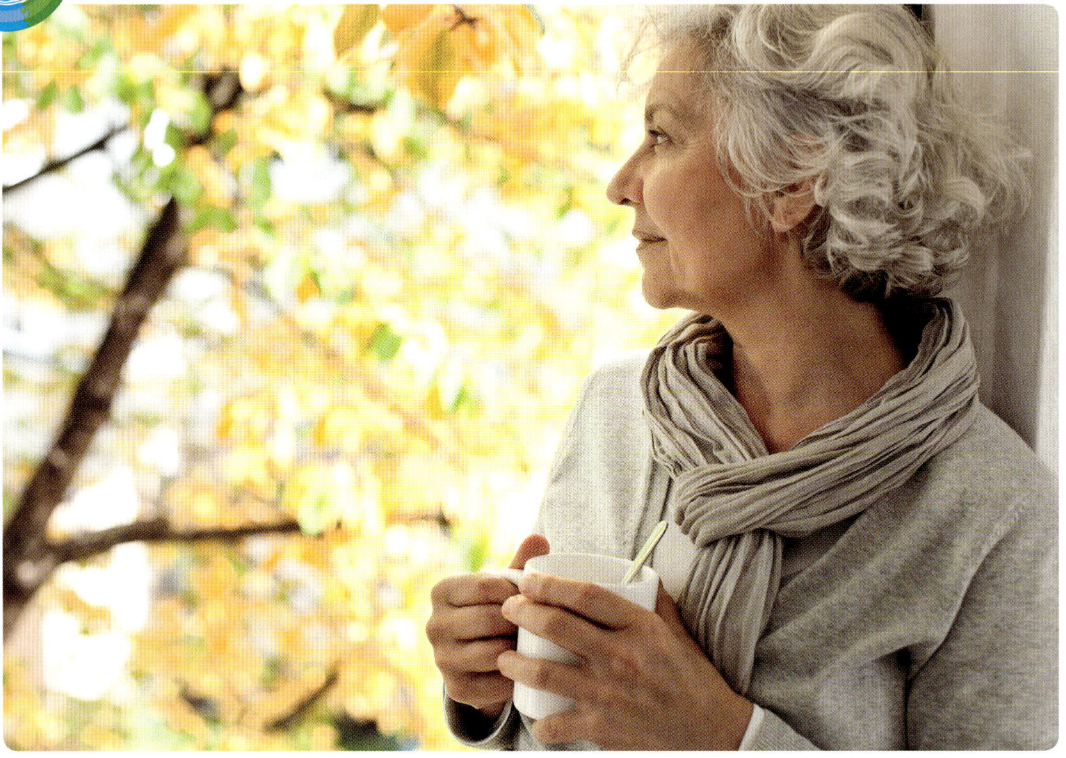

Im Verlauf des Lebens stellt sich immer wieder eine der sieben Lebensfragen.

tet werden müssten als bisher. Solange dies nicht passiert, verläuft ein Leben – trotz aller Erkenntnisse – immer wieder in ähnlichen Bahnen, spielen sich immer wieder die eingespielten Muster ab und treten immer wieder ähnliche Probleme auf.

Wie gehe ich mit Stabilität und Wechsel um?

Die Frage beispielsweise, ob ich loslassen, ob ich mich entspannen kann oder mich festklammern muss, ob ich klare Ordnung brauche oder ob ich etwas vertrauensvoll geschehen lassen kann – also die Frage nach dem »Umgang mit Stabilität und Wechsel« ist auch so eine Lebensfrage, die sich mir bis zu meinem Tod immer wieder stellt. Sie manifestiert sich im Alltag in der Art und Weise, wie ich mit dem Leben, mit mir selbst und anderen Menschen in unterschiedlichen Situationen umgehe. Sie beeinflusst meinen Geist, wenn es darum geht, ob ich Gedanken fließen lassen und loslassen kann oder ob ich an bestimmten Vorstellungen und Ideen festhalten muss, ob ich flexibel oder festgefahren bin. Auch körperlich manifestiert sie sich – wenn auch meist unbewusst – in der Frage, ob ich mich entspannen kann, ob meine Verdauung funktioniert oder ob Stoffwechselfunktionen problemlos ablaufen können.

Jedes Chakra ist mit einer Lebensfrage verbunden

In meiner psychologischen Arbeit mit Klientinnen und Klienten und auch in meiner theoretischen und praktischen Beschäftigung mit den Chakren ist bei mir die Erkenntnis gewachsen, dass jedes der sieben Hauptchakren mit einer Lebensfrage verbunden ist. Auf die sieben Lebensfragen und ihre Verbindung mit den Chakren gehe ich in den folgenden Kapiteln im Detail ein, nachdem wir uns vorerst mit grundlegenden Themen befasst haben, die zum Verständnis der Chakrapsychologie beitragen.
Im Zusammenhang mit den sieben Lebensfragen und den zugehörigen Chakren gibt es ein Thema, das wir in den nächsten beiden Abschnitten genauer anschauen wollen: die Rolle der Chakren bei der Umsetzung des Potenzials eines Menschen.

Potenzial und Realisierung

Wir alle verfügen über ein immenses und stetig wachsendes Potenzial, das Leben zu meistern. Je besser es uns in bestimmten Lebenssituationen gelingt, dieses innewohnende Potenzial zu aktivieren, desto besser sind wir jeweils imstande, die sieben Lebensfragen zu beantworten und die damit verbundenen Herausforderungen konstruktiv und erfolgreich zu bewältigen.

Ein kleiner Exkurs in die Physik

Um schwierige, druckvolle Situationen zu meistern, benötigen wir Energie. In diesem Buch wird viel von Energie die Rede sein, also ist es mir wichtig, diesen Begriff fassbar zu machen und richtig zu gebrauchen. Die Physik definiert »Energie« als das Vermögen eines Körpers, Arbeit zu verrichten. Denken wir das weiter, fragen wir uns, was »Arbeit« ist. Die Physik gibt uns die Antwort: Arbeit ist Kraft mal Weg. Also ermöglicht uns die Energie, Kräfte in eine bestimmte Richtung zu lenken, also beispielsweise, die Kaffeetasse zum Mund zu führen.

Grundsätzlich ist Energie wertfrei. Es gibt keine »guten« und »schlechten«, »weiblichen« und »männlichen« oder gar »kriminellen« Energien. Energie ist einfach da und kann in einem geschlossenen System weder geschaffen noch zerstört, sondern höchstens umgewandelt werden (Energie-Erhaltungssatz). Die Energie versetzt uns in die Lage, unsere Kräfte zu mobilisieren, in eine bestimmte Richtung zu lenken und somit Arbeit zu verrichten. Was »gut« oder »schlecht«, »männlich« oder »weiblich« oder eben »kriminell« sein kann, ist das Ziel, das die Richtung des Krafteinsatzes definiert, und damit die sichtbare oder manchmal auch die unsichtbare Arbeit, die verrichtet wird.

Wesentlich ist, in welche Richtung wir die Kräfte lenken, und so können wir von »männlichen« und »weiblichen« Kräften reden, weil die Energie in Form von Kraft in einer männlichen oder weiblichen Art – zum Beispiel kämpferisch oder liebend – eingesetzt wird.

Entscheidend ist, welche Arbeit wir verrichten

Die Physik spricht von potenzieller und von kinetischer Energie. Die potenzielle Energie ist gelagerte Energie, die zwar vorhanden ist, jedoch (noch) nicht genutzt wird. Beispiele dafür sind Stauseen, Batterien, der Treibstoff im Fahr- oder Flugzeugtank, die Fettreserven im Körper. Das Wasser beispielsweise ist im Stausee gelagert. Wenn die Schleusen geöffnet werden, stürzt es ins Tal hinunter und treibt dort Turbinen an, die Strom produzieren. Das Wasser ist in Bewegung gekommen und wurde so in kinetische Energie umgewandelt, die schließlich die tatsächliche Arbeit verrichtet. Solange das Wasser im Stausee ruhte, verrichtete es keine Arbeit, aber die Möglichkeit, Arbeit zu verrichten, war grundsätzlich vorhanden.

Ebenso verrichten die Batterien Arbeit, wenn sie korrekt angeschlossen werden und dadurch die in ihnen gelagerte Energie umsetzen. Auch der Treibstoff im Auto oder Flugzeug verrichtet Arbeit, sobald die Zündung eingeschaltet wird. Sobald der menschliche Körper in Form von Bewegung Arbeit verrichtet, nehmen die Fettreserven ab. Auf diese Weise wird potenzielle Energie in kinetische Energie umgewandelt, oder anders gesagt: Durch einen Auslöser wird unser Potenzial freigesetzt. Es wird Arbeit verrichtet.

Unser Potenzial realisieren

Genau so, wie im Stausee das Wasser als potenzielle Energie gelagert ist, liegt in uns ein unermessliches Potenzial noch nicht ausgeschöpfter,

Im Stausee liegt eine gewaltige Energie – öffnen sich die Schleusen, wird sie sichtbar.

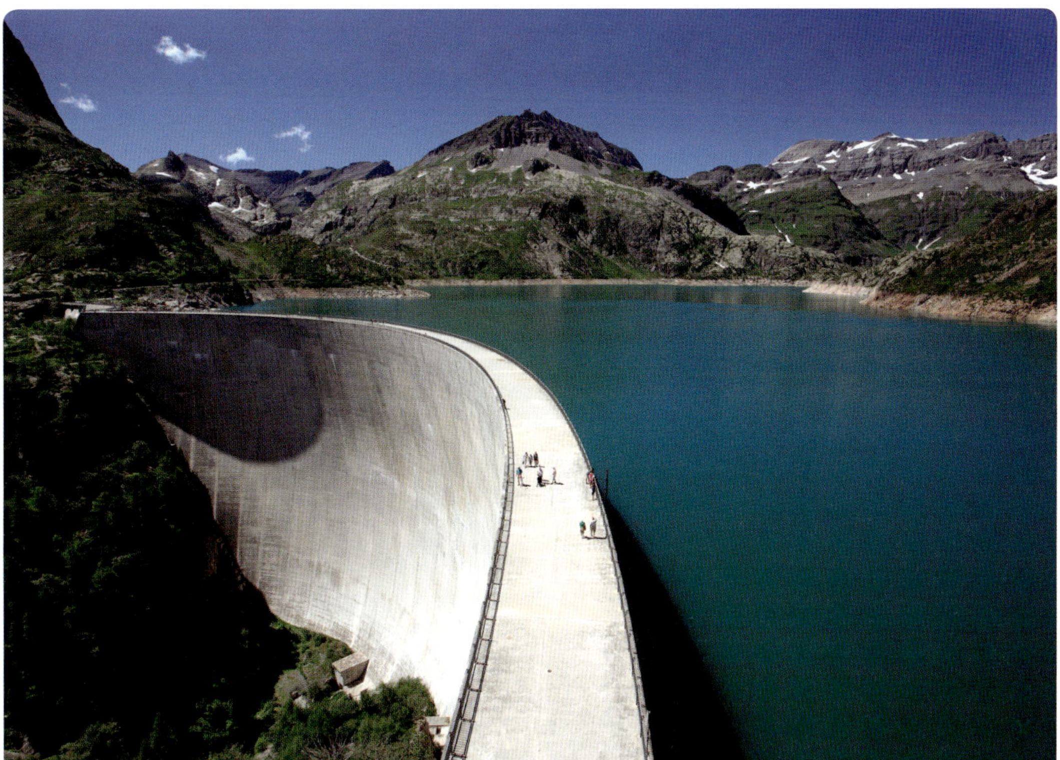

brachliegender Möglichkeiten zur persönlichen Entwicklung, zum Genuss des Lebens und zur Bewältigung von Aufgaben. Jede Lebenssituation ist ein Auslöser, der uns veranlasst, unser Potenzial in Bewegung zu setzen, um diese Situation zu meistern. Dies nennen wir »Realisierung von Potenzial«. Wenn wir also z. B. am Flughafen sind und das richtige Abfluggate finden sollten, setzen wir unsere Fähigkeit zu sehen, zu beobachten, logische Schlüsse zu ziehen, uns zu orientieren oder uns zu erkundigen ein. Wir haben so unser Potenzial realisiert, d. h. in eine Handlung umgesetzt.

Kennst du dein Potenzial?

Insgesamt verfügen wir alle über ein ungeahntes Potenzial, welches unentdeckt in uns schlummert und welches uns, weil wir es täglich automatisiert einsetzen, größtenteils gar nicht bewusst ist. Oftmals fällt es erst dann als Potenzial auf, wenn jemand aus irgendeinem Grund nicht (mehr) darüber verfügt. Z. B. die Fähigkeit, auf den Beinen zu stehen, zu gehen und das Gleichgewicht zu halten, wenn jemand einen Hirnschlag und eine damit einhergehende einseitige Lähmung erleidet. In diesem Beispiel erlischt das Potenzial, auf den eigenen Beinen zu stehen, das Gleichgewicht zu halten und sich ohne Hilfe koordiniert fortzubewegen. Dieses Potenzials war sich der Patient meistens als gesunder Mensch gar nicht bewusst. Wir haben also ein unglaubliches Reservoir an Möglichkeiten in uns, die uns helfen können, die an uns gestellten Anforderungen zu meistern. Dieses Potenzial ist nicht statisch und angeboren, sondern entwickelt sich laufend, indem wir ständig Fähigkeiten durch bewusste und unbewusste Lernprozesse erweitern. Leider geht auch Potenzial verloren, wenn wir, beispielsweise durch den natürlichen Alterungsprozess, gewisse Fähigkeiten, wie z. B. unsere Beweglichkeit, unsere Kraft oder die Fähigkeit, neue Informationen zu speichern, verlieren.
Später in diesem Buch, beim zweiten Chakra, werden wir vom Selbstbewusstsein sprechen. Selbstbewusstsein ist das Wissen um die eigenen Fähigkeiten, Talente, Stärken und Entwicklungsmöglichkeiten. Häufig sind wir diesbezüglich getäuscht durch unsere Glaubenssätze, die uns vermeintlich sagen, was wir können und was nicht.

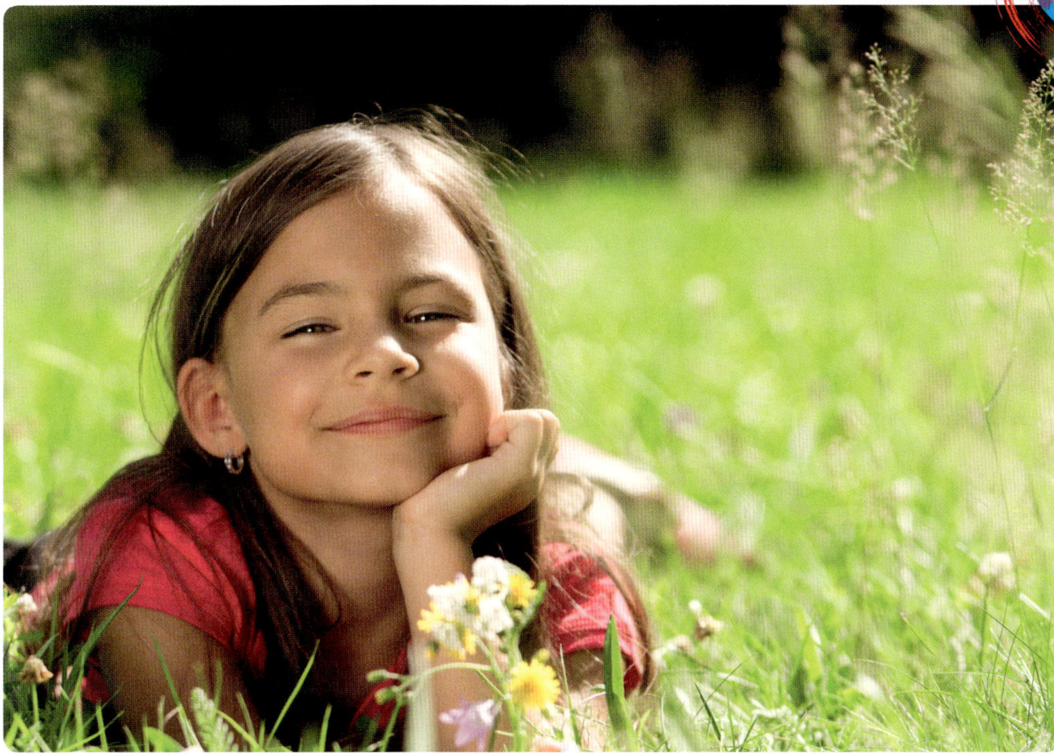

Ich weiß, wer ich bin und was ich kann.

Bist du in der Lage, dein Potenzial abzurufen?

Die entscheidende Frage, die sich hier stellt, ist: »Sind wir in der Lage, unser Potenzial abzurufen?« Und da beobachten wir, dass sich in bestimmten Situationen das eigentlich vorhandene Potenzial nicht vollumfänglich realisieren lässt. Ein Bogenschütze, der im Training regelmäßig 580 von 600 möglichen Punkten schießt, im Wettkampf jedoch – ebenfalls regelmäßig – nicht über 530 Punkte hinauskommt, hat – rein aus der Tatsache heraus, dass es sich um einen Wettkampf handelt – einen Leistungsverlust von rund 10 %. Er schöpft nur einen Teil seines Potenzials aus, genauso wie ein Redner, der sich perfekt auf seine Ansprache vorbereitet hat und bei seiner Rede vor versammeltem Publikum die Hälfte vergisst. Andererseits gibt es auch die vielen erfreulichen Situationen, in denen jemandem etwas gut gelingt oder in denen er sogar über sich hinauswächst, ungeahntes Potenzial mobilisiert und so überraschende Leistungen vollbringt.

Was hat die Umsetzung von Potenzial mit den Chakren zu tun?

Ob und in welchem Maße Potenzial realisiert wird, ist in erster Linie abhängig von den Chakren, auf die wir ab dem folgenden Kapitel genauer eingehen werden. Sie sind es, die den Geist und den Körper mit feinstofflicher, qualitativer Energie versorgen, damit sie ihre Arbeit erfolgreich verrichten können. Schon hier weise ich darauf hin, dass die Chakren auf diese Weise Geist und Körper in Verbindung bringen und dass aus dieser Erkenntnis wichtige Rückschlüsse auf psychosomatische Phänomene gemacht werden können.
Grundsätzlich gilt vorerst einmal: Offene, aktive Chakren geben uns die Möglichkeit, unser Potenzial voll zu nutzen und zu realisieren. Verschlossene oder gar blockierte Chakren schränken dagegen unseren Wirkungsgrad ein.

Schöpfst du deine Möglichkeiten aus?

Kennst du deine ganz persönlichen Möglichkeiten, dein Potenzial? Nutzt du deine Möglichkeiten optimal? Bist du offen für neue Erfahrungen, die dein Potenzial erweitern? Fallen dir Situationen ein, in welchen du ungeahnte Potenziale zu Tage gefördert und ungeahnte Leistungen vollbracht hast? Erlebst du umgekehrt Situationen, in denen du deine Fähigkeiten nicht oder zu wenig abrufen kannst und damit unter deinen Möglichkeiten bleibst?

> ***Hierzu ein klassisches Beispiel***
> *Ein Kind hat zuhause ein Gedicht für die Schule auswendig gelernt. Fleißig hat es geübt und konnte seiner Mutter das Gedicht ohne zu stocken aufsagen. Nun steht es vor der Klasse und soll das Gedicht wiedergeben. Das Kind findet den Einstieg nicht, hat scheinbar alles vergessen und kommt trotz der freundlichen Unterstützung der Lehrerin nicht zum Erfolg.*

Wir sprechen hier von einer Denkblockade, denn das Kind würde zwar über das Potenzial des Gedichtinhaltes verfügen, kann jedoch die Verse unter Druck nicht abrufen. Ähnliche Situationen kennen wir doch alle und können dem armen Kind gut nachfühlen. Bei diesem Beispiel handelt es sich um eine sehr offensichtliche, gut nachvollziehbare, momentane Situation. Wir erleben aber auch weniger augenfällige Gegebenheiten, wie beispielsweise bei Vorgesetzten, Lehrerinnen und Lehrern oder bei Eltern, die im Stress plötzlich ihre Sozialkompetenz, die sie im entspannten Zustand haben, verlieren, ihre Mitarbeitenden, Lernenden, Kinder oder PartnerInnen anschreien und sich unangemessen autoritär durchzusetzen versuchen.

Gibst du mehr, als du hast?

Druck ist in den meisten Fällen selbstgemacht, wenn jemand Perfektion anstrebt, sich keine Fehler erlaubt oder Leistungen erbringen will, die über dessen eigentlichem Potenzial liegen, bei allen beliebt und von allen geliebt sein will. Der Druck kann aber auch – real oder vermeintlich – von außen kommen, wenn die Erwartungen und geforderten Aktionen die Kompetenzen einer Person übersteigen. Häufig ist es jedoch ein quantitatives und zeitliches Problem, indem jemand zu viel in zu kurzer Zeit erledigen will, muss oder meint zu müssen.

Weshalb auch immer: Druck wirkt sich bei den meisten von uns schnell einmal negativ auf die Realisierung unseres Potenzials aus. Vielleicht sagst du nun, dass dir Stress sogar hilft, eine gute Leistung zu erbringen. Das ist in vielen Fällen tatsächlich der Fall: Stress erhöht die Leistungsfähigkeit – jedoch nur bis zu einem gewissen Maß. Schnell einmal wird die Belastung zu groß oder zu langanhaltend. Dann bricht die differenzierte Leistungsfähigkeit schnell zusammen und man kommt in den Überlebensmodus, der automatisierte Einfachheit verlangt: »Kampf oder Flucht«, mit dem damit einhergehenden, eingeengten »Tunnelblick«. Kampf bedeutet, dass sich jemand darauf reduziert, einfach seine Macht auszuspielen; Flucht andererseits bedeutet, dass jemand in die Gleichgültigkeit verfällt und sich mental oder auch physisch »aus der Situation verabschiedet«. Der »Tunnelblick« bedeutet, dass jemand den Überblick verliert, weil er sich

zu intensiv auf das stressauslösende Einzelphänomen konzentriert.
Die wirklich gute Leistung entsteht dadurch, dass jemand aus einer entspannten Situation heraus wirken kann. In der Lockerheit kann sich vorhandenes Potenzial auch längerfristig entfalten, da in der Lockerheit die Chakren ihre Aufgabe, nämlich die feinstofflichen und die grobstofflichen Prozesse mit Energie zu versorgen, vollumfänglich wahrnehmen können.

Glaubenssätze als Chance

Ein weit verbreitetes Phänomen, welches das Ausschöpfen des eigenen Potenzials behindert, ist das Nicht-Glauben an das eigene Potenzial, die Selbst-Unterschätzung oder die Selbst-Einengung durch sogenannte Glaubenssätze. Eine Form der Selbst-Einengung findet dann statt, wenn du dir etwas nicht zutraust, zu träge bist oder Angst hast, dein Potenzial umzusetzen: »Ich würde gerne Psychologie studieren, bin aber dafür nicht klug genug«, »Ich würde gerne malen, aber ich habe kein Talent dazu«, »Ich weiß schon, dass ich die Stelle wechseln müsste, aber ich traue mir das in meinem Alter nicht mehr zu«.
Glaubenssätze sind – oft unbewusst – verankerte Gedanken und Überzeugungen über sich selbst und das Leben, die für eine Person die subjektive Wahrheit darstellen. Solche Glaubenssätze bestimmen dann mit, wie jemand Situationen und sich selbst bewertet und reagiert. Sie prägen also unsere Wahrnehmung mit.

> ***Beispiel***
> *Glaubenssatz: »Ich bin nichts wert.« In einer so geprägten Wahrnehmung sind alle anderen besser als ich und man traut sich auch nichts zu. Das tatsächlich vorhandene Potenzial wird in der eigenen Wahrnehmung weitgehend ausgeblendet und somit nicht genutzt. Hier fehlt dann die Grundlage, das eigene Potenzial zu erweitern.*

Zum Glück gibt es auch die konstruktiven Glaubenssätze, den tiefsitzenden Glauben an sich und seine Möglichkeiten, die einen Großteil der Motivation eines Menschen ausmachen.

Beispiele für konstruktive Glaubenssätze
»Die Menschen mögen mich.«
»Ich bin wertvoll.«
»Ich bin überzeugt, dass ich es schaffe.«

Solche Glaubenssätze wirken dann als große Chance, wenn sie auf eine natürliche Weise entstanden und fest in uns verankert sind. Es reicht nicht, sich solche Sätze einzureden, denn unser Unterbewusstsein ist schlau genug, derartige Überlistungsmanöver zu entlarven und sie dadurch unwirksam oder gar kontraproduktiv werden zu lassen.

Äußere Grenzen

Selbstverständlich existieren auch äußere Umstände, die dich daran hindern können, deine Möglichkeiten auszuschöpfen, indem dich andere

Ein konstruktiver Glaubenssatz könnte sein: »Ich bin überzeugt, dass ich es schaffe.«

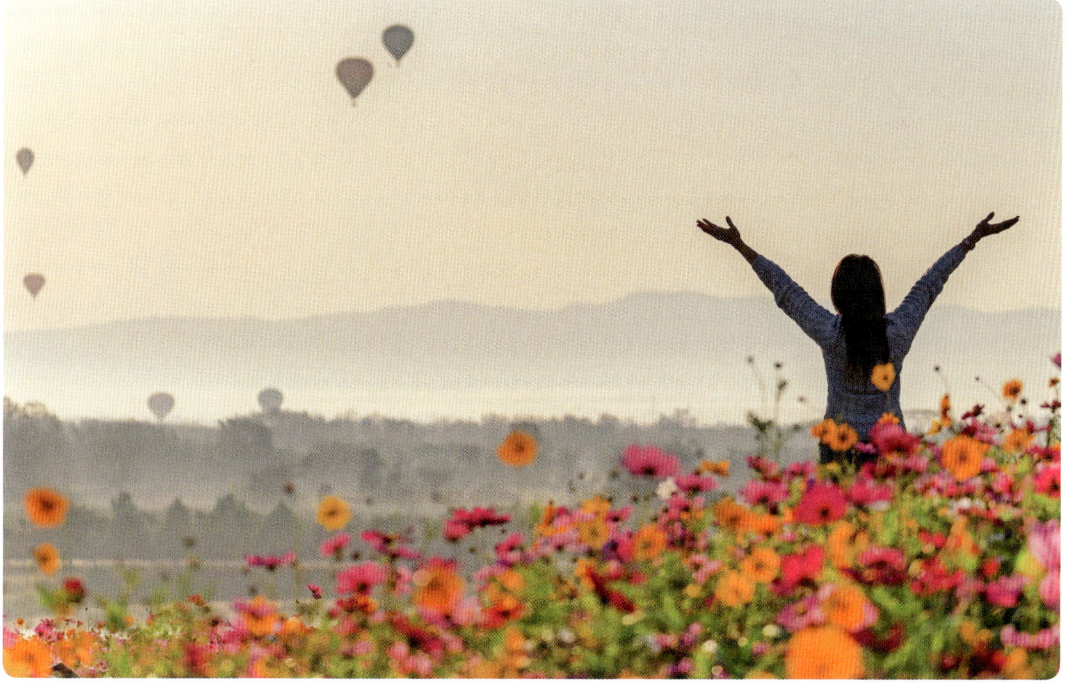

Menschen oder bestimmte Lebensumstände vermeintlich oder real daran hindern, dein Potenzial einzubringen.

> ***Beispiele***
> - *Ein Ehemann will nicht, dass seine Frau, nachdem die erwachsenen Kinder das Haus verlassen haben, einer beruflichen Tätigkeit nachgeht. Dem Frieden zuliebe gibt sie nach.*
> - *Ein junger Mann will Pilot werden, hätte auch die Fähigkeiten dazu, muss jedoch feststellen, dass frühere epileptische Anfälle – selbst wenn er durch Medikamente seit Jahren stabil ist – die Realisierung dieses Wunsches verunmöglichen.*

Entdecke deinen schlummernden Schatz

Die weitaus größte Menge an unverwirklichten Potenzialen finden wir in der Tatsache, dass wir das, was in uns drinsteckt, gar nicht kennen. Diese in uns schlummernden, verborgenen Schätze werden – wenn überhaupt – dann mehr oder weniger zufällig freigesetzt, wenn sie durch bestimmte Situationen und Umstände plötzlich abgefordert werden und eine Person diese Situation schließlich mit Erfolg meistert.

> ***Beispiel***
> *Jemand hat bei einem Unfall wunderbar ruhig und überlegt erste Hilfe geleistet. Im Nachhinein wundert sich diese Person: »Ich hätte nie geglaubt, dass ich in so einer Situation gelassen bleiben und richtig handeln könnte.«*

Chakraarbeit öffnet die Tür für dein Potenzial

Chakren sind – vorerst einmal ganz einfach gesagt – Energiezentren, die den Energiefluss steuern. Sie reagieren sehr sensibel auf Druck, indem sie sich – entsprechend ihrer Konstitution (s. Kapitel 3 ab Seite 72) schneller oder weniger schnell – verschließen und ihre Aktivität einschränken. In entspannten Situationen öffnen sie sich, werden aktiv und unterstützen

den Energietransport. Was das alles genau bedeutet, erklären wir in der Folge in diesem Buch.
Die Chakren spielen bei der Umsetzung des Potenzials eine bedeutende Rolle:

- Sind sie aktiv, werden Geist und Körper optimal mit feinstofflicher Energie versorgt, was dazu führt, dass die Umsetzung des Potenzials gelingt.
- Sind sie inaktiv, bleibt das Potenzial blockiert und der Mensch reagiert mit seinen Automatismen, die eingeübt und schnell, jedoch selten der Situation angemessen sind.
- Sind die Chakren hyperaktiv, tun wir des Guten zu viel, wir agieren übertrieben und verfehlen so unsere Ziele.

Zusammenfassung

Du hast ein immenses Potenzial, welches dir zur Verfügung steht und welches du zum Teil nicht einmal kennst. Dieses Potenzial kannst du – je nach Situation – besser oder weniger gut nutzen. Unter Druck fällt es vielen Menschen schwer, das, was in ihnen steckt, umzusetzen. Nur wenige Glückliche können in solchen Situationen über sich hinauswachsen. Und auch das nicht immer.
Die »Schaltstellen« dafür, dass wir unser Potenzial nutzen können, sind die Chakren. Sind sie offen und aktiv, versorgen sie unseren Geist und unseren grobstofflichen Körper mit ausreichend Energie. So sind wir in der Lage, das, was in uns steckt, auch wirklich umzusetzen.

KAPITEL 2

Chakren und die Energiebahnen

Die Chakralehre entstammt ursprünglich dem Tantra. Leider weckt kaum ein Wort so viele abstruse Fantasien wie das Wort »Tantra«. Im Westen gehen die diesbezüglichen Assoziationen in Richtung Sex und Pornografie, während in Indien vor allem Ängste vor bösem Zauber und verborgenen Mächten ausgelöst werden. Dabei ist das Tantra eine philosophische Lehre, die uns auffordert, den Sinn des Lebens zu erfahren, indem wir das eigene Leben, aber auch alles andere im Kosmos als göttliches Geschenk genießen sollen. Das Tantra zeigt uns verschiedene Wege auf, wie vollendete Gotteserfahrung gemacht und letztlich Erleuchtung erreicht werden kann.

Die wunderbare Reise oder die tantrische Kosmologie

Tantra ist eine bejahende Philosophie, welche die Spiritualität im weltlichen Alltag findet und die uns – ganz im yogischen Sinn – lehrt, wie wir im spirituellen, aber auch weltlichen Sinn wachsen können. Das Göttliche ist in allem drin, also sollen wir auch alles genießen, um vielschichtige Gotteserfahrung zu machen und letztlich zur Erleuchtung zu kommen.

Tantra ist aus der uralten Tradition des Hinduismus und des Buddhismus hervorgegangen. Die ersten Aufzeichnungen des Tantra datieren etwa aus dem 2. Jahrhundert n. Chr. und stellen eine esoterische Prägung des Hinduismus, später auch des Buddhismus dar. Daraus ist eine praktische, lebensnahe spirituelle Lehre entstanden. Wie die anderen mehr als 3.000 Jahre alten indischen Philosophien ist auch das Tantra ursprünglich mündlich und später schriftlich, in einer umfassenden Textsammlung überliefert worden. Die Hochblüte erreichte das Tantra um 1.000 n. Chr.

Der göttliche Urklang »OM«

Die folgende Geschichte, die als tantrische Kosmologie – also Entstehung des Universums aus tantrischer Sicht – bezeichnet werden könnte, zeigt wichtige Zusammenhänge auf, die für das Verständnis der Chakraarbeit und das Zustandekommen der sieben Lebensfragen von zentraler Bedeutung sind.

Einst lebten Shiva (männliche Gottheit) und Shakti (weibliche Gottheit; in dieser Form auch *maha kundali* genannt) im unstrukturierten Kosmos, in inniger Verbindung zueinander, bis plötzlich der göttliche Urklang »OM« erschallte. Während Shiva in seiner Ruhe verharrte, übte dieses »OM« auf Shakti eine derartige Wirkung aus, dass sie sich von Shiva loslöste und anfing, dem Ton folgend, sich zu verwirklichen. Sie löste sich aus der kosmisch-spirituellen Qualität und nahm als Erstes geistige Qualität an. Auf diese Weise kam zuerst das Geistige in die Welt hinein. Später durchdrang ein neuer Ton den Kosmos: die Silbe »HAM«. Erneut setzte sich Shakti in Bewegung und nahm in der Folge räumliche Qualität an. So wurde der strukturierte kosmische Raum geschaffen. Nach einiger Zeit ertönte die Silbe »YAM«, die Shakti wieder aufweckte. Sie nahm luftige Qualität an und so füllte sich der Raum mit Luft, bis die Silbe »RAM« Shakti veranlasste, feurige Qualität anzunehmen. Auf diese Weise bildeten sich die Sonne, die Wärme und das Feuer, letztlich auch das brodelnde Innere der Erde, welches die Voraussetzung dafür war, dass eben die folgenden zwei Elemente entstehen konnten. Die nächste kosmische Silbe ertönte. Es war »VAM« und Shakti ging in die wässrige Qualität über, so lange, bis die weiten Ozeane entstanden waren und schließlich die kosmische Silbe »LAM« ertönte. Shakti setzte sich in Bewegung und materialisierte sich in die Qualität von Erde. Auf diese Weise entstanden zuerst die Meere und anschließend die feste Erde.

Wie im Großen, so im Kleinen

Einer der tantrischen Grundsätze lautet: Wie im Großen, so im Kleinen. So wie sich also Shakti im Kosmos schrittweise materialisierte, bildet sich das auch im menschlichen Körper ab. In sechs Schritten, ausgehend vom ursprünglichen Kosmos, welcher sich im Kronen-Chakra abbildet, manifestieren sich die weiteren Chakren: das Stirn-Chakra als Geist-Chakra, das Hals-Chakra als Raum-Chakra, das Herz-Chakra als Luft-Chakra, das Solarplexus-Chakra als Feuer-Chakra, das Sacral-Chakra als Wasser-Chakra und schließlich das Wurzel-Chakra als Erd-Chakra.

Die sieben Hauptchakren – sind sie aktiv, kann sich unser volles Potenzial entfalten.

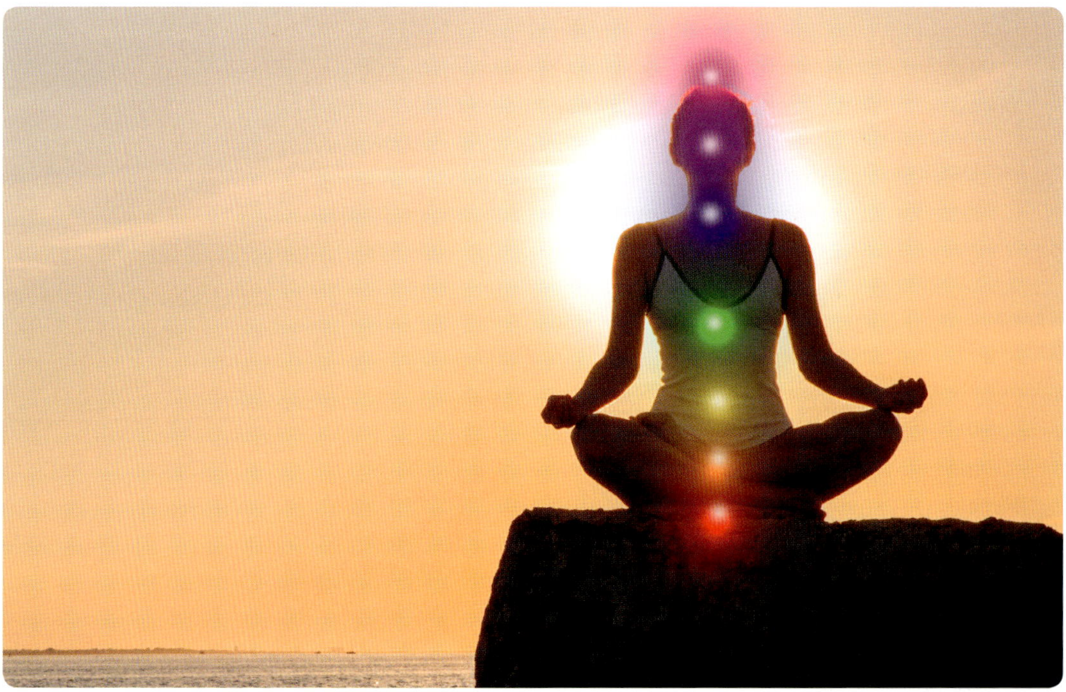

Durch die zunehmend einschränkende Materialisierung von Shakti ist diese als *kundalini* in der festen Substanz beim Menschen, symbolisch gesprochen im Steißbein, gelandet. Hier verharrt sie unbeweglich, in bildlichen Darstellungen der Chakren als weiße Schlange, in dreieinhalbfacher Windung um den *shiva-lingam* (Phallussymbol) geschlungen. Sie symbolisiert das schöpferische Potenzial des Menschen, eingemauert im tiefen Schlaf. Mit ihrem Kopf verschließt die Schlange den Eingang zur *shushumna*, der zentralen Energieleitbahn, die der Wirbelsäule entlang nach oben zum obersten Chakra, dem *Sahasrara*- oder Kronen-Chakra, führt (s. ab Seite 45).
Die letzte Materialisierungsstufe der Shakti als feste Substanz (Erde) betrachten wir als potenzielle Energie. Energie, die gefangen ist und die sich nicht verwirklichen kann. Die tantrische Geschichte erzählt davon, dass Shakti als *kundalini* (die kleine *kundali*) im Steißbein oder im untersten Chakra gefangen sitzt und darauf wartet, wieder in die Realisierung, also in die Entmaterialisierung zu kommen, um am Ende zu Shiva zurückzukehren, damit die kosmische Polarität wieder aufgehoben wäre. In unserer Kultur würden wir dann vom Paradies reden, das so wiedergefunden würde.

Das männliche und das weibliche Prinzip

Das Kronen-Chakra (*Sahasrara*-Chakra), der tausendblättrige Lotos oder der kosmische Aspekt im Menschlichen wäre eigentlich die gemeinsame Heimat von Shiva und Shakti, wenn sich Shakti nicht auf den Weg der Materialisierung gemacht hätte. So ist das oberste Chakra in Tat und Wahrheit die alleinige und damit einseitige Heimat von Shiva geworden. Während Shiva, das Männliche, einfach passiv da ist, entfaltete *kundali* Bewegung, Aktivität. Dadurch, dass sie jetzt – wie man es sich vorstellt – als *kundalini* im Steißbein eingeschlossen ist, hat sie zwar ihr Werk der Schöpfung vollbracht, kann jedoch ihre grundsätzliche Tatkraft nicht mehr entfalten.
Getrennt auf immer und ewig sind Shiva und Shakti, das männliche und das weibliche Prinzip. Die kosmische Einheit von weiblicher und männlicher Kraft ist durch die fortwährend einengendere Materialisierung von

kundali verloren gegangen. Die Kosmologie des Tantra erklärt damit auf ihre Weise, weshalb in unserer Welt über sehr lange Zeit das Männliche omnipräsent war, während das Weibliche eher verborgen blieb, diskret, eingemauert, auf seine Befreiung wartend. Nach tantrischer Auffassung ist die zunehmende Materialisierung der *kundali* letztlich eine Verwirklichung und gleichzeitig eine Selbsteinschränkung des Göttlichen.

Das Ziel der Chakraarbeit

Wie im Großen, so im Kleinen: Was für den Kosmos gilt, gilt aus tantrischer Sicht auch für die Erde und bildet sich schließlich ebenso im Einzelindividuum ab. Wir haben zwei Pole, einen knapp oberhalb des Kopfes und den zweiten im Steißbein. Diese Polarität erzeugt Spannung, welche die treibende Kraft für den Energiefluss ist.

Ob die Energie beim Menschen frei fließen kann, hängt vom Zustand der Chakren ab. Sind sie offen und aktiv, fließt die Energie ungehindert. Sind sie geschlossen und inaktiv, wirken sie als Widerstände und hemmen den Energiefluss. Möglicherweise sind die Widerstände so stark, dass sie den Energiefluss gänzlich blockieren.

Das Ziel der Chakraarbeit ist es, die Chakren zu öffnen, um den Energiefluss zu verbessern oder in der tantrischen Sprache die *kundalini* zu befreien, vom Grobstofflichen wieder ins Feinstoffliche zu kommen und letztlich das weibliche mit dem männlichen Prinzip zu vereinen, damit Harmonie und innerer Frieden entstehen können. Zudem ermöglicht uns die frei fließende Energie, unser Potenzial, also das, was grob- und feinstofflich eigentlich da wäre, in die Handlung umzusetzen (s. ab Seite 60).

Jede Zelle ist ein Universum

Nach Auffassung des Tantra ist der Mensch ein Mikrokosmos, in dem wir alles finden, was im Makrokosmos (Universum) enthalten ist. Aus dieser Sicht geht man auch davon aus, dass sich die eben erzählte Schöpfungsgeschichte der Welt selbstverständlich auch im einzelnen Menschen, ja eigentlich in jeder Zelle abbildet. So kommt die Chakralehre ins Spiel.

Im einzelnen Menschen finden wir genau diese sieben Materialisierungsstufen wie in der tantrischen Kosmologie: Wir finden beim Menschen die Spiritualität in seiner Fähigkeit, Vertrauen zu bilden und zu glauben. Wir haben den Geist, das Vorstellungsvermögen, die Fähigkeit zu denken, kreativ zu sein, die Intuition und auch das Vermögen zu fühlen. Wir haben den Raum, grobstofflich in den Körperräumen, wie z. B. Nebenhöhlen, Brustraum oder dem Bauchraum, jedoch auch in der feinstofflichen Dimension, indem wir uns Raum geben für unser Sein, Denken, Fühlen und Handeln. In uns ist auch die Luft. Wiederum grobstofflich in den luftgefüllten Räumen, feinstofflich in der Bewegung unseres Geistes und unserer Gefühle. Wir haben das Feuer unserer Verdauung, unseres Stoffwechsels, jedoch auch in der Art, wie wir Verantwortung übernehmen, entscheiden und uns durchsetzen. Das Wasser oder die wässerige Eigenschaft in den Flüssigkeiten unseres Körpers, aber auch wieder in der Art, wie wir etwas fließen lassen oder loslassen können, und schließlich die feste Substanz unseres grobstofflichen Körpers oder in der Fähigkeit, aushalten oder beharren zu können, in unserer Beständigkeit.

Polarität und Energiefluss

Die einschränkende Materialisierung der Shakti spiegelt sich in den einzelnen Chakren wider. So folgt der feinst-stofflichen Spiritualität (Kronen-Chakra) der etwas weniger feinstoffliche Geist (Stirn-Chakra), dann der schon konkretere Äther/Raum (Hals-Chakra) und weiter die immer dichter werdenden Elemente

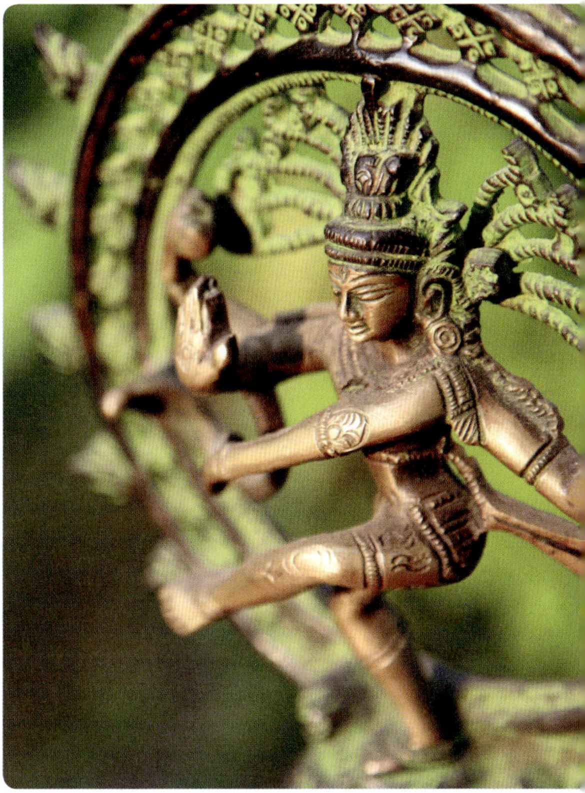

Der kosmische Tanz des Shiva

Luft (Herz-Chakra), Feuer (Oberbauch- oder Solarplexus-Chakra), Wasser (Sacral-Chakra) und Erde (Wurzel-Chakra), die in absteigender Reihenfolge den sieben Hauptchakren zugeordnet sind. So verkörpern die drei unteren Chakren eher die materiell-instinktiven, die oberen drei eher die mental-intuitiven Lebensaspekte. Das mittlere Chakra (Herz-Chakra) spielt die verbindende Rolle.

Es ist das Ziel des Tantra, mittels verschiedener Praktiken die Vereinigung von Shakti und Shiva im Kronen-Chakra zu erreichen, denn so finden wir zum höchsten Zustand des vollendeten Seins im Bewusstsein, in dem Raum und Zeit zusammenfallen. Dies führt zur Erleuchtung, der vollendeten Gotteserfahrung und ist im eigentlichen Sinn das Urbewusstsein der ausgeglichenen Einheit von männlicher und weiblicher Kraft.

Anders gesagt geht es im Tantra grundsätzlich um die Vereinigung des männlichen und des weiblichen Prinzips als potenzielle Möglichkeit, so wie es im Ursprung war. In der Realisierung stehen sie sich so lange als Polarität gegenüber, bis sie sich in einem schöpferischen Prozess annähern und schließlich wiedervereinigen.

Polarität als Einheit

An dieser Stelle wollen wir – auch für die Fortsetzung dieses Buches geltend – festhalten, dass »männlich« und »weiblich« nichts damit zu tun hat, ob jemand eine Frau oder ein Mann ist. In jedem Lebewesen sind beide Kräfte wirksam. Es stellt sich lediglich die Frage einer allfälligen Dominanz und Einseitigkeit, dem harmonischen oder disharmonischen Zusammenspiel dieser beiden Kräfte: In der yogisch-ayurvedischen Tradition werden »männlich« und »weiblich« nicht als widersprüchliche Gegensätze verstanden, sondern vielmehr als Polaritäten, als Kräfte, die zwar in unterschiedliche Richtungen wirken, sich aber ergänzen.

Hier noch eine kurze Anmerkung: Im Tantra ist das männliche Prinzip das passive, geistige Prinzip, also das »Sein«, während das weibliche Prinzip das aktive, stofflich-energetische ist, also das »Handeln«. Dies gilt für das sehr verbreitete hinduistische Tantra. Im buddhistischen Tantra sind diese Polaritäten genau entgegengesetzt beschrieben: Das männliche ist das

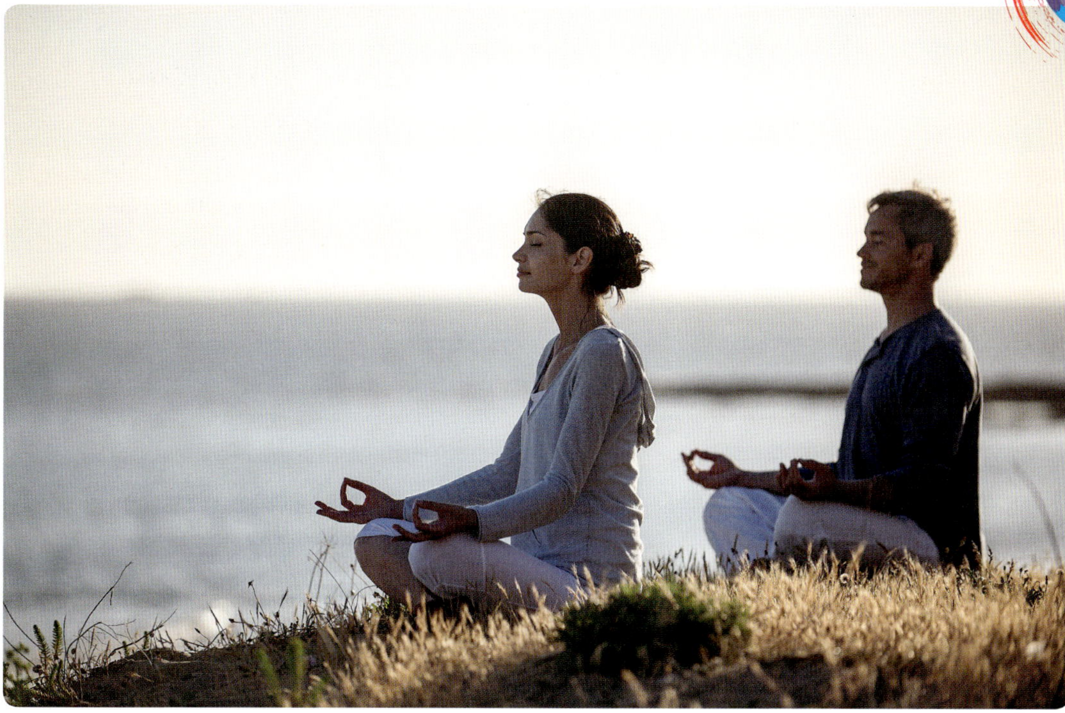

In allen Menschen wirkt sowohl das weibliche als auch das männliche Prinzip.

aktive, das weibliche das passive Prinzip. Dies soll uns jedoch nicht verwirren, denn in beiden Traditionen wird letztlich die Vollkommenheit in der Verschmelzung dieser beiden Polaritäten beschrieben.

Der ganze kosmologische Weg der Shakti, wie er in der Eingangsgeschichte erzählt ist, bildet sich im menschlichen Körper in den sieben Hauptchakren ab, die im zentralen Körper, entlang der Wirbelsäule, angeordnet sind. Dazu kommen wir später im Detail.

Das ist, kurz zusammengefasst, die tantrische Kosmologie. So stellen sich die Tantriker die Entstehung der Welt vor und so erklären sie auch Glück und Unglück, die Entstehung und das Vorhandensein von Spiritualität, Geist, Raum, Luft, Feuer, Wasser und Erde. Die Trennung vom Weiblichen und Männlichen erzeugt Spannung, welche einerseits viel ermöglicht, andererseits jedoch das vollkommene, entspannte Glück verunmöglicht.

In den Ansichten des Tantra ist die ganze Natur, sind auch Kraft, Aktivität und Wirksamkeit nichts anderes als Manifestationen der großen Shakti, der *Maha Shakti*.

Was uns die Geschichte der ursprünglichen Reise erzählt

Voller Symbolik und Erklärungskraft ist die Geschichte der ursprünglichen Reise. Wenn wir diese in den Grundzügen verstehen, können wir unsere eigene Reise zu flexiblen Chakren, die bei Bedarf ihre Funktion übernehmen, mit Zuversicht und Motivation antreten.
Shiva und Shakti, die Symbole für die männliche und die weibliche Kraft, verkörpern in ihrem ursprünglichen Zusammensein die Vollkommenheit, die vollständige Manifestation des Potenzials.
Shakti, das aktive, weibliche Prinzip, hat sich also – ausgelöst durch einen Urlaut – in Bewegung gesetzt, verdichtet und immer mehr materialisiert. Sie hat sich für die Entstehung der Welt aufgeopfert, indem sie sich zusehends vom männlichen Kraftzentrum entfernt hat. Dies bedeutet für uns, dass die ursprüngliche Harmonie dadurch, dass sich die beiden Pole voneinander entfernt haben, einer Spannung gewichen ist.

Der Flowzustand oder das Bewusstseinsfeld der Glückseligkeit

Auf den Menschen übertragen will die schrittweise Materialisierung der Shakti sagen, dass er auf allen sieben Ebenen Potenzial hat, das er mobilisieren könnte: Er verfügt über spirituelles, geistiges, ätherisches, luftiges, feuriges, wässriges und erdiges Potenzial. Die zentrale Frage ist, kann er diese unglaublich vielfältigen Potenziale auch nutzen, zum Tragen bringen oder – anders gesagt – realisieren? Vor allem in Drucksituationen, im Stress, haben wir bereits festgestellt, dass der Mensch oft sein Potenzial nur eingeschränkt oder gar nicht mehr nutzen kann, und dies ausgerechnet in den Situationen, in denen eine Höchstleistung gefragt wäre.
Genau hier setzt die Chakraarbeit an. Da die Shakti, die weibliche Kraft, der eigentlich dynamische Aspekt im erdigen Element, eingemauert und damit im Extremfall unbeweglich ist, können sich unter bestimmten Umständen die übrigen Potenziale nicht oder nur ungenügend entfalten. Dadurch, dass wir aber die Chakren mit gezielten Vorgehensweisen

aktivieren können, bringen wir uns in die Lage, immer mehr von unserem Potenzial zu erkennen, zu nutzen und möglicherweise über uns hinauszuwachsen. So erklären wir uns auch Höhenflüge, sogenannte Flows, die normalerweise eher zufällig und sehr selten gewollt eintreten. Mit gezielter Chakraarbeit ist es jedoch möglich, solche Flow- oder wenigstens flowähnliche Zustände willentlich herbeizuführen.

Letztlich geht es darum, die im Wurzel-Chakra liegende *kundalini* (weibliches Prinzip) zu erwecken, damit sie sich nach oben bewegen und mit Shiva, dem männlichen Prinzip, welches am Scheitel des Menschen liegt, vereinigen und so zum höchsten Glückszustand und zur Entfaltung des Menschen führen kann. Yogisch-ayurvedisch-psychologisch gesehen entspricht dieser Glückszustand dem Erreichen des *anandamaya-koshas*, des »Bewusstseinsfelds der Glückseligkeit«, das ich als »inneren Frieden« bezeichne.

Shiva und Shakti sind die Symbole für die männliche und die weibliche Kraft.

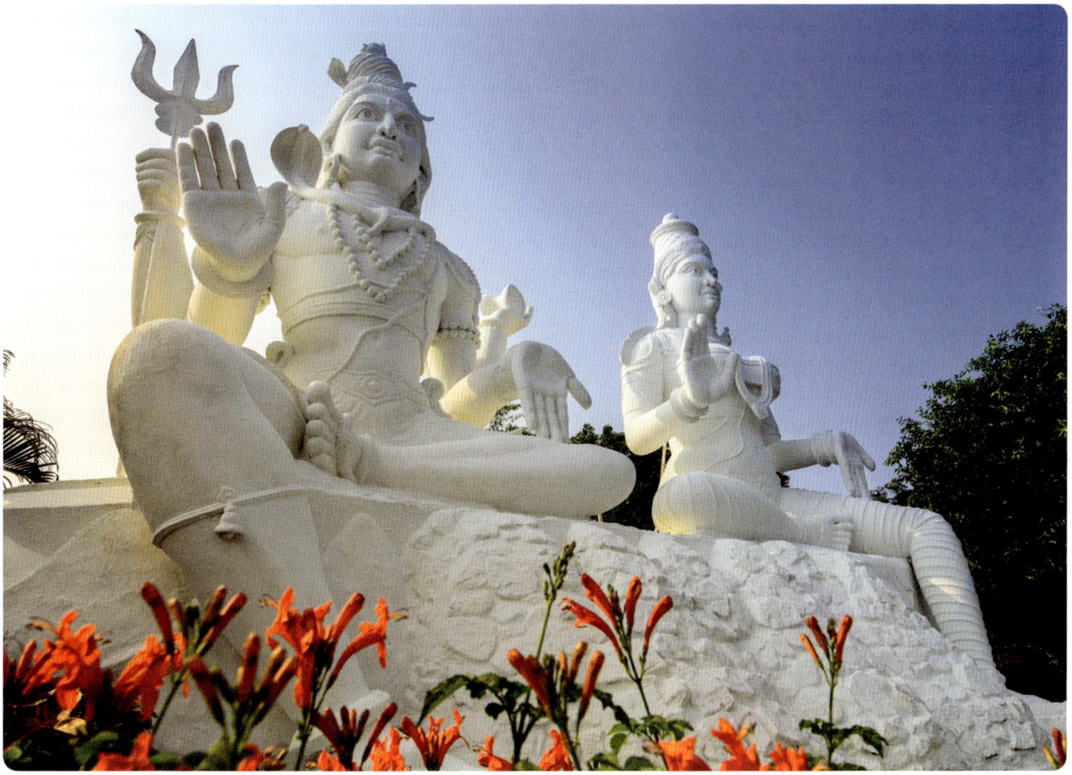

Was sind Chakren?

Chakren – auch *padmas* (Lotosblüten) genannt – sind feinstoffliche, interagierende Energie- und Bewusstseinsfelder oder feinstoffliche Organe, deren Wirkung über den physischen Körper und den Geist hinaus zu den feinstofflichen Körpern des Menschen in die Aura geht. Wir sprechen in unserem Zusammenhang nur vom Menschen, wohl wissend, dass auch andere Lebewesen einen feinstofflichen Energiehaushalt haben. Die sieben Hauptchakren befinden sich quasi auf der Mittellinie des Körpers bauchseitig, entlang der Wirbelsäule*. Chakren können mit herkömmlichen Mitteln nicht wahrgenommen oder bewiesen werden, da sie eben feinstofflich sind. Wir nehmen sie lediglich als Phänomen aufgrund ihrer Wirkung wahr.

* **Anmerkung:** *Verschiedene Theorien lokalisieren die Chakren z. T. leicht unterschiedlich. Da es sich jedoch um feinstoffliche Energiefelder handelt, die ohnehin noch in Bewegung sind, ist u. E. die perfekt genaue Lage nicht bestimmbar und letztlich auch nicht so wahnsinnig von Bedeutung.*

Die Aufgabe der Chakren besteht darin, feinstoffliche Energie (s. ab Seite 51) – wir sprechen von Lebensenergie (Sanskrit: *prana*) – aufzunehmen, sowohl den grobstofflichen Körper als auch die feinstofflichen Aspekte mit feinstofflicher Energie zu versorgen und diese letztlich auch wieder nach außen abzugeben. Sind die Chakren offen und in rotierender Bewegung, können sie diese Aufgabe erfüllen – sind sie geschlossen und ohne Aktivität, bleibt die Aufgabe unverrichtet.

Wir sind grobstofflich und feinstofflich

Wenn wir vom grobstofflichen Körper sprechen, meinen wir vorerst einmal das, was wir als Anatomie bezeichnen: Knochen, Haut, Muskeln, innere Organe, das Gehirn ... Also alles, was wir sehen, anfassen und körperlich mit unseren Sinnesorganen wahrnehmen können. Hinzu kommen noch die physiologischen Prozesse, wie beispielsweise die Verdauung, der Blutkreislauf, der Stoffwechsel, das Hormonsystem, die Nervenfunktionen, die Immunabwehr etc.

Feinstofflich sind beispielsweise das Denken, das Fühlen, die Motivation, der Wille eines Menschen, nicht zuletzt auch seine Aura, die Ausstrahlungskraft oder die persönliche Wirkung. Es sind die Aspekte, die sich als wahrnehmbare Phänomene manifestieren, sie können jedoch mit herkömmlichen Methoden nicht gemessen und sehr oft auch nicht erklärt werden.
Die Fließrichtung der feinstofflichen Energie ist generell von unten nach oben. Für diesen Energiefluss ist die rotierende Aktivität der Chakren verantwortlich. In der Rotation wird die Zentrifugalkraft frei, welche den Energiestrom von unten nach oben treibt.

Die sieben Hauptchakren

Der Mensch hat im feinstofflichen Körper eine große Zahl von Chakren. Darüber, wie viele das sein sollen, gibt es – je nach Lehre und Kultur – verschiedene Ansichten. Wir beschränken uns in diesem Buch auf die sieben Hauptchakren, die, wie wir bereits geschrieben haben, auf der senkrechten Mittellinie des grobstofflichen Körpers, also knapp vor der Wirbelsäule liegen. Die Ausnahme davon ist das Kronen-Chakra (*Sahasrara*-Chakra), welches zwar auch auf der vorgestellten Mittellinie liegt, jedoch ganz knapp oberhalb des Kopfes, also außerhalb des grobstofflichen Körpers.
Wir bezeichnen die Chakren in der folgenden Abbildung mit dem deutschen Namen an erster und dem Sanskrit-Namen an zweiter Stelle.
Die farbigen Felder zeigen die ungefähre Lage der Chakren, wobei die gewählte Farbe der Resonanzfarbe des Chakras entspricht, welche in ihrer Schwingungsfrequenz Ähnlichkeit zur Schwingungsfrequenz des Chakras aufweist.

Chakren – rotierende Energiefelder

Das Wort »Chakra« stammt aus dem Sanskrit und wird mit »Rad«, »Diskus« oder »Kreis« übersetzt. Dies deutet darauf hin, dass es sich um kreis- oder besser kugelförmige Energiefelder handelt, die durch die rotierende Bewegung Energie transportieren.

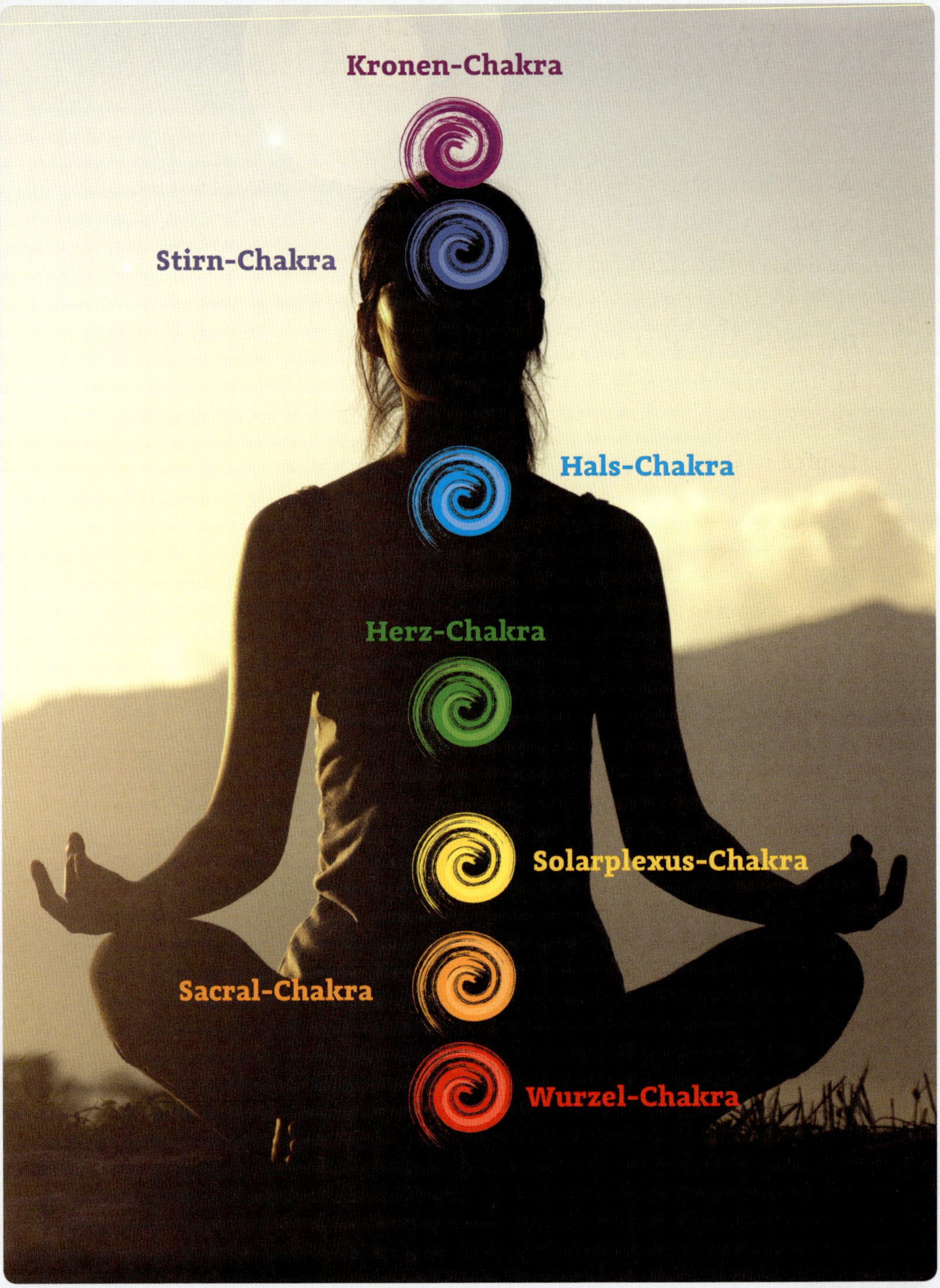
Kronen-Chakra
Stirn-Chakra
Hals-Chakra
Herz-Chakra
Solarplexus-Chakra
Sacral-Chakra
Wurzel-Chakra

Was sind Chakren?

Wir stellen uns die Chakren als Energiefelder mit einer gewissen Ausdehnung vor, die mittels tentakelförmigen, bauch- und rückenseitigen Auslegern feinstoffliche Energie aufnehmen und abgeben.

Das Kronen-Chakra (*Sahasrara-Chakra*, Resonanzfarbe Weiß, in diesem Buch aus Sichtbarkeitsgründen lila dargestellt) befindet sich etwa einen Zentimeter oberhalb des höchsten Punktes des geradeaus schauenden Kopfes.

Das Stirn-Chakra (*Ajna-Chakra*, Resonanzfarbe Dunkelblau) befindet sich in der Mitte zwischen den Augenbrauen, direkt oberhalb des oberen Nasenansatzes.

Das Hals-Chakra (*Vishuddha-Chakra*, Resonanzfarbe Hellblau) liegt im Halsgrübchen, direkt unterhalb des Kehlkopfs.

Das Herz-Chakra (*Anahata-Chakra*, Resonanzfarbe Grün) ist auf Herzhöhe, in der Mitte des Brustraumes, hinter dem Brustbein.

Das Solarplexus-Chakra (*Manipura-Chakra*, Resonanzfarbe Gelb) liegt etwa eineinhalb Handbreiten oberhalb des Bauchnabels, gerade unterhalb der unteren Brustbeinspitze, knapp vor der Wirbelsäule.

Das Sacral-Chakra (*Svadhisthana-Chakra*, Resonanzfarbe Orange) liegt in der Mitte des Unterbauchs, also etwa eine Handbreit unterhalb des Bauchnabels, knapp vor der Wirbelsäule.

Das Wurzel-Chakra (Muladhara-Chakra, Resonanzfarbe Rot) liegt im Beckenboden, beim Damm, also in der Mitte zwischen Anus und dem äußeren Geschlechtsteil.

Jedes Chakra hat, wie wir weiter unten noch genauer sehen werden, ganz bestimmte lebensthematische Bedeutungen und Aufgaben. Deshalb bezeichnen wir sie auch als Bewusstseinszentren. Zudem versorgen die Chakren auch die physischen Zellen und Organe mit feinstofflicher Energie, damit diese optimal, d. h. in einer guten Qualität arbeiten können. Mit dieser Gleichzeitigkeit lassen sich auch der Zusammenhang zwischen geistig-psychischer und körperlicher Befindlichkeit und letztlich psychosomatische Zusammenhänge erklären.

Der Zustand eines Chakras ist entscheidend

Chakren können grundsätzlich in den folgenden drei Zustandsformen sein. Entsprechend reagieren sie auf unterschiedliche Situationen und Ereignisse, was sich im Verhalten äußert:

Zustandsform des Chakras	Reaktion auf Situationen und Ereignisse	Verhalten
Flexibel aktiv	Der Situation angepasst können sich die Chakren öffnen oder – wenn jemand unter Druck kommt – verschließen.	Flexibel; Potenzial wird optimal genutzt.
Starr geschlossen, passiv	Chakren verhalten sich vermeidend, defizitär bis blockierend.	Rückzug
Starr offen, hyperaktiv	Chakren reagieren überschießend, was sich in übertreibenden Aktionen äußert.	Angriff

Flexibel aktive Chakren

Flexibel heißt, dass sich Chakren anpassungsfähig verhalten. Sie sind in angenehmen Wohlfühlsituationen offen, während sie sich in bedrohlichen, ungemütlichen Situationen verschließen. Je nachdem erfüllen sie ihre energetische Aufgabe besser oder – im verschlossenen Zustand – weniger gut.

> ***Beispiel***
> *Angst wirkt sich auf die Chakren so aus, dass sie sich für kurze oder längere Zeit verschließen. Somit erlischt die Ausstrahlung, die überzeugende Wirkung eines Menschen. Tiere haben offensichtlich ein sehr feines Gespür für solche feinstofflichen Reaktionen und nehmen sich in den geschilderten Situationen als überlegen wahr, weil die überzeugende Strahlkraft beim Gegenüber fehlt. Chakrapsychologisch ist es deshalb einleuchtend, dass beispielsweise Hunde genau wahrnehmen können, wer Angst vor ihnen hat und wer nicht. Das erklärt, wieso ausgerechnet Menschen, die Angst vor Hunden haben, von diesen angebellt werden.*

Ein ganzes System mit sieben flexiblen Chakren bezeichnen wir als harmonisches System. Die Chakren sind so in einem guten Kontakt zueinander, gleichen sich gegenseitig aus, indem sie zum Beispiel situativ energieliefernde Funktionen für momentan weniger aktive Chakren übernehmen. Das Energiesystem ist in Balance.

Starre oder flexible Chakren?

Ob Chakren grundsätzlich flexibel sein können – was wünschenswert ist –, hat in erster Linie mit der Konstitution der Chakren zu tun, die sich im Verlauf der menschlichen Entwicklung aufbaut. Wir sprechen hier von der Resonanzzeit, in welcher ein Chakra grundsätzlich gestärkt wird, wenn ein Mensch in dieser Periode in genügendem Maß positive, nährende Erfahrungen in dem Lebensbereich gemacht hat, der einem Chakra zugeordnet ist (s. Seite 67).
Ist ein Mensch noch gar nicht in die Resonanzzeit des Chakras gekommen, weil er noch zu jung ist, hat er erst aus den sekundären Resonanzzeiten eine vorläufige Chakrakonstitution aufgebaut, die wahrscheinlich noch zu schwach ist, um grundsätzlich flexibel sein zu können. Im Detail kommen wir auf diese komplexen Zusammenhänge im Kapitel 3 (»Die Chakra-Psychologie«) zurück.

Offene oder verschlossene Chakren?

Ob flexible Chakren eher offen oder verschlossen sind, hängt von der Wahrnehmung einer Situation ab. Wird eine Situation als wohltuend, unbedrohlich und entspannend wahrgenommen, öffnen sie sich. Wird die Situation jedoch als druckvoll, beängstigend und bedrohlich erlebt, verschließen sie sich tendenziell. Flexible Chakren reagieren in der Regel schnell, was uns grundsätzlich zu sehr feinfühligen und anpassungsfähigen Organen macht.

Das Ganze ist natürlich rückbezüglich: Wenn ich über ein ausgeglichenes, harmonisches Chakrensystem verfüge, gehe ich eher offen, freudig und konstruktiv auf die Welt zu und lasse mich durch äußere Gegebenheiten nicht so schnell einschüchtern. Ich erlebe die Welt unerschrockener und positiver, als wenn mein Chakrensystem labil und von der Konstitution her schwächer ist.

Das bedeutet, dass ein flexibles, von der Grundtendenz her offenes Chakrensystem eine selbst verstärkende Tendenz hat, während ein zwar flexibles, jedoch von der Grundtendenz her eher verschlossenes Chakrensystem dazu neigt, sich selbst zu schwächen.

Starr geschlossene, passive Chakren

Chakren können im Leben starr geschlossen sein, wenn ein Mensch in der Resonanzzeit der Chakren mit positiven, Chakra-spezifischen Erlebnissen stark unterversorgt oder in der entsprechenden Resonanzzeit traumatisiert wurde.

Wenn Chakren von der Grundtendenz her starr geschlossen, also blockiert sind, werden sie sich auch bei Wohlfühlsituationen nur verzögert, kaum oder gar nicht öffnen. Das führt psychologisch gesehen zu neurotisch gehemmtem, vermeidendem oder gar blockierendem Rückzugsverhalten und dazu, dass das vorhandene Potenzial nicht ausgeschöpft wird. Der Mensch lebt in bestimmten Lebensbereichen unter seinen Möglichkeiten oder ist gar blockiert. Dem starr geschlossenen Chakra zugeordnete geistige und körperliche Funktionen werden energetisch unterversorgt und können nicht die Arbeit verrichten, zu der sie eigentlich fähig wären. Auf die Körperfunktionen gehe ich bei der Behandlung der einzelnen Chakren ein. Ein starr verschlossenes Herz-Chakra beispielsweise veranlasst einen Menschen, griesgrämig, in einer abweisenden, negativen Weise durchs Leben zu gehen. Er ist unfähig, Liebe zu geben, unfähig, Positives oder gar lieb Gemeintes anzunehmen.

Starr offene, hyperaktive Chakren

Sind Chakren unflexibel (starr) offen, führt das in bestimmten Lebensbereichen zu übertriebenem, ebenfalls neurotischem, jedoch überschießendem und damit kontraproduktivem, auffälligem Verhalten. Die starre Offenheit von Chakren kann zwei Gründe haben:
Das darunter liegende Chakra ist über längere Zeit geschlossen. Dadurch wird das darüber liegende energetisch unterversorgt, da die Energie in den Chakren nach oben wandert. Um dieses Energiedefizit zu kompensieren, hält sich das darüber liegende Chakra krampfhaft offen, um sich aus der Umwelt mit zusätzlicher Energie zu versorgen. Oder das darüber liegende Chakra ist verschlossen. Daher kommt es zu einem Energiestau, welcher sich in der Überreaktion äußert.
Aus diesen beiden Gründen überreagieren starr offene Chakren, was zu kompensatorischen, auffälligen Reaktionen im Körper und/oder Verhalten führt. Nun können wir verstehen, weshalb wir in einer Therapie nicht Chakren beruhigen oder gar verschließen, sondern jeweils die direkt darunter oder darüber liegenden Chakren behandeln, damit sie ihre Funktion des Energietransports wieder übernehmen. Sobald dies geschieht, können sich Zustand und Verhalten des ehemals starr geöffneten Chakras wieder normalisieren.

> ***Beispiel***
> *Ein Mensch mit einem überschießenden Hals-Chakra (Vishuddha-Chakra) drängt sich immer wieder mit allen erdenklichen Mitteln in den Mittelpunkt der Aufmerksamkeit. Er braucht Publikum, Beachtung, Applaus zur Stärkung seines Selbstwertgefühls. Dies kann damit*

> *zusammenhängen, dass er sich selbst zu wenig liebt (Herz-Chakra ist starr verschlossen) und dies durch überschießendes Distanz-Nähe-Verhalten kompensiert. Oder er spürt nicht, was in einer Situation angemessen ist (Intuition, starr verschlossenes Stirn-Chakra).*

Grundsätzlicher Zustand – aktueller Zustand

Der grundsätzliche Zustand eines Chakras ist, wie wir bereits ausgeführt haben, von seiner Konstitution abhängig. Diese wiederum ist, wie wir weiter unten sehen werden, entwicklungspsychologisch bedingt (s. ab Seite 64). Der aktuelle, momentane Zustand eines Chakras kann in der Praxis durch einen Muskeltest ermittelt werden, indem eine ausgebildete Chakratherapeutin oder ein -therapeut den Muskeltonus im Arm überprüft, wenn sich die Klientin auf die einzelnen Chakren konzentriert. Vor allem aber können wir aufgrund von gesundheitlichen Beeinträchtigungen, persönlichen Problemen und Lebensthemen darauf schließen, welche Chakren nicht nur im Augenblick, sondern immer wieder oder gar chronisch die Tendenz haben, ihre Arbeit einzustellen oder zu übertreiben. Wir können also aufgrund von persönlichen Schwächen, Krankheits- oder Verhaltensauffälligkeiten auf die Chakrakonstitution rückschließen.

Zusammenfassung der Chakrazustände

Flexibel offen Das eigene Potenzial kann optimal genutzt und umgesetzt werden.

Flexibel geschlossen Das eigene Potenzial kann im Moment nur ungenügend genutzt und umgesetzt werden. Je nach dem Grad der Verschlossenheit ist die Potenzialnutzung mehr oder weniger ungenügend bis blockiert.

Starr geschlossen, passiv Das eigene Potenzial kann nicht genutzt werden. Die Person agiert automatisiert, nach eingespielten Mustern, jedoch nicht der Situation angemessen. In jedem Fall »verkauft sich die Person unter ihrem tatsächlichen Wert«.

Starr offen, hyperaktiv Die Person agiert übertrieben, oftmals unkontrolliert und ebenfalls nicht der Situation angemessen.

In den nachfolgenden Kapiteln über die sieben Lebensfragen gehen wir bei jedem Chakra auf die Chakrazustände ein, wobei wir den flexibel-geschlossenen Zustand nicht speziell ausleuchten, da es sich ja um einen vorübergehenden Zustand handelt, der – im Unterschied zur starren Geschlossenheit – von selbst wieder in den offenen Zustand übergehen kann, wenn sich die Situation entspannt. Nichtsdestotrotz bleiben hier die Möglichkeiten des Menschen über die Dauer des geschlossenen Chakras eingeschränkt. Das Einzige, was wir tun können, ist, dass wir das entsprechend sensibel reagierende Chakra immer wieder stärken, damit es sich weniger schnell verschließt.

Die wichtigsten Energiebahnen

Tausende von feinstofflichen Energiebahnen (Sanskrit: *nadis*) durchqueren den Körper eines Menschen. In den *nadis* fließt die feinstoffliche Energie in den grobstofflichen Körper und den Geist, damit hier optimale Arbeit verrichtet werden kann. Die Ausstrahlung, die dabei entsteht, bildet die Aura eines Lebewesens. Das energetische System der Chakren und der *nadis* zeigt eine gewisse Ähnlichkeit mit der bekannten Lehre der Traditionellen Chinesischen Medizin (TCM), bei welcher ebenfalls feinstoffliche Energie durch die Meridiane in den Körper und in den Geist gelangt. Die feinstoffliche Energie wird in der TCM »*Qi*« genannt, was in etwa dem *prana* entspricht. Allerdings stimmen weder Lage noch Anzahl der Meridiane mit denen der *nadis* überein. Zudem dient diese Lehre in der TCM vorwiegend medizinischen Zwecken, während die Chakralehre auch starke psychologische Bedeutung hat.
Die Hauptenergiebahn *shushumna*, von der wir bereits gesprochen haben,

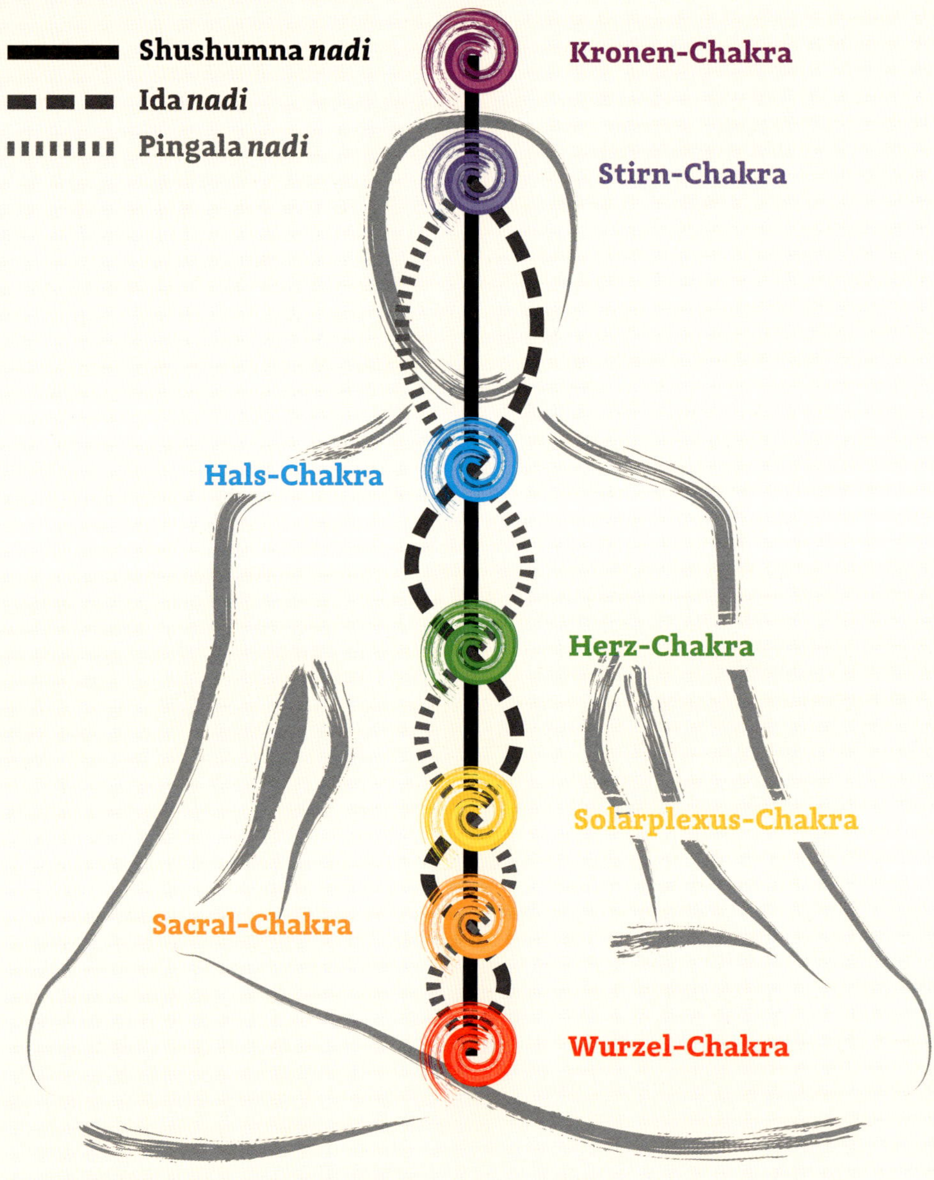

Die wichtigsten Energiebahnen (Sanskrit: nadi) shushumna, ida und pingala.

verläuft, ausgehend vom Wurzel-Chakra (*Muladhara*-Chakra) in der Mitte des Rückenmarks (nach der Theorie des Yoga) oder entlang der Wirbelsäule (nach der Theorie des Ayurveda) bis hinauf zum Kronen-Chakra (*Sahasrara*-

Chakra). Um die *shushumna* winden sich spiralförmig zwei Energiebahnen zweiter Ordnung: *pingala* und *ida*. Dann durchziehen den Menschen noch Tausende Nebenenergiebahnen, die wir hier jedoch auslassen.

Shushumna nadi

Shushumna nadi stellt die Hauptverbindung zwischen den sieben Chakren dar. Sie ist der feinstoffliche Pfad zwischen der eingeschlossenen weiblichen Kraft *(kundalini)* im Steißbein und der statischen männlichen Kraft (Shiva) im obersten Chakra. In der *shushumna* kann der weibliche Pol über den Weg durch die offenen Chakren die Verbindung zum männlichen Pol herstellen. Die *kundalini* kann zu Shiva aufsteigen, um letztlich die spannungsreiche Polarität aufzuheben und zur inneren Harmonie und Selbstverwirklichung zu gelangen.
Der Aufstieg der *kundalini* durch alle Chakren stellt die stufenweise Entwicklung vom grobstofflichen, physischen Bewusstsein zum kosmischen Einheitsbewusstsein dar. Beim Einheitsbewusstsein spricht man im Yoga von *samadhi*, der höchsten Stufe der Selbstverwirklichung.

Ida nadi

Ida nadi verlässt – von der Person aus gesehen – auf der linken Seite das Wurzel-Chakra *(Muladhara*-Chakra), windet sich durch die Chakren hindurch bis zum Stirn-Chakra *(Ajna*-Chakra) und endet im linken Nasenflügel. *Ida nadi* symbolisiert das weibliche Prinzip, die kühlende, weibliche Mondkraft, die den Parasympathikus, den »Ruhenerv« des vegetativen Nervensystems, anregt, welcher Entspannung bringt. Die aufsteigende weibliche Kraft fördert die weiblichen Aspekte, die in der Tabelle weiter unten dargestellt sind.

Pingala nadi

In Ergänzung zu *ida nadi*, welcher das weibliche Prinzip unterstützt, entspricht *pingala nadi* dem männlichen Prinzip. Die heiße Kraft der Sonne, der positiv geladene Kraftstrom, entspringt – von der Person aus gesehen – auf der rechten Seite des Wurzel-Chakras (*Muladhara*-Chakras), windet sich durch die Chakren hindurch bis zum Stirn-Chakra (*Ajna*-Chakra) und endet im rechten Nasenflügel.

Die Energie fließt – wie wir schon beschrieben haben – vom untersten zum obersten Chakra. Sind die Chakren offen und aktiv, kann die Energie frei fließen. Sowohl Geist als auch Körper werden mit feinstofflicher Energie versorgt und können Optimales leisten. Ist dieser Fluss gehemmt oder gar unterbrochen, wirkt sich das leistungshemmend, ungesund und letztlich krankmachend aus.

Männliche Kräfte – weibliche Kräfte

Pingala nadi leitet also die männliche, *ida nadi* die weibliche Kraft. Wenn wir an dieser Stelle von männlicher oder weiblicher Kraft, von positiv oder negativ geladenem Energiestrom schreiben, tun wir dies völlig wertungsfrei. Wir wollen damit keinesfalls geschlechtsspezifische Vorurteile unterstützen, denn wir sind uns bewusst, dass die den beiden Geschlechtern zugeschriebenen Eigenschaften unter anderem ganz stark der soziokulturellen Sicht und dem soziokulturellen Wandel entspringen. Ebenso ist uns klar, dass eine Frau nicht einfach weibliche und ein Mann männliche Eigenschaften besitzt. Vielmehr kommen in einer Frau oder in einem Mann diese beiden gegensätzlichen Kräfte möglicherweise individuell in unterschiedlicher Stärke zum Ausdruck.

Es handelt sich also um eine Frage der Dominanz und der situativen Gegebenheit: Welche Kräfte wirken bei welchen Männern und Frauen stärker, und in welchen Situationen sind welche Kräfte gefragt? So können Frauen stark von männlichen Kräften gelenkt werden, die gegenüber den weiblichen Kräften dominant sind. Und umgekehrt können im Denken, Handeln und Sein von Männern die weiblichen Aspekte dominieren.

Der adäquate und erfolgreiche Umgang mit unterschiedlichen Situationen verlangt ein Vorgehen, das entweder stärker von männlichen oder mehr von weiblichen Kräften gelenkt wird. Oftmals wäre es jedoch interessant und Erfolg versprechend, ein einseitiges Vorgehen durch Aspekte der

Aspekte von »weiblichen« Kräften	Aspekte von »männlichen« Kräften
intuitiv – ganzheitlich	linear – logisch – analytisch
weich	hart
natürlich	technisch
geduldig	fordernd
gefühlsbetont	rational
liebend, annehmend	kämpferisch, auseinandersetzend
Anmut	Kraft
integrierend	abgrenzend
Genuss	Leistung
ausgleichend	polarisierend
kooperierend	konkurrierend
kommunizierend	produzierend
Sein im Fokus	Tun im Fokus
Vertrauen	Macht, Druck
Zulassen von Angreifbarkeit	abwehrend
Zulassen von Verletzlichkeit	Stärke zeigend und beweisend

Gegenkräfte zu ergänzen. (Weitere Ausführungen: Crittin, J.-P.: Wachstum und Entwicklung, das Erwachen der Urkraft Shakti, Windpferd Verlag.) Die oben stehende Übersicht gibt einige Aspekte von weiblichen und männlichen Kräften wieder, die wir gleichwertig sehen.

Wenn also im Verhalten eines Menschen, ob Frau oder Mann, die weiblichen oder männlichen Aspekte dominieren, heißt das aus der Sicht der Chakrapsychologie, dass – je nachdem – *ida* oder *pingala* vorherrschend sind. Wird dies für einen Menschen zum Problem, können wir mit Chakratherapie auf einen Ausgleich hinarbeiten.

> ***Beispiel***
> *Frau Müller verhält sich – aus ihrer Überzeugung heraus – vorwiegend von den weiblichen Kräften geleitet. Sie handelt kooperativ, kommunikativ, geduldig, gefühlsbetont. Sie realisiert jedoch mit der Zeit, dass sie damit in ihrem Umfeld wenig erfolgreich ist. Nun hätte sie die Möglichkeit, sich ein Umfeld zu suchen, in welchem ihre Verhaltensweise und Einstellung mehr geschätzt würde. Oder aber sie entwickelt sich dahingehend zu lernen, sich manchmal auch durchzusetzen, ohne ihre grundsätzlichen Eigenschaften zu verleugnen oder zu verlieren. Dabei könnte sie durch eine chakratherapeutische Intervention Unterstützung erfahren, indem ihre männlichen Kräfte gestärkt würden. Hier gilt nicht das »Entweder-Oder«, sondern das »Sowohl-als-auch«. Sie muss sich nicht grundsätzlich verändern, männlicher werden oder ihre Weiblichkeit ablegen. Sondern sie erfährt eine Stärkung ihres männlichen Kraftpotenzials und damit von innen heraus die Möglichkeit, sich in bestimmten Situationen ausgeglichener, durchsetzungsfähiger und kämpferischer zu verhalten.*

Die systemische Sicht der Chakren

Bisher haben wir die Chakren als Einzelelemente angeschaut, was dem besseren Verständnis dieser doch recht komplexen Materie dienlich ist. In Tat und Wahrheit bilden die sieben Chakren ein geschlossenes System, das in sich eine Interaktion hat.
Einerseits ist diese Interaktion thematisch, da Lebensthemen – obwohl wir sie zur Hauptsache einzelnen Chakren zuordnen – in der Regel Chakraübergreifend sind, also auch mit den übrigen Chakren zusammenhängen.

> ***Beispiel***
> *Die Lebensfrage »Übernehme ich Verantwortung?« (3. Chakra) hängt unter anderem stark mit Mut und Angst zusammen (1. Chakra), mit dem Loslassen (2. Chakra), mit der Liebe zu sich selbst (4. Chakra), mit der inneren Erlaubnis, sich in einer entsprechenden Situation den Raum und die Freiheit zu nehmen (5. Chakra), mit dem intuitiven Impuls zu spüren, in welchen Situationen es richtig ist, Verantwortung zu übernehmen (6. Chakra), und letztlich mit der Einsicht der Interdependenz, der gegenseitigen Abhängigkeit, die es erfordert, dass ich bereit bin, Verantwortung zu übernehmen (7. Chakra).*

Andererseits beeinflussen sich die einzelnen Chakren energetisch gegenseitig, indem – wie wir bereits beschrieben haben – jeweils das unten liegende Chakra das darüber liegende mit Energie versorgt, da die feinstoffliche Energie im Chakrensystem durch die Chakren von unten nach oben geleitet wird.

Wenn wir uns also mit Chakrapsychologie befassen, sollten wir immer auch die thematischen und energetischen Zusammenhänge im Auge behalten, was die Chakrapsychologie nicht ganz einfach, dafür aber besonders interessant und aufregend macht.

Feinstoffliche Energie

Damit wir die Aufgabe der Chakren und die Wirkung der Chakraarbeit

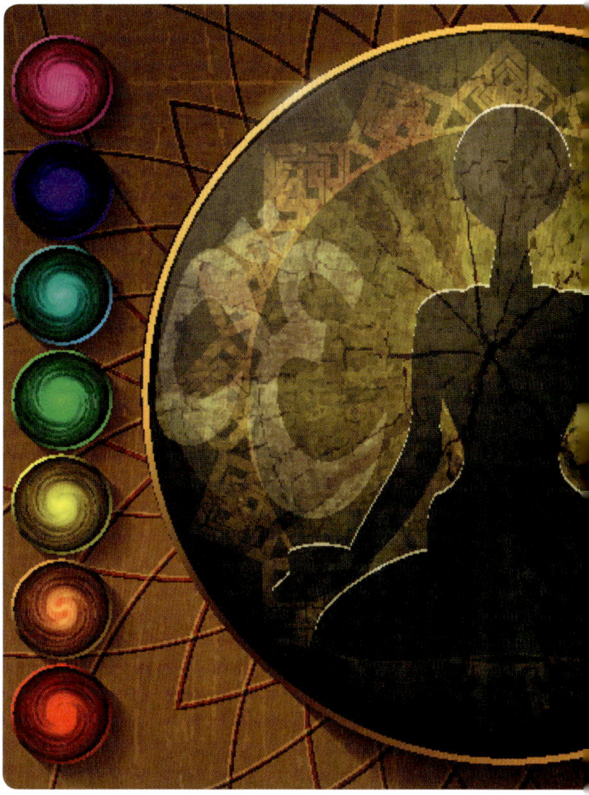

Die Chakren steuern den feinstofflichen Energiefluss.

verstehen können, setzen wir uns zuerst mit der feinstofflichen Energie, die ja in unserem Thema eine zentrale Rolle spielt, auseinander.
Wir kennen alle die grobstoffliche Energie. Diese befähigt uns, Körpertemperatur zu erzeugen, uns aufrecht zu halten, uns zu bewegen, zu denken, zu argumentieren usw. Weniger bekannt ist das Phänomen der feinstofflichen Energie. Im Ayurveda und im Yoga nennen wir diese Energie *prana*. Wir umschreiben sie hier einmal mit qualitativer Kraft, die uns beispielsweise beim Argumentieren hilft, andere nicht nur durch gute Argumente zu überzeugen, sondern uns zudem mit Hilfe unserer Überzeugungskraft und Ausstrahlung durchzusetzen. Sie verleiht uns die Fähigkeit, in bestimmten Situationen intuitiv das Richtige zu tun und das, was in uns steckt, umzusetzen. Ebenso ist es die Kraft, die unsere Organe darin unterstützt, nicht nur zu funktionieren, sondern qualitativ gut, ihrem Potenzial entsprechend »gesund« zu funktionieren.

Beispiele

- *Viele Menschen leiden unter unregelmäßiger Darmtätigkeit, die einmal zu Verstopfung, ein andermal zu Durchfall führt. Der Darm funktioniert zwar, jedoch qualitativ ungenügend. Der an sich gesunde Darm hätte zwar das Potenzial für gute Arbeit, nutzt es aber nicht. Ein intakter feinstofflicher Energiefluss würde dem Darm – weitgehend unabhängig von der aktuellen Ernährung – zu einer geregelten Funktionsweise verhelfen.*
- *Unser Geist kann im ausgeglichenen, entspannten Zustand ganz gut funktionieren, sodass wir unsere Alltagsaufgaben in gewohnter Art und Weise erledigen können. Fließt jedoch der feinstoffliche Kraftstrom ungenügend, weil wir angespannt und gestresst sind oder uns bedroht fühlen, kann es sogar so weit kommen, dass wir nicht einmal mehr die Alltagsaufgaben erledigen können. Bei optimalem Energiefluss kann das Denken die gewohnten Bahnen verlassen, das Gehirnpotenzial kann optimal genutzt werden. So können kreative Gedanken, Lösungen für komplexe Probleme entstehen. Wir sprechen dann auch von lateralem Denken, dem Querdenken, das Neues entstehen lässt.*

Physikalisch erklären wir die sogenannte qualitative Kraft, die feinstoffliche Energie (*prana*), als nicht-materielle, elektromagnetische Energie, die stärker oder schwächer fließen oder blockiert sein kann. Äußere Einflüsse und/oder die innere Befindlichkeit wirken sich auf die *prana*-Gewinnung, den *Prana*verbrauch, den *Prana*fluss und die Abgabe von *prana* aus. Die »Motoren« dafür sind die Chakren.
Bei »nicht-materieller, elektromagnetischer Energie« stellen wir uns sogenannte Lichtquanten vor, die eine einmalige Eigenschaft haben, nämlich die, dass sie – wie uns die Quantenphysik beweist – sowohl Welle als auch Teilchen sind.

Alles fließt.

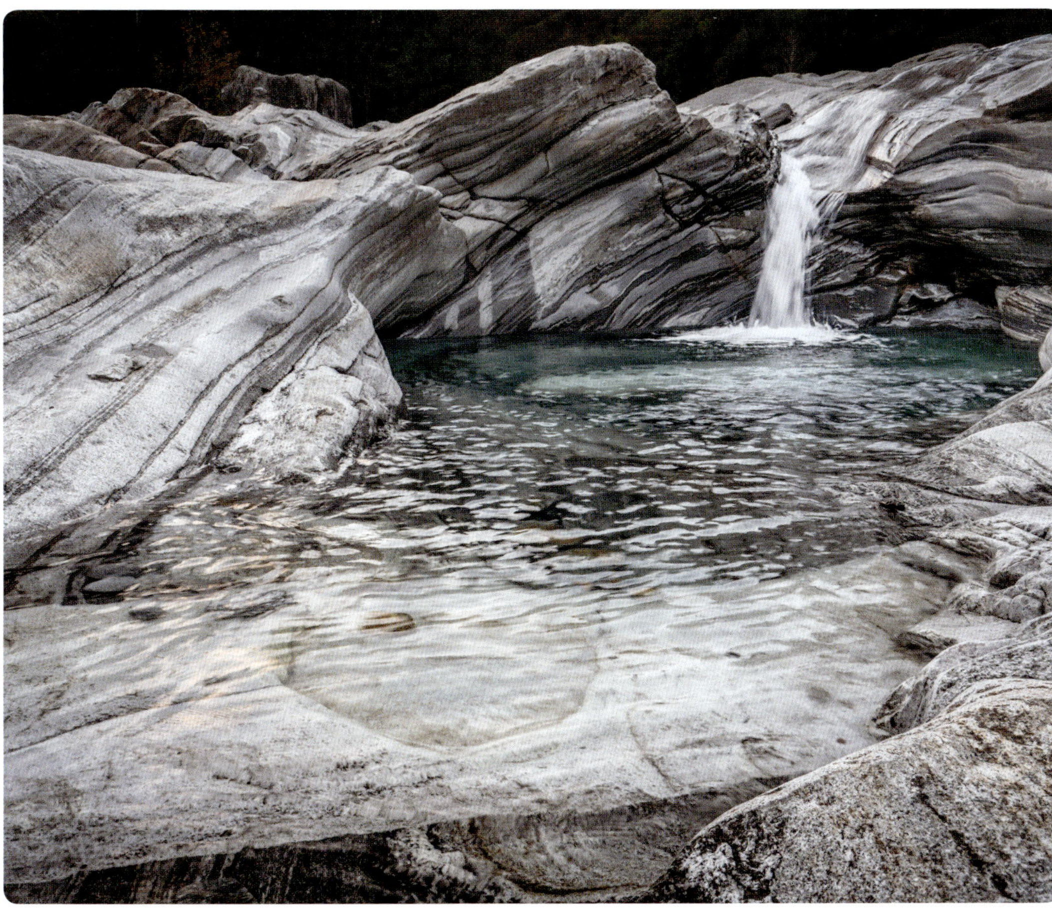

Die Lebenskraft prana

Prana fließt – wie wir bereits gesehen haben – in den feinstofflichen Kanälen, den nadis, deren wichtigste *ida*, *pingala* und *shushumna* sind. In diesen drei *nadis* kann die feinstoffliche Energie durch den ganzen zentralen Körper aufsteigen und entsprechende körperliche und geistige Funktionen mit Energie versorgen.

Die Lebenskraft *prana* lässt sich, weil sie feinstofflich ist, nicht messen. Trotzdem können wir sie am Phänomen beobachten. Wenn ich mich stark fühle, wenn es mir gut geht, wenn ich im Fluss bin, ich mich der Aufgabe gewachsen fühle und eine positive Ausstrahlung habe, ist *prana* im Fluss. An schlechten Tagen, wenn nichts gelingen will, wenn ich nicht die gewohnte Leistung bringen kann, wenn ich mich – scheinbar grundlos – schlapp fühle, kann es sein, dass *prana* an einzelnen Stellen oder im ganzen Fluss blockiert ist. Gut erklären lässt sich die Wirkung von *prana* an verschiedenen Beispielen::

- Es gibt arbeitsreiche Tage in einem positiven, konstruktiven Umfeld, die uns zwar körperlich und geistig müde machen, und trotzdem fühlen wir uns mit Energie aufgeladen. Umgekehrt können wir nach gar nicht so viel Arbeit in einem schwierigen, blockierenden Umfeld abends platt sein.
- Das Zusammensein mit bestimmten Menschen lässt uns Energie gewinnen, genauso wie uns mit anderen Menschen Energie abhanden kommen kann.
- Wenn wir darauf achten, können wir feststellen, dass bestimmte Menschen, Pflanzen oder Tiere uns guttun.
- Ein Höchstmaß von fließendem *prana* stellen wir fest, wenn jemand verliebt ist. Plötzlich kann er singen, dichten, Liebesbriefe schreiben und andere Leistungen erbringen, die im »unverliebten« Zustand unmöglich sind.

Alle diese Phänomene, die wir im Alltag feststellen können, zeigen uns deutlich auf, dass es sich hier um eine andere Art von Energie handeln muss, die zur Wirkung kommt, als die grobstoffliche Energie, die wir in Kalorien oder Joule messen können.

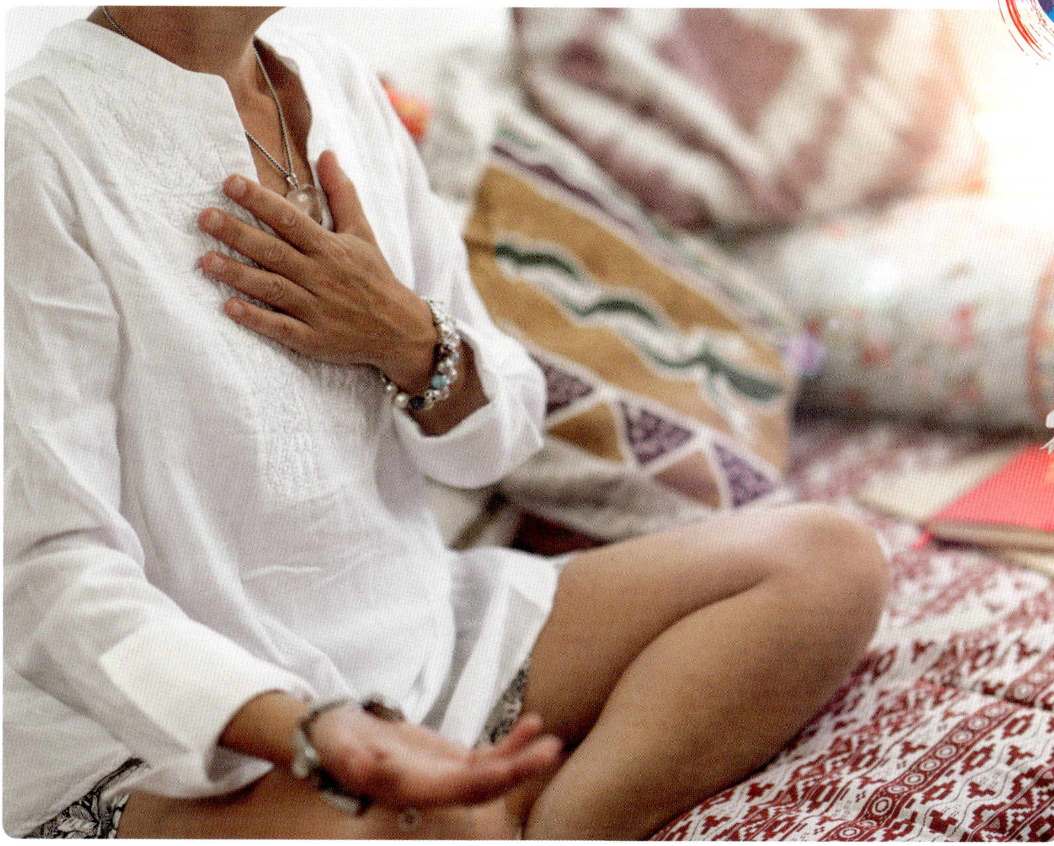

Schaffe dir jeden Tag Möglichkeiten, Energie aufzutanken.

Was gibt und was raubt uns feinstoffliche Energie?

Damit wir einen ausgeglichenen Energiehaushalt aufrechterhalten oder entwickeln können, ist es nötig, dass wir mehr, oder zumindest nicht weniger, feinstoffliche Energie auftanken können, als wir täglich verbrauchen. Wir sollten uns also ganz konkrete Gedanken darüber machen, bei welchen Gelegenheiten wir Energie aufnehmen und in welchen Situationen wir übermäßig Energie verlieren.
In den nächsten beiden Unterabschnitten zeigen wir kurz die wichtigsten feinstofflichen Energiequellen aus ayurvedischer und yogischer Sicht auf. In einem dritten Unterabschnitt befassen wir uns noch mit den sogenannten »Energieräubern«.

Wir gewinnen feinstoffliche Energie durch die Verdauung

Die ayurvedische Energielehre lehrt uns, dass eine ausgewogene, vielseitige, regelmäßige Ernährung mit viel Gemüse und Früchten sowie eine gesunde, vollständige Verdauung die Grundlage für die Gewinnung von grob- und – vor allem – feinstofflicher Energie ist.

Voraussetzung für die vollständige Verdauung ist ein gutes Verdauungsfeuer (Sanskrit: *agni*), welches unter anderem durch bestimmte Gewürze und durch die Aufnahme von warmen Getränken und warmer Nahrung gefördert wird. Beim Verdauungsprozess werden sieben Stufen durchschritten, in welchen jeweils neben dem eigentlichen, reifen Gewebe auch unreifes Gewebe und ein Abfallprodukt herauskommen, bis zuletzt *ojas*, die feinstoffliche Energiesubstanz, entsteht. Sie wird auch als »vitale Essenz« bezeichnet. Aus dem *ojas* heraus entwickeln sich unter günstigen Bedingungen zwei andere feinstoffliche Energieformen, *tejas* und *prana*. In unserem Zusammenhang beschränken wir uns lediglich auf *prana*, die Lebensenergie.

Genauso wie aus einer gesunden Lebensweise und Ernährung im Körper selbst *prana* gebildet wird, kann *prana* aber auch durch andere, nährende Einflüsse hinzugewonnen werden.

Andere Energiequellen

Als Erstes können wir uns selbst mit feinstofflicher Energie versorgen, indem wir eine grundsätzlich positive Einstellung zu uns selbst, zu anderen und zum Geschehen in der Welt einnehmen. Menschen, die an sich zweifeln, sich schnell einmal bedroht fühlen, eine eher negative, kritische Selbst- und Weltsicht haben, berauben sich der feinstofflichen Energie. Alles, was uns Freude macht, und alles, was unverfälschte, gesunde Natur ist, wirkt energiespendend. So haben vor allem Sonnenlicht, die frische Luft, das bewusste Wahrnehmen der Erde, des Wassers, aber auch das Zusammensein mit aufbauenden, liebenden Lebewesen ganz allgemein eine energetisierende Wirkung. Freude an bereichernden Tätigkeiten, an

Kunst, an Bewegung, aufbauende Gespräche oder eine befruchtende, konstruktive Zusammenarbeit mit anderen Menschen dienen ebenfalls der Energiegewinnung.
Dies zur Kenntnis zu nehmen, wäre beispielsweise auch für Unternehmen interessant, denn in einer nährenden Umgebung gedeihen die Menschen, bringen bessere Leistungen und verursachen weniger Krankheitstage als im Klima von Stress, Hektik und Misstrauen, wie das in vielen Unternehmen feststellbar ist. Gerade Vorgesetzte haben einen enormen, meist unterschätzten Einfluss auf den feinstofflichen Energiehaushalt ihrer Mitarbeitenden.
Ebenso tragen ästhetisch gestaltete Räume, Ruhe, feine Düfte, positive Gespräche, wohltuende Klänge, mit Liebe zubereitete und schön angerich-

Die Wellen der Klangschalen übertragen feinstoffliche Energie auf die Chakren.

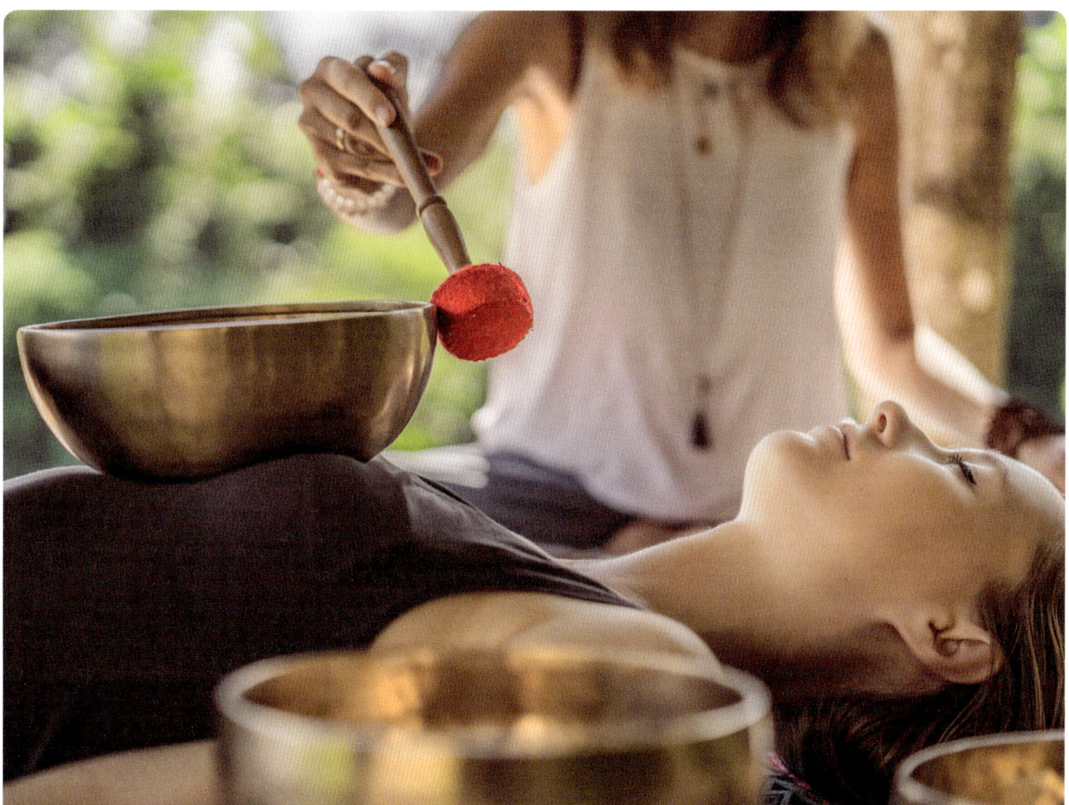

tete Speisen viel zur Gewinnung von feinstofflicher Energie bei.
Im Yoga, in der Yogatherapie und in ayurvedischen Therapien verwenden wir u. a. Meditationen, Atemübungen (Sanskrit: *pranayama*), Klänge, Chakraarbeit oder Ölmassagen, um das Aufnehmen und Verteilen der feinstofflichen Energie unserer KlientInnen gezielt zu fördern. Die allseits bekannten Yogaübungen (Sanskrit: *asanas*) beispielsweise erzeugen feinstoffliche Energie, die in der anschließenden Entspannung (Sanskrit: *shavasana*) zum Fließen kommt.

Was raubt uns Energie?

Alles, was subjektiv als zu viel, unangenehm, unnatürlich, beunruhigend oder gar bedrohlich erlebt wird, oder alles, was ungesund ist, zieht uns feinstoffliche Energie ab, wie beispielsweise als zu viel empfundene Hektik, zu laute Musik, zu viel Wechsel und Ablenkung, unangenehme Geräusche und Gerüche, Angst, Ärger und Aggression, Konkurrenzverhalten. Zudem rauben uns auch Gifte, die beispielweise aus einer belasteten Umwelt stammen, Drogen, ungesunde oder gar verdorbene Lebensmittel feinstoffliche Energie.
Menschen, die im Privat- oder Berufsleben unglücklich und unter Druck sind, unbefriedigende, sinnlose Arbeit leisten müssen, in konflikthaften Situationen stecken, unzufrieden oder von Ängsten geplagt sind, verbrauchen ständig mehr feinstoffliche Energie, als sie zugewinnen können. Schließlich führt dies zu Burnout.
Burnout entsteht nicht einfach durch viel Arbeit – vielmehr sind es die belastenden, energieraubenden Begleitumstände, die zu dieser Krankheit führen. Ein Hauptsymptom des Burnouts ist der Verlust der Regenerationsfähigkeit. Dies bedeutet, dass der ausgebrannte Mensch die Fähigkeit verloren hat, seine Energiereserven wiederaufzubauen. Den Zustand des Burnouts betrachten wir aus ayurvedisch-psychologischer Sicht als Schutzhaltung für die letzten feinstofflichen Kräftereserven, indem sich Betroffene aus der Aktivität, der Auseinandersetzung mit der Welt zurückziehen und einmanteln, um zu überleben. Die psychologische Therapie besteht aus unserer Sicht – kurz gesagt – darin, dass die ausge-

brannte Person ihre blockierten Chakren wieder in Schwung bringt und lernt, wie sie ihren Energiehaushalt konstruktiv umgestalten kann. Da so etwas jedoch mit einer grundsätzlichen Einstellungs- und Lebensänderung verbunden ist, gestaltet sich eine Burnouttherapie viel komplexer, als es sich der Laie vorstellen kann und als wir es hier darstellen wollen.

Zusammenfassung

Zusammenfassend stellen wir fest: Feinstoffliche Energie, *prana*, ist subtile, für die meisten von uns unsichtbare und ungreifbare Energie, die außerhalb der Schwingungsbereiche ist, die von unseren Sinnesorganen oder herkömmlichen Messinstrumenten noch wahrgenommen werden können. Sie hat jedoch eine Wirkung, welche wir wahrnehmen und erleben können.

Chakren, die feinstofflichen Energieorgane, reagieren sehr fein auf Einflüsse von innen und außen, indem sie sich öffnen und verschließen und dadurch ihre energetische Funktion unterschiedlich wahrnehmen.

Prana, die feinstoffliche Energie, sorgt für das qualitative Funktionieren unserer grobstofflichen Organe, unseres Denkens, des Fühlens und regelt das Zusammenspiel zwischen den verschiedensten energetischen Schichten eines Menschen.

So gesehen sind Chakren die Verbindungsstellen zwischen Geist und Körper. Im positiven Fall sorgt *prana* für innere Harmonie und Ausstrahlung, umgekehrt ist Mangel an *prana* verantwortlich für innere Unruhe, Unfrieden, blockiertes Verhalten und dumpfe Wirkung nach außen. Letztlich ist es der ungestörte *prana*-Fluss, der uns befähigt, unser Potenzial zu realisieren.

Ganz allgemein gesagt versetzen harmonisch funktionierende Chakren den Menschen in die Lage, das ihm innewohnende geistige und körperliche Potenzial optimal zu nutzen und für die Bewältigung der vielfältigen Lebensaufgaben einzusetzen.

KAPITEL 3

Die Chakra-Psychologie

Hinter jeder Psychologie steht eine Philosophie, also eine grundsätzliche Erkenntnis, wie – aus der Sicht der Philosophie – die Welt und das Leben funktionieren. Darin eingeschlossen sind auch die Vorstellungen, wie die Welt entstanden sein könnte, was der Sinn des Lebens ist, oder die ethischen Aspekte, die das Leben und das Zusammenleben in einer Gesellschaft mitbestimmen.

Chakren sind Brücken zwischen Geist und Körper

Die »Chakrapsychologie« basiert einerseits auf der Philosophie des Tantra, dessen Kosmologie und dessen grundsätzlichen Stellenwert wir ja bereits beschrieben haben, und andererseits auf der Yogaphilosophie. Dabei handelt es sich – als Weiterführung der ayurvedischen Psychologie – um eine Psychologie, die das dynamisch-hochkomplexe Geschehen bei einem Menschen in ihre Überlegungen miteinbezieht. Dynamisch-hochkomplex ist das begeisternde, sich dauernd verändernde, vielfach rückgekoppelte geistig-körperliche Zusammenspiel zwischen den feinstofflichen und den grobstofflichen Aspekten eines Lebewesens. Hierbei spielen die Chakren eine entscheidende Rolle, da sie den feinstofflichen Energiefluss steuern und so Geist und Körper energetisch versorgen. So stellen sie quasi die Brücke zwischen Psychologie und dem grobstofflichen Körper mit den Körperfunktionen dar. Chakren werden sowohl im tantrischen Hinduismus als auch im tantrisch-buddhistischen Vajrayana, einer eher mystischen Form des Buddhismus, der im Tibet seine Wurzeln hat, und in der yogischen Philosophie als wichtige energiesteuernde Zentren beschrieben. Sehr interessant ist im Übrigen die Feststellung, dass auch ganz andere Kulturen, wie beispielsweise die Inka oder nordamerikanische Ureinwohner, völlig losgelöst vom Tantra, von Energierädern und Energiezentren reden, die den Chakren überraschend ähnlich sind.

Die spirituell-phänomenologische Sicht

Wir gehen also von einer dynamisch-interaktiven Sicht der Lebewesen aus. Alles in einem Organismus ist mit allem in gegenseitiger Abhängigkeit (Interdependenz) und gegenseitiger Einwirkung (Interaktion) verbunden. Etwas weiter gefasst, eben aus tantrischer Sicht, sehen wir auch den Kosmos, einen Staat, einen Staatenverbund, die Familie, ein Unternehmen, ein Team etc. als Organismus, in welchem alles mit allem verbunden ist. Die Unterteilung eines Organismus in seine Teile, z. B. »Geist – Körper«, »Ana-

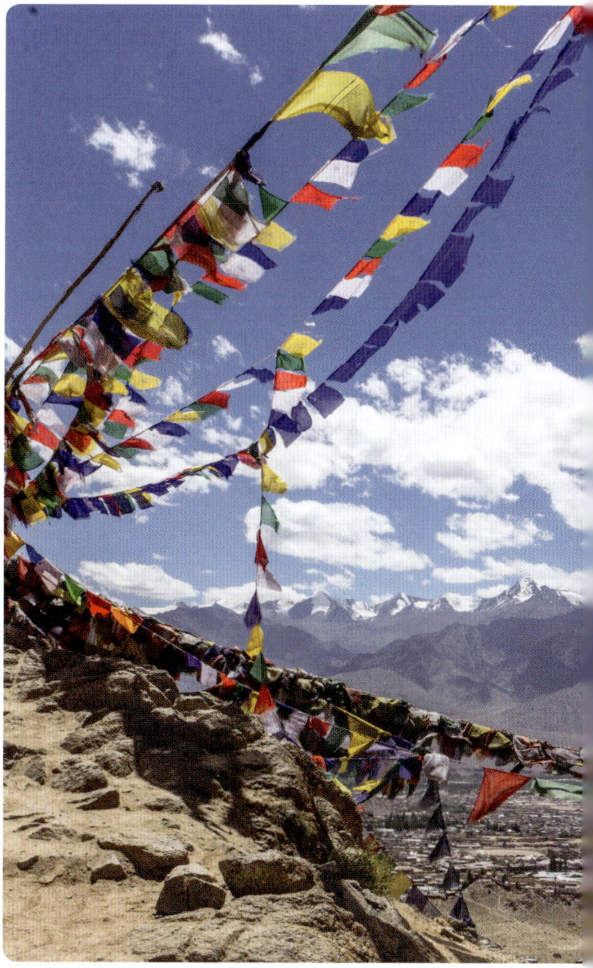

Alles ist in gegenseitiger Abhängigkeit (Interdependenz).

tomie – Physiologie« oder »Schweiz – Europa«, ist vereinfachend, macht vieles besser verständlich, entspricht jedoch nicht der Wirklichkeit. Denn da sind mannigfache Einwirkungen, Rückkoppelungen und damit Abhängigkeiten. Die Aufteilung in abgegrenzte Objekte geht vielleicht noch bei mechanischen Systemen (z. B. einem Mountainbike). Wenn dann aber nur schon einfachste Elektronik mit Rückkoppelungen ins Spiel kommt, wie beispielsweise bei den heutigen Autos, muss bereits eine ganzheitlich-vernetzte Sicht des Zusammenspiels eingenommen werden.

Bei lebenden Systemen wird das Ganze noch interessanter und anspruchsvoller. Hier sind u. E. lineare Ursache-Wirkungs-Erklärungen so fehl am Platz wie der Pingpong-Schläger beim Tennisspielen. Vielmehr müssen wir eine spirituell-phänomenologische Sicht einnehmen, bei der wir Phänomene, Ereignisse oder Reaktionen wahrnehmen, darüber staunen, sie ernst nehmen, auch wenn es dafür keine logisch-wissenschaftliche Erklärung gibt. Das Spirituelle daran ist, dass wir das Phänomen als solches ernst nehmen, genau anschauen und es als Teil der Wirklichkeit verstehen.

Was ist der Geist?

Mit der Chakrapsychologie wollen wir dieser komplexen Wirklichkeit näherkommen. Sie bezieht somit selbstverständlich immer Geist und Körper in ihrem dynamisch-hochkomplexen Zusammenspiel mit ein, um dem Anspruch der »Wirklichkeit« gerecht zu werden.

Wenn wir von »Geist« sprechen, meinen wir in der yogisch-ayurvedischen Psychologie den inneren, mittleren und äußeren Geist, den wir insgesamt als Psyche bezeichnen (s. Crittin, J.-P.: Ayurvedische Psychologie, Windpferd Verlag 2010), welche die – aus vedischer Sicht – passive, unveränderbare göttliche Seele ummantelt.

Der »innere Geist« umfasst die tiefe Schicht des *chitta*, des aktiven, sich ständig in Bewegung befindlichen Tummelfelds unserer bewussten und unbewussten Erfahrungen und Erinnerungen, die letztlich unsere Prägung ausmachen. Im entspannten Zustand ist die *chitta*bewegung nur schwach. Im angespannten, unruhigen Zustand dagegen läuft sie auf Hochtouren. Wir erleben das, wenn andauernd Gedanken in unser Bewusstsein auf-

ploppen oder wenn wir das Gedankenkreisen nicht abstellen können.
Der »mittlere Geist«, die sogenannte *buddhi*, ist das geistige Feld unserer Intuition, welche im engen Kontakt mit einer übergeordneten Intelligenz steht, die uns genau sagt, was unser Wachstum unterstützt und was nicht. Die *buddhi* ist die Instanz eines klaren Geistes, welche uns hilft, zwischen dem, was uns guttut, und dem, was einfach unsere Lust befriedigt, zu unterscheiden. Dies ermöglicht uns, gesunde, wachstumsfördernde Entscheidungen zu treffen.
Im »äußeren Geist« finden wir einerseits unser Ego, welches dafür sorgt, dass es uns lust- und angstmäßig möglichst gut geht. Von hier aus wird die Suche nach Lustbefriedigung und die Vermeidung von angstmachenden Gegebenheiten gesteuert. Andererseits liegt im äußeren Geist auch *manas*, welches unsere intellektuellen Fähigkeiten einerseits und unsere Gefühlswelt andererseits umfasst. Die ayurvedisch-psychologische Bera-

In der ayurvedisch-psychologischen Beratung ist alles mit allem verbunden.

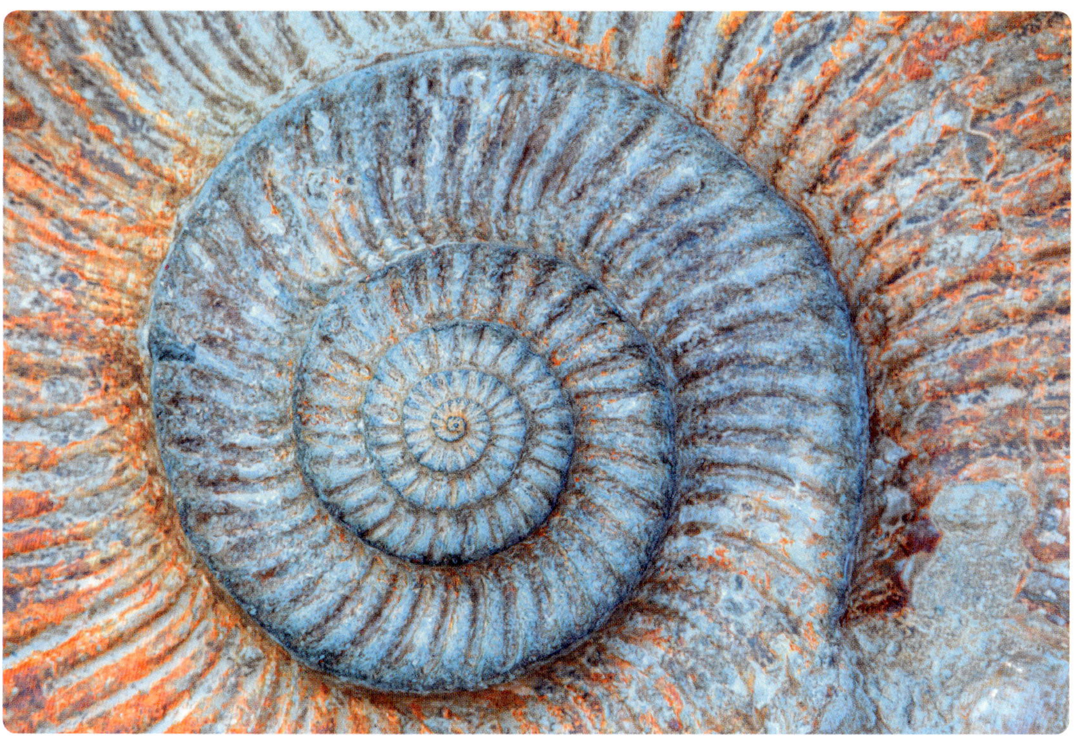

tung und Therapie behandelt diese Schichten und das, was zwischen diesen abläuft.
Mit der Chakrapsychologie konkretisieren und ergänzen wir die ayurvedische Psychologie, indem wir uns mit dem befassen, was die geistigen, aber auch die körperlichen Prozesse feinstofflich-energetisch versorgt. Damit erzielen wir in diesem dynamisch-hochkomplexen Zusammenspiel eine qualitative Wirkung, die das gesunde Potenzial zur Wirkung bringt.

Die Entwicklung des Menschen aus Chakrasicht

Wenn die *kundalini*, die bewegliche, weibliche Kraft, durch die sieben Chakren hindurch aufsteigen kann, stellt dies die stufenweise Entwicklung

Die frühe Kindheit bis etwa zum 6. Lebensjahr ist die Resonanzzeit des ersten Chakras.

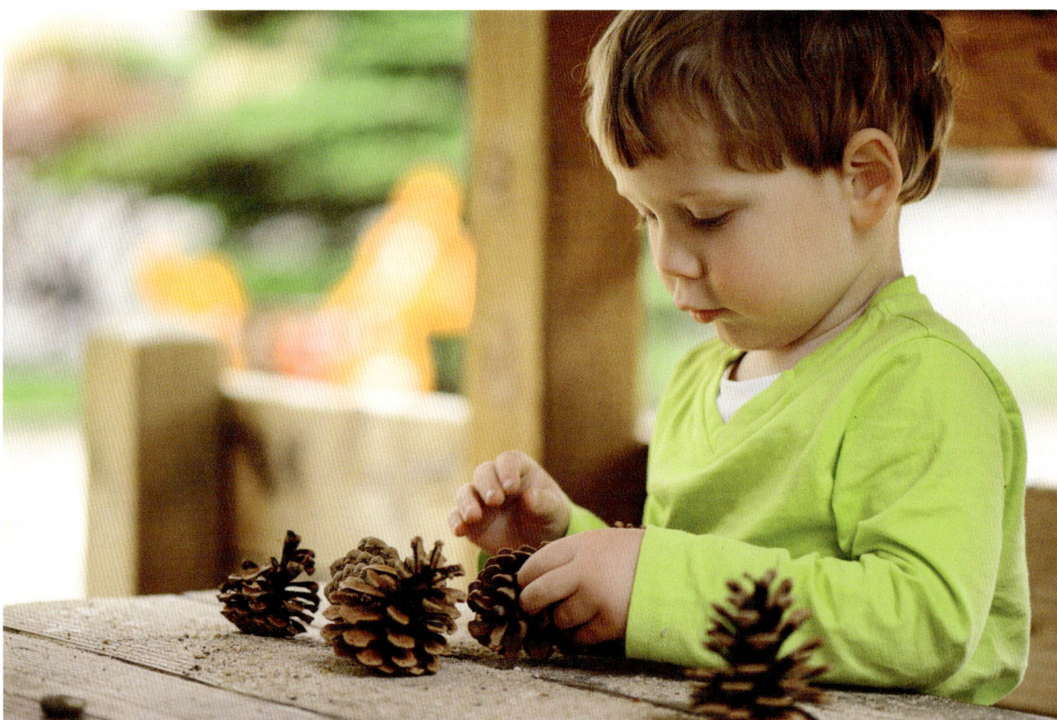

vom grobstofflichen, physischen Bewusstsein zum spirituellen, kosmischen Einheitsbewusstsein dar. Daraus ergibt sich eine entwicklungspsychologische Erkenntnis. Von Anbeginn einer menschlichen Existenz, also vom Fötus-Stadium an, bis zum Tod durchläuft der Mensch, entsprechend der Entwicklung der Chakren, in stufenweisen Abschnitten die sieben Entwicklungsstadien. Es handelt sich dabei um Schritte, die im Durchschnitt jeweils etwa sieben Jahre dauern. Wir sprechen hier von der »Resonanzzeit« (s. Seite 69). Selbstverständlich sind diese sieben Jahre als Richtwert anzuschauen, denn wir wissen um das individuelle Entwicklungstempo eines Individuums und wir wissen auch um entwicklungsverzögernde oder entwicklungsbeschleunigende Einflüsse. Hinzu kommen noch individuelle Aspekte der Lebensgestaltung, wie beispielsweise die Entscheidung eines jungen Menschen, aus den gesellschaftlichen Erwartungen und Normen auszusteigen, die Schule zu verlassen und ein Künstlerleben zu führen. Trotzdem ist es interessant, diese Sieben-Jahres-Theorie als grundsätzliche Erkenntnisbasis zu nehmen.

Der erste Entwicklungszyklus

Geht es in den ersten Monaten und Jahren, ab der Zeugung, in erster Linie um die Entwicklung des grobstofflichen Körpers, der koordinativen Fähigkeiten und der Geschicklichkeit, folgen darauf die Jahre der Ablösung, der Erweiterung des Lebensraums und der Entwicklung der außerfamiliären Beziehungen. Im weiteren Verlauf der menschlichen Entwicklung kommt dann die feurige Zeit der Pubertät, des Experimentierens, in der ein Jugendlicher auch lernt, Entscheidungen zu fällen und sich durchzusetzen. Im vierten Entwicklungsstadium folgt in der Regel die Zeit der festeren beziehungsmäßigen, emotionalen Bindungen, bis dann auch die Zeit der bewussten räumlichen Lebensgestaltung folgt. Hier geht es darum, seinen Platz im Berufsleben, in der eigenen Familie und in der Gesellschaft zu finden und zu festigen. Im sechsten Stadium kommt die Zeit der Erkenntnisse, der geistigen Entwicklung, die über die streng intellektuelle, logisch-analytische Entwicklung hinausgeht. Auf der Basis von langjährigen Erfahrungen kann in dieser Zeit auch ein differenzierter Zugang zur Intuition gefunden werden. Im siebten Entwicklungsschritt kann die Einsicht gewonnen werden, dass nicht alles selbst machbar ist, dass wir nicht grenzenlos frei sind, sondern ein Teil des Ganzen, in dem nicht alles erklärbar ist. Je nach persönlicher Philosophie oder Religion erkennen wir in dieser Phase, dass Dinge möglicherweise gottgegeben oder schicksalhaft bedingt sind.

Der zweite Entwicklungszyklus

Nach der chakrapsychologischen Theorie ist also die primäre Entwicklung des Menschen etwa mit 50 Lebensjahren abgeschlossen. Dann fängt die sekundäre Entwicklung nach demselben Muster in einer höheren Stufe an. Es kommt die Zeit einer eher wieder grobstofflichen Erneuerung. Bei der Frau feststellbarer als beim Mann – die Wechseljahre. Bei einigen Männern geschieht dies nicht selten durch einen Hang zu materiellem Luxus oder in Form von manchmal etwas grotesk anmutendem Körper- und Leistungskult. Gegen sechzig fängt das allmähliche Loslassen und Verändern, das Man-selbst-sein-Dürfen an. Später folgt mit dem Abschluss der beruflichen Verpflichtungen oft eine Neuorientierung. Weiter möchte ich diese entwicklungspsychologischen Überlegungen nicht ausführen, da sich mit zunehmendem Alter noch größere Verschiebungen ergeben können als schon in der primären Entwicklung. Zudem ist nicht gesagt, dass jeder Mensch die ganze Entwicklung auch wirklich durchmacht und nicht möglicherweise schon in der »ersten Runde« irgendwo stecken bleibt.

Der Sieben-Jahres-Zyklus

Die Resonanzzeit der Chakren von sieben Jahren ist keinesfalls aus der Luft gegriffen, sondern ergibt sich aus der Interaktion zwischen den Chakren. Dies bedeutet, dass in der Resonanzzeit eines Chakras der Reihe nach alle Chakren ungefähr für ein Jahr sekundär mit hineinspielen. So beginnt ab der fötalen Existenz die Resonanzzeit des ersten Chakras mit dem Element Erde. Im ersten Jahr (zuerst intrauterin und dann noch ein

Chakrapsychologische Erkenntnisse der Entwicklung

Alter	Chakra	»Element«*	Charakteristik	Resonanzthema
Zeugung bis ca. 6-jährig	Wurzel-Chakra (*Muladhara*-Chakra)	Erde	Grobstoffliche Entwicklung; Differenzierung; Koordination	Selbstvertrauen
ab 6- bis ca. 13-jährig	Sacral-Chakra (*Svadhisthana*-Chakra)	Wasser	Entdeckung der Welt außerhalb der Familie	Selbstbewusstsein
ab 13- bis ca. 20-jährig	Solarplexus-Chakra (*Manipura*-Chakra)	Feuer	Pubertät	Selbstsicherheit
ab 20- bis ca. 27-jährig	Herz-Chakra (*Anahata*-Chakra)	Luft	Berufung; Herzensbeziehungen	Selbstliebe
ab 27- bis ca. 34-jährig	Hals-Chakra (*Vishuddha*-Chakra)	Raum	Platz in der Gesellschaft, im Beruf; Privatleben schaffen	Selbstwertgefühl
ab 35- bis ca. 41-jährig	Stirn-Chakra (*Ajna*-Chakra)	»Geist«	Kompetenzerweiterung; Erfahrung; Intuition	Selbstbefreiung
ab 42- bis ca. 48-jährig	Kronen-Chakra (*Sahasrara*-Chakra)	»Universum«	Einsicht, Erkenntnis der Interdependenz (gegenseitige Verbundenheit und Abhängigkeit)	Selbstauflösung

** Der Überbegriff »Element« ist in dieser Aufstellung in Anführungszeichen geschrieben, da Geist und Universum nicht eigentlich als Element gelten. Wir ergänzen mit ihnen die fünf Elemente des Ayurveda, da sie aus tantrischer Sicht, im Zusammenhang mit den Chakren, für die obersten zwei Chakren den Stellenwert der Elemente übernehmen.*

paar Monate außerhalb des Mutterbauches) erfolgt die Entwicklung des primären Elementes Erde in Kombination mit dem Sekundärelement Erde, im zweiten Jahr in Kombination mit dem Sekundärelement Wasser, im dritten Jahr in Kombination mit dem Sekundärelement Feuer und so weiter, bis im siebten Jahr die Kombination Erde-Universum erreicht wird. Ab dem achten Jahr bildet für die nächstfolgenden sieben Jahre Wasser das Primärelement, welches in einer ersten Phase mit Erde, dann mit Wasser usw. kombiniert wird.

Wir verzichten an dieser Stelle darauf, alle Kombinationen durchzudenken, was durchaus interessant wäre, aber letztlich im Detail für unser Thema nur von zweitrangiger Bedeutung ist. Stellvertretend wollen wir aber zwei Kombinationen ausführen, um zu zeigen, dass diese Verbindungen schon eine gewisse Relevanz haben.

Beispiele

- *Bei der vorgeburtlichen Entwicklung haben wir die Konstellation Erde als Primärelement sowie Erde als Sekundäreinfluss: Hier geht es primär darum, dass sich die grobstofflichen Zellen teilen und ausdifferenzieren, dass der Organismus gebildet und der Mensch langsam, aber sicher überlebensfähig wird. In einer zweiten Phase, der Erde-Wasser-Zeit (ab ca. dem dritten Monat nach der Geburt bis 1,3 Jahre), kommt die fließende Entwicklung vom höchst abhängigen Dasein mit relativ unkoordinierten Bewegungen vom Krabbeln über das Stehen bis hin zu den ersten, unsicheren Schrittchen. Sichtbar begleitet ist dieses Stadium oft auch von wässerigen Erscheinungen, wie auffälligem Speichel- und Nasenschleimfluss. Anders gesagt: Allmählich kommt Bewegung ins Dasein. Wasser ist das erste Element der Bewegung.*
- *Mit ca. 15 Jahren kommt der Mensch zur Resonanzzeit »Feuer & Wasser«: Das ist die explosive Mischung, die entsteht, wenn wir in ein loderndes Feuer plötzlich ein wenig Wasser geben. Es zischt und das Wasser verpufft. Hier erkennen wir doch das, was bei vielen Jugendlichen in der Pubertät – mehr oder weniger auffällig – geschieht: Sie rebellieren, brausen auf, setzen sich mit viel Feuer durch oder es brodelt in ihrem Inneren.*

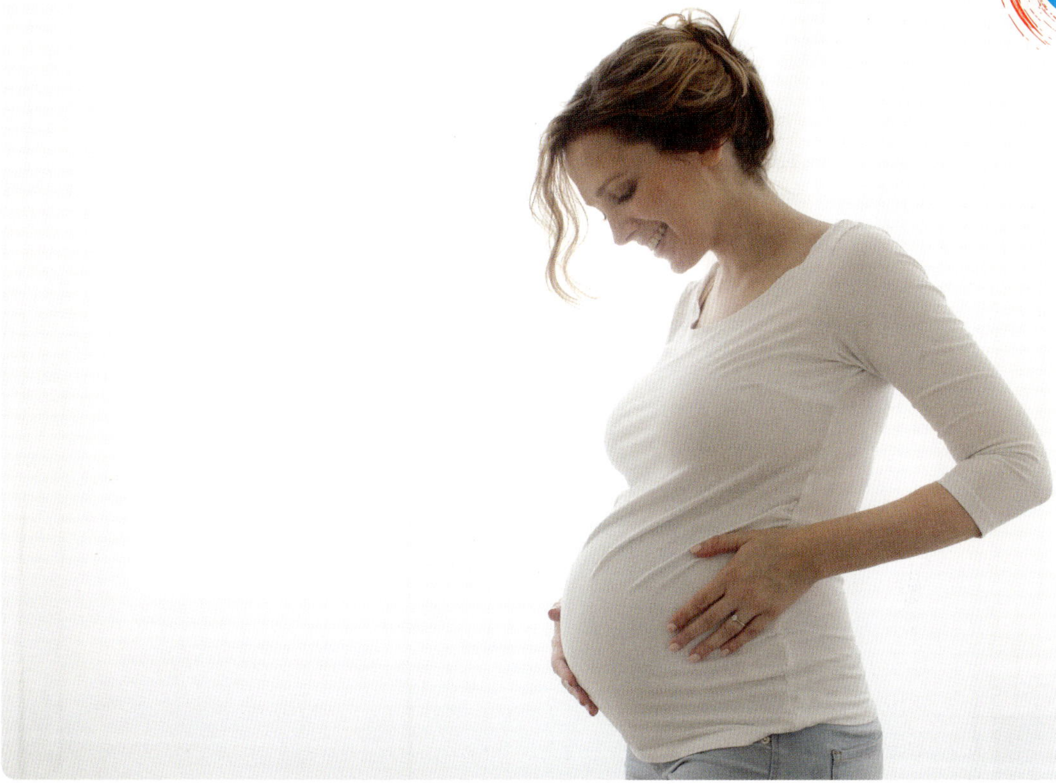

Die Entwicklung der Chakren beginnt schon im Mutterbauch.

Die Resonanzzeit der Chakren

Wir nehmen an, dass die Chakren anlagemäßig schon sehr früh, nämlich bereits intrauterin, also vorgeburtlich, angelegt sind und bereits auf niedrigem Energieniveau funktionieren. Ich gehe davon aus, dass die Chakren der Mutter mit denen des ungeborenen Kindes interagieren.
Aus verschiedenen Quellen kennen wir die sogenannte Resonanzzeit eines Chakras. Wie wir bereits ausgeführt haben, nehmen wir an, dass in gewissen Lebensphasen, die ungefähr sieben Jahre dauern, bestimmte Chakren ihre Konstitution entwickeln. In dieser Resonanzzeit spricht jeweils ein Chakra besonders leicht auf bestimmte Reize, sprich für das Alter sensible oder wichtige Themen, an. Verlaufen diese Themen reibungslos, den Bedürfnissen eines Menschen entsprechend und angstfrei, entwickelt das betreffende Chakra eine stabile Konstitution. Im Gegensatz dazu wird die

Konstitution eines Chakras labil und brüchig, wenn im entsprechenden Themenbereich viele Enttäuschungen, negative Erlebnisse, Bedrohungen, gar Traumata erlebt werden oder eine Resonanzzeit-thematische Reizunter- oder -überversorgung stattgefunden hat.

> ***Beispiel***
> *Ein Kleinkind erlebt eine »Overprotection«, eine überbehütete Kleinkindheit (Reiz-Überversorgung). Alles läuft nach den scheinbaren oder tatsächlichen Bedürfnissen des Kindes. Es wird maximal umsorgt und sämtliche Hindernisse und Gefahren werden dem Kind aus dem Weg geräumt. Dies könnte zwar auf den ersten Blick zu einer stabilen Chakrakonstitution des ersten Chakras beitragen. Auf den zweiten Blick fragen wir uns: Kann so ein Kleinkind wirklich Selbstvertrauen entwickeln? Kann es sich auch als unabhängiges Individuum wahrnehmen? Lernt es auch, selbständig zu werden, selbst zu unterscheiden, was es möchte, und lernt es zu entscheiden?*
> *Was sicher gut gemeint ist, kann eben auch zu viel des Guten sein und dadurch zu einer labilen Chakrakonstitution führen.*

Zur Resonanzzeit der Chakren gibt es eine einleuchtende Analogie: In der Logopädie, bei welcher man sich u. a. mit der Entwicklung der Sprache beschäftigt, nimmt man an, dass jedes Kind ein sogenanntes »Sprachfenster« hat, innerhalb dessen es mühelos die Familiensprache (L1 = sog. Muttersprache) und – bei einer normalen Begabung – gleichzeitig durchaus auch eine zweite Sprache erwerben kann, die fortan zum sprachlichen (auch grammatikalisch richtigen) Grundschatz des Menschen gehört. Dieses Sprachfenster ist etwa bis zum 5. Lebensjahr weit geöffnet, und die Sprache fließt dabei automatisch ins Kind ein. Alles, was an Sprache bis zu diesem Zeitpunkt nicht eingeflossen ist, muss das Kind – und später der erwachsene Mensch – mit deutlich höherem Aufwand nachholen und lernen. Die später gelernte Sprache wird jedoch kaum je zu einer so mühelosen und automatisierten Sprache wie die in den ersten 4 bis 5 Jahren erworbene Sprache. Das kennen wir ja alle beim Erlernen einer Fremdsprache und für aufmerksame Hörer wird, auch nach jahrelangem Leben in einer anderen Sprachregion, fast immer eine familiensprachliche Eigenheit feststellbar sein.

Die Grundkonstitution der Chakren

Genauso sehen wir das mit der Resonanzzeit der Chakren, in der sich die Grundkonstitution entwickelt. Alles, was sich in dieser Zeit an thematisch Relevantem ereignet hat, trägt zur Chakrakonstitution bei. Konstruktive, positiv erlebte, Chakren-spezifische Ereignisse stärken die Verfassung des Chakras, negative, frustrierende oder gar traumatisierende Erlebnisse schwächen sie. Je nach der Konstitution eines Chakras reagiert der betreffende Mensch im späteren Leben auf entsprechende Themen empfindlich, blockierend, übertreibend oder eben eher gelassen. Und da wären wir wieder bei den sogenannten Lebensthemen.

Alles, was sich in bestimmten Lebensphasen an thematisch Relevantem ereignet, prägt das entsprechende Chakra.

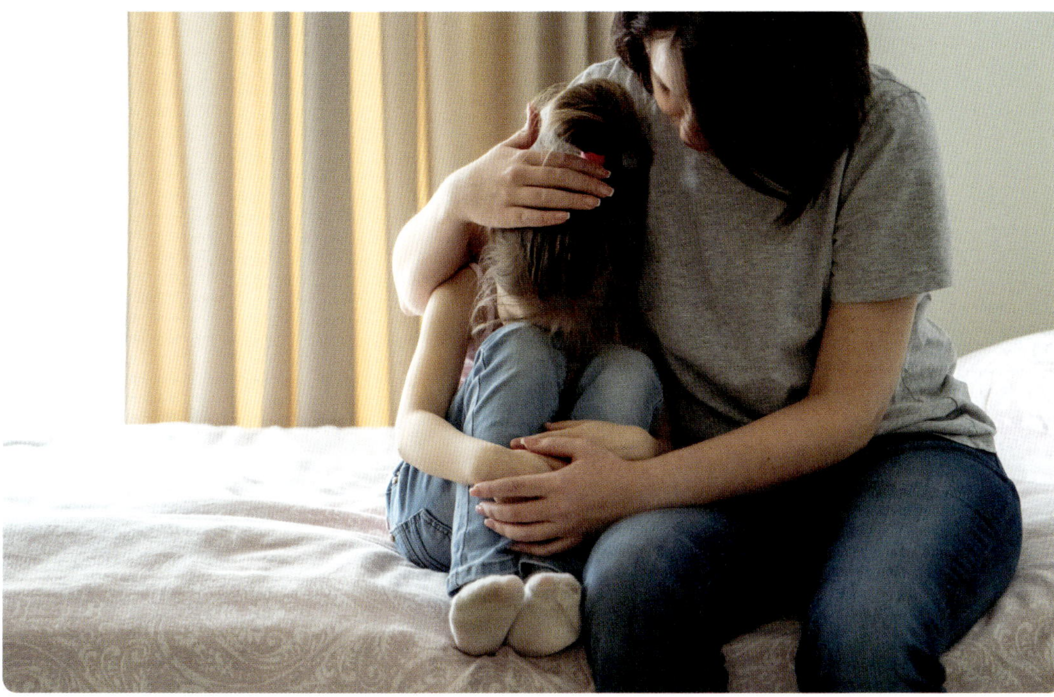

Die Chakra-Konstitution und die Lebensfragen

In jeder der sieben Lebensphasen nimmt ein Thema, das Resonanzthema, einen besonderen Stellenwert ein. In so einer Lebensphase erlebt der Mensch einen Themenbereich besonders intensiv. Hier reagiert er – wie wir bereits gesehen haben – besonders sensibel auf bestimmte Reize, die mit dem entsprechenden Resonanzthema in Verbindung sind. Themenbezogene Erlebnisse hinterlassen hier besonders tiefe Spuren, die insgesamt zur Chakrakonstitution beitragen. Diesbezügliche Erfolgserlebnisse, positive, freudige Ereignisse stärken das entsprechende Chakra, während Enttäuschungen, unerfüllte Erwartungen, Angsterlebnisse oder gar Traumata das besagte Chakra schwächen.

Beispiel

Dem vierten Chakra, dem Herz-Chakra, schreiben wir die Selbstliebe als Resonanzthema zu. Selbstliebe ist letztlich die Basis dafür, dass ich auch Liebe geben kann. Im Alter zwischen ca. 20 und ca. 27 Jahren werden wir stark beeinflusst von Herzensbeziehungen zu anderen Menschen, Tieren und Pflanzen. Erleben wir in dieser Zeit, dass wir geliebt werden, weil wir so sind, wie wir sind, unabhängig von einer Leistung oder einem gewünschten Verhalten, können wir lernen, uns als Mensch gern zu haben, ohne dafür immer wieder auch Leistungen erbringen zu müssen. Wir lernen, uns nicht aufgrund von Reaktionen von außen oder aufgrund von besonderen Leistungen zu lieben, sondern – in bescheidener, unüberheblicher Weise – aus uns selbst heraus, als einmalige, wunderbare Wesen mit einem göttlichen Kern. Auf diese Weise entwickeln wir eine starke Konstitution im vierten Chakra. Werden wir jedoch in dieser Zeit in Herzensangelegenheiten immer wieder enttäuscht, leidet letztlich die Konstitution des vierten Chakras. Liebe und Selbstliebe werden so zu einem anfälligen Lebensthema.

Weitere konkrete Ausführungen zum Resonanzthema findest du im Buch in den jeweiligen Kapiteln über die Lebensfragen.

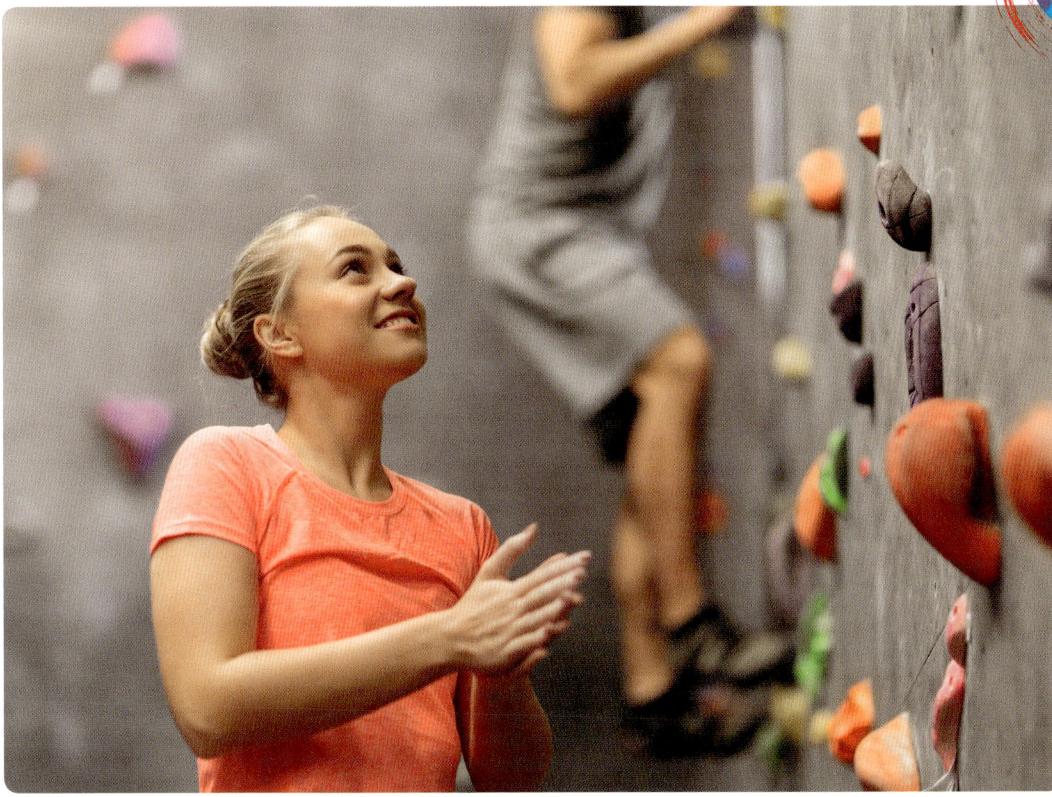

Erfolgserlebnisse stärken die Chakrakonstitution.

Die Dynamik der Chakren

Wenn nun ein Mensch in einem der Chakren über eine starke Konstitution verfügt, bedeutet dies, dass er das entsprechende Lebensthema und die damit verbundenen Lebensfragen grundsätzlich als unproblematisch erlebt und dass er in diesen Fragen auch auf sein vorhandenes Potenzial zugreifen kann. Mit einem starken Chakra ist man entsprechend lernbereit, lernfähig und so im natürlichen Wachstum, bei dem sich das themenspezifische Potenzial erweitert. Ist jedoch die Chakrakonstitution geschwächt, stolpert er in seinem Leben immer wieder über dieselben Hürden. Es scheint, als wäre er irgendwie – trotz mehrfacher Erfahrung – lernunfähig.

Dies hat damit zu tun, dass sich Chakren mit einer schwachen Konstitution beim Auftauchen entsprechender Lebensfragen tendenziell verschließen, um sich quasi zu schützen. Damit schränken sie jedoch die Energiezufuhr an den Geist und den Körper ein, was bedeutet, dass der Mensch kaum in der Lage ist, entsprechend seinem Potenzial zu reagieren. Normalerweise gehorcht er in diesen Fällen unbewusst einem persönlichen Muster. Er schaltet auf den undifferenzierten Automatismus einer immer gleichen Reaktion um und wird so den speziellen Anforderungen einer Situation nicht gerecht. Eine starke Chakra-Konstitution ermöglicht es einem Menschen, auch in anspruchsvollen, schwierigen Situationen adäquat, seinem Leistungspotenzial entsprechend, zu reagieren. Selbst wenn ein Chakra sich in einer bedrohlichen Situation vorerst einmal verschließt, ist das bei einer guten Chakra-Konstitution meist nur kurzfristig und schon sehr bald kann wieder eine angemessene Reaktion stattfinden.

Die Lebensthemen

Im Grunde genommen hat jeder Mensch sieben Themen, denen er im Leben bei unterschiedlichsten Gegebenheiten immer wieder begegnet. Die damit verbundenen Fragen müssen in jeder Situation wieder neu beantwortet und die entsprechenden Aufgaben gelöst werden. Je nachdem, wie ich eine Frage beantworte und die Aufgabe löse, kann ich in einen inneren Frieden oder eine innere Spannung oder eben in den Unfrieden kommen.

> ***Beispiel***
> *Die Grundfrage »Soll ich bleiben oder gehen?« stellt sich in fast allen Lebenslagen, also beispielsweise auch beim banalen Kinobesuch: Ich schaue mir den Anfang eines Films an und bleibe selbstverständlich sitzen, weil mich der Film packt. Ich habe entschieden zu bleiben. Die Frage ist für diese Situation – unbewusst – gelöst und lässt mich in Frieden. Gefällt mir der Film, kann ich am Schluss sagen: »Es hat sich gelohnt.« Ich gehe zufrieden nach Hause.*
> *Muss ich am Ende des Films jedoch sagen: »Der Film war langweilig und uninteressant«, hat es sich nicht gelohnt zu bleiben. Meine Entscheidung, selbstverständlich zu bleiben, hat sich als Fehlentscheidung*

> *erwiesen, ich habe die »Aufgabe« nicht richtig gelöst, weshalb innerer Unfrieden entsteht. Ich habe einem inneren Muster gehorcht, das heißt: Man gibt nicht einfach auf!*
> *Es stellt sich allerdings die Frage, ob ich den inneren Frieden gefunden hätte, wenn ich entschieden hätte zu gehen. Möglicherweise hätte mich dann die Frage beschäftigt, ob die Entscheidung richtig war und wie der Film weitergegangen wäre.*

Stößt ein Mensch in seinem Leben immer wieder an ähnliche Grenzen, ist das ein Hinweis darauf, dass bei einem seiner Lebensthemen Entwicklungsbedarf besteht. Aus Chakrasicht scheint das entsprechende Chakra in seiner Konstitution unterentwickelt oder besonders anfällig zu sein. Hier kann gezielte Chakratherapie Entwicklungs- und Stabilisierungsarbeit leisten, sodass der betreffende Mensch sein Potenzial auch bei diesem Thema voll ausschöpfen und sich mit der Zeit souverän verhalten kann.

Die Unterscheidungsfähigkeit

Wenn ich in Situationen entscheiden muss, geschieht dies aufgrund von bewussten oder unbewussten, klaren, eindeutigen oder unklaren, diffusen Kriterien, mehr oder weniger spontan. Gerade persönliche Entscheidungen fallen sehr häufig nach dem sogenannten Lustprinzip, d. h. aufgrund der Überlegung, was gerade am einfachsten geht oder was mir im Moment am meisten Lust macht.
Oftmals wird dabei argumentiert, dass alles, was Lust macht, auch gesund sei. Dieser Vereinfachung widerspreche ich vehement, denn die klarsichtige Unterscheidung »was mir guttut« von dem, »was mir Lust macht«, kann dazu führen, dass wir Lebensfragen anders als gewohnt beantworten und damit unserem Leben eine wichtige Wende in Richtung persönlichem Wachstum geben. Hinter der Frage, was mir Lust macht, steht nicht selten die Angstvermeidung. Ich tue das, was mir am wenigsten Angst macht, denn Angst ist extrem lustfeindlich. In vielen Fällen macht mir das am wenigsten Angst, was ich kenne, und das spricht dafür, dass ich

die Lebensfragen zeitlebens nach dem gleichen Muster beantworte, auch wenn dies wenig erfolgreich ist. Häufig steht dahinter auch die feste Meinung, dass man sie gar nicht anders beantworten kann.

> ***Beispiel***
> *Ein Mann verliert seine Partnerin durch Tod oder Trennung. Sofort sucht er sich eine neue Partnerin, weil es ihm erstens Angst macht, allein zu sein, und weil er es zweitens in seinem Leben gar nicht anders kennt, als eine Partnerin zu haben.*

Der Weg des geringsten Widerstandes ist meist der lustvollere Weg als der Weg der Vernunft, was viele Menschen dazu verleitet, eben nach dem Lustprinzip zu entscheiden. Ob dies jedoch dem persönlichen Wachstum,

Ich unterscheide zwischen dem, was Lust macht, und dem, was gesund ist.

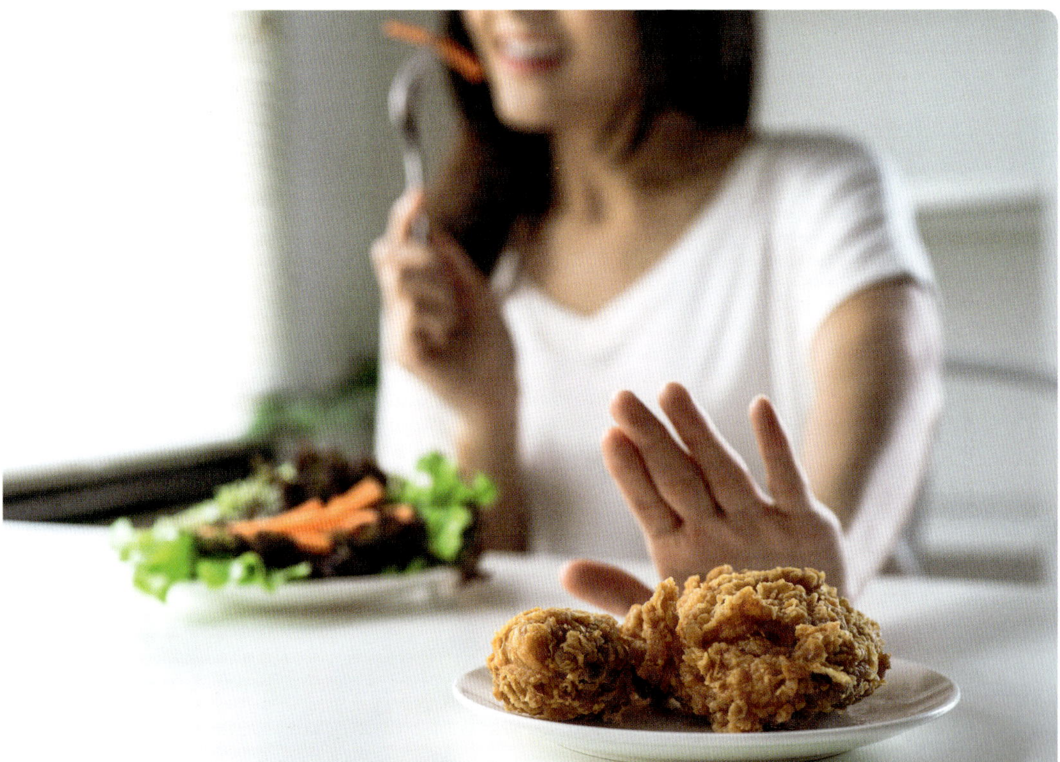

der Gesundheit und der persönlichen Entwicklung förderlich ist, muss in Frage gestellt werden.

Weichen stellen

Hinter dem Kriterium »was mir guttut« steht die zentrale Frage, ob das, was ich entscheide, für mich und mein Wachstum unterstützend ist. Je nachdem, wie ich jeweils in der Vergangenheit entschieden habe, muss ich aufgrund dieser Erkenntnis Weichen stellen und Lebensfragen künftig anders beantworten als gewohnt. Natürlich begebe ich mich dadurch auf Neuland, was mit Ungewissheit, Unsicherheit und Ängsten verbunden ist.

Gesund ist, was mein Wachstum unterstützt

Was »Lust macht« oder »guttut«, ist – wie wir bereits beschrieben haben – nicht dasselbe. Ein Bedürfnis oder die Lust zu befriedigen, führt in der Konsequenz zu kurzfristigem, entspannendem Wohlbefinden, jedoch nicht längerfristig. Lustbefriedigung baut momentane Spannung ab, löst das Problem im Moment und tut gut. Die Täuschung besteht jedoch in der unrealistischen Vorstellung, dass die Entspannung anhält, und ignoriert die Tatsache, dass sich nach der Lustbefriedigung die Spannung über kurz oder lang wieder aufbaut. Es hat sich nichts Grundsätzliches verändert und in der Regel hat kein Wachstum stattgefunden.

> ***Beispiel***
> *Diesen Teufelskreis kennt jeder Raucher, der mit einer Zigarette sein Bedürfnis nach Entspannung befriedigt und schon nach kurzer Zeit dieselbe Begierde wieder spürt. Durch seine Lustbefriedigung dreht er sich im ewigen Kreis von Anspannung und Entspannung, bewegt sich jedoch nicht vorwärts.*

Gut tut, was mein Wachstum fördert, was mich weiser und langfristig erfolgreich macht. Wachstum ist, wie wir bereits einmal erwähnt haben, im Plan der Natur. Das heißt, dass jedes Lebewesen wächst, solange es gesund ist. Das gilt auch im Umkehrschluss: Jedes Lebewesen ist gesund, solange es wächst. Unterstützen wir unser Wachstum durch bewusste, weise Entscheidungen, geht es uns gut. Entscheiden wir uns für die kurzfristige Lustbefriedigung, tun wir im besten Fall nichts für unser Wachstum, im ungünstigeren Fall hemmen oder blockieren wir es und widersprechen so dem Naturgesetz des lebenslangen Wachstums. Grundsätzlich wissen wir – wie übrigens alle Lebewesen – intuitiv genau, was uns guttäte. Die Frage ist nur, behalten wir den Überblick, nehmen wir die leise Stimme der Intuition wahr, nehmen wir sie ernst, obschon sie uns wahrscheinlich etwas vorschlägt, was möglicherweise nicht gerade lustvoll erscheint. Häufig rät uns die Intuition nicht den Weg des geringsten Widerstandes, sondern den anstrengenderen, wenig spektakulären Pfad. Ich will an dieser Stelle ausdrücklich betonen, dass ich weder lust- noch genussfeindlich bin. Einer Lust nachzugeben, das Leben und die göttlichen Erzeugnisse auf dieser Welt zu genießen, kann unglaublich wohltuend und auch erkenntnis- und damit wachstumsfördend sein, wenn es im richtigen Maß stattfindet und nicht von der Täuschung des ewigen, anhaltenden Glücks verschleiert ist.

Wachsen, überleben oder überschießen?

Flexible, offene Chakren erlauben mir, eine Situation unvoreingenommen, gelassen wahrzunehmen und intuitiv zu spüren, welche Reaktion angemessen, konstruktiv ist und mein persönliches Wachstum unterstützt. So kann ich den klaren Blick bewahren und die sieben Lebensfragen meinem Potenzial entsprechend erfolgsbezogen beantworten. Insbesondere lässt die flexible Offenheit der Chakren die Unterscheidungsfähigkeit zwischen dem, was Lust macht, und dem, was guttut, zu.

Verschließt sich ein Chakra, wird der Energiefluss blockiert oder eingeschränkt. Es kommt zum Energiestau, welcher Spannungen verursacht, die es mir nicht mehr erlauben, gelassen zu bleiben, differenziert wahrzunehmen und überlegt zu entscheiden. Das »System« schaltet auf die einfachste Überlebensreaktion: Kampf oder Flucht. Anders gesagt: Wir reagieren in diesem Zustand in den meisten Situationen unangemessen,

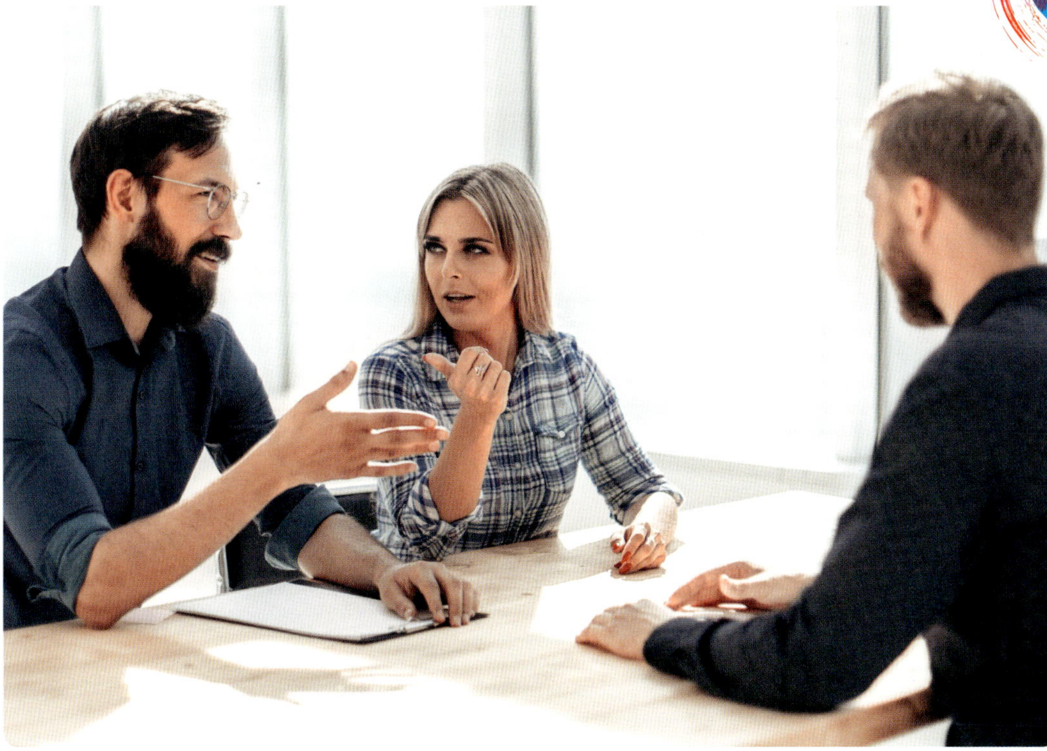

Mit offenen Chakren können wir konstruktiv sein.

oft übereilt, automatisiert, angstvermeidend oder lustbezogen.
Ist ein Chakra starr offen, versorgt es die dazugehörigen grob- und feinstofflichen Bereiche mit zu viel Energie. Unser grobstofflicher Körper wie auch unser Geist agieren übertrieben. Das Wort »agieren« drückt es aus: Verhalten und konkrete Handlungen sind überschießend, übersteigert oder vorsorglich, im Sinne von »nur keine Bedrohung entstehen zu lassen«. Etwas genauer beschreiben wir dies im nächsten Abschnitt.

Differenziertes, blockiertes oder übertriebenes Verhalten

Je nach der Chakra-Konstitution und der Dynamik der Chakren untereinander resultiert in einem dem jeweiligen Chakra zugeordneten Lebensthema differenziertes, blockiertes oder übertriebenes Verhalten.

Ist ein Chakra flexibel und grundsätzlich offen, kann die Situation entspannt, mit wachem Geist beurteilt und entsprechend der Situation angepasstes, differenziertes, entspanntes Verhalten abgeleitet werden.

Ist ein Chakra starr-verschlossen, laufen wir Gefahr, dass wir der Situation ausgeliefert sind. Die Situation bestimmt unser Denken und Verhalten. Wir handeln automatisiert, anstatt dass wir die Situation so bewältigen, wie es unseren Möglichkeiten entspricht.

Ist ein Chakra starr-geöffnet, resultiert übertriebenes, kompensatorisches Verhalten. Wir suchen mit allen Mitteln den Erfolg.

Beispiel

Ist das fünfte Chakra, das Hals-Chakra (Vishuddha-Chakra), flexibel und grundsätzlich offen, beteilige ich mich angemessen an einem Gespräch, indem ich mitteile, zuhöre, nachfrage und adäquat reagiere. Ich nehme mir meinen Raum und gebe aber auch meinem Gegenüber genügend Raum.

Ist jedoch dieses Chakra starr-verschlossen, halte ich mich möglicherweise zurück, gehe in die Defensive, werde zum »Opfer«, lasse mich zutexten und gehe anschließend frustriert aus dem Gespräch. Oder ich ergreife die Flucht nach vorn und reagiere ähnlich wie beim starr-offenen Chakra, nur eher etwas konzeptlos, diffus und möglicherweise verzweifelt.

Ist das Hals-Chakra starr-geöffnet, agiere ich übertrieben, laut und unnatürlich, um zum Mittelpunkt der Situation zu werden. Ich beanspruche, ohne es zu bemerken, den ganzen Raum für mich, versuche in jeder Minute des Gesprächs die Aufmerksamkeit auf mich zu lenken, mich beliebt zu machen, Komplimente zu erhaschen oder mich als leidendes Opfer darzustellen, damit der Andere Mitleid bekommt, mich tröstet, um mein Selbstwertgefühl aufzubessern.

Zusammenfassung

Chakren spielen eine entscheidende Rolle im Verhalten eines Menschen, indem sie den feinstofflichen Energiefluss steuern und so das dynamisch-hochkomplexe Zusammenspiel zwischen Geist und Körper energetisch versorgen.

Die grundsätzliche Konstitution eines Chakras entwickelt sich im Verlaufe eines Lebens nach bestimmten Regeln. Wir sprechen von »Resonanzzeiten«, in denen entwicklungsrelevante Lebensereignisse zu einer stärkeren oder schwächeren Chakrakonstitution führen. Beim späteren Auftauchen entsprechender Lebensfragen reagieren Chakren, je nach ihrer Konstitution, mehr oder weniger sensibel, was sich letztlich dahingehend auswirkt, ob ein Mensch entsprechend seinen wirklichen Möglichkeiten oder mit alt-eingespielten Mustern und Automatismen reagiert, die jedoch oft nicht wirklich situationsangemessen sind.

Im Grunde genommen hat jeder Mensch sieben Themen, denen er in seinem Leben bei unterschiedlichsten Gegebenheiten immer wieder begegnet. Die damit verbundenen Fragen müssen in jeder Situation wieder neu beantwortet und die entsprechenden Aufgaben gelöst werden. Je nachdem, wie erfolgreich das Resultat ausfällt, kann bei der Person innerer Frieden oder innere Spannung auftreten.

Gut funktionierende Chakren erlauben mir, eine Situation mit angemessenen, erfolgreichen Reaktionen zu bewältigen.

Stößt jemand in seinem Leben immer wieder an ähnliche Grenzen, ist das ein Hinweis darauf, dass bei einem seiner Lebensthemen und den damit verbundenen Chakren Entwicklungsbedarf besteht.

KAPITEL 4

Möglichkeiten zur **Chakren-Stärkung**

Es gibt zahlreiche Möglichkeiten, unsere Energiezentren ganz gezielt anzusprechen. Hier findest du eine Übersicht, was grundsätzlich möglich ist. Im folgenden Kapitel 5 (ab Seite 86) beschreiben wir dann die sieben Lebensfragen und die jeweils zugehörigen Chakren genau. Du findest dann am Ende jeder Lebensfrage vielfältige, einfache und praktische Möglichkeiten, wie du selbst deine Chakren stärken kannst, damit sie künftig auch in Drucksituationen stabiler und zuverlässiger funktionieren.

Die Chakra-Übungsmöglichkeiten

Energiearbeit Durch die kürzere oder längere, bewusste Konzentration auf ein bestimmtes Chakra und den zugehörigen Element- oder Energieaspekt kannst du dieses Chakra ganz einfach stärken.

Körperübung Aus dem Yoga oder auch aus anderen Körper- oder Bewegungslehren kennen wir Übungen, die ein Chakra aktivieren.

Mentale Arbeit Ich kann bewusst meinen Geist beobachten und feststellen, wie er denkt, bewertet und wohin er sich richtet. Wenn ich mir dessen bewusst werde, kann ich auch anfangen, ihn in eine Richtung zu lenken, die mir guttut, mich entspannt und meine Chakren aktiviert.

Willensäußerung Im Yoga und Ayurveda verwenden wir für eine selbstbeeinflussende Willensäußerung den Begriff *samkalpa*. *Samkalpas* sind Bekräftigungen eines Willens zur Veränderung. Sie sind nach folgenden Regeln formuliert:

- Ein positiv formulierter Satz für ein Verhalten oder eine Einstellung
- Kurz
- Bestimmt
- Gegenwartsform
- In der Muttersprache formuliert

> ***Beispiel***
> *»Ich übernehme Verantwortung und treffe Entscheidungen.«*

Ein *samkalpa* wirkt durch Wiederholungen. Wir sprechen von 42 Tagen ohne Unterbrechung (morgens und abends). *Samkalpas* bekommen auch durch eine innerliche Wiederholung in der Meditation eine gute Vertiefung.

Meditation Die tägliche Meditation von mindestens 5 Minuten, mit Konzentration auf ein Chakra, kann dieses wirkungsvoll aktivieren.

Atemübung Du kannst, am besten mit geschlossenen Augen, in der Vorstellung einige Atemzüge in ein bestimmtes Chakra lenken, um dieses zu aktivieren. Konzentriere dich dabei genau auf dieses eine Chakra.

Farbe Jedes der sieben Hauptchakren hat eine bestimmte Schwingungsfrequenz, welche der Frequenz einer Spektralfarbe entspricht. Wenn du also ein Chakra aktivieren willst, kannst du dich mit der entsprechenden Farbe umgeben, dich im Alltag bewusst auf diese Farbe konzentrieren oder dir die Farbe vor dem geistigen Auge vorstellen.

Töne Summen erzeugt Vibrationen. Wenn du in verschiedenen Tonhöhen summst, wandert die Vibration. Du kannst ausprobieren, welches Summen in deinem Zielchakra ankommt, und davon ausgehen, dass diese Schwingung dein Chakra aktiviert.

Düfte Düfte haben generell eine große Auswirkung auf unser Befinden und die Beurteilung von Situationen oder Menschen. »Ich kann jemanden nicht riechen …« oder »Der Duft der großen weiten Welt …« sagen viel darüber aus.
Jahrhundertealte Erfahrungen lassen uns vermuten, dass bestimmte Düfte auf unsere Chakren wirken. Wenn wir also diese bestimmten Düfte als Räucherung oder als Öl einsetzen, können wir die zugehörigen Chakren aktivieren.

Steine Weitere überlieferte Erfahrungen weisen darauf hin, dass Steine mit ihrer Kraft unsere Chakren aktivieren können. Indem wir also bestimmte Steine auf die Chakren auflegen, können wir die Chakren aktivieren.
Du kannst im Alltag einen entsprechenden Stein als Schmeichelstein mitnehmen, den du ab und zu in die Hand nimmst und seine Kraft bewusst spürst. Kleinere Steine trägst du als Schmuckstück direkt am Körper oder nimmst sie in einem Säcklein mit in den Alltag. Größere Steine kannst du in dem Raum aufstellen, wo du dich länger aufhältst.
Steine kannst du auch ins Trinkwasser legen, damit sich die Schwingungen auf das Wasser übertragen. So kannst du beim Wassertrinken deine Chakren aktivieren.

Naturerfahrung Du kannst dich im Freien auf bestimmte Wahrnehmungen konzentrieren, bestimmte Orte aufsuchen, wo du aufmerksam wahrnehmen und die Wahrnehmung bewusst auf ein Chakra wirken lassen kannst, um es zu aktivieren.

Nicht alle Aspekte sprechen jeden Menschen gleich an. Du kannst für dich die eine oder andere Methode wählen, ein paar Tage ausprobieren und dann feststellen, welche Wirkung du verspürst. Gib dir aber genug Zeit, ich würde empfehlen, zwei Wochen, denn die Methoden wirken nicht sofort. Im Falle der *samkalpas* sind es sogar sechs Wochen, 42 aufeinanderfolgende Tage, an denen du ohne Unterbrechung mit einem *samkalpa* arbeiten musst, damit die Wirkung spürbar wird. Dafür sind *samkalpas* auch sehr wirkungsvoll.
So hilfreich und wirksam diese Übungen sind, empfehle ich bei stärkeren Blockierungen oder bei anhaltenden geistigen oder körperlichen Symptomen eine Chakratherapie, bei körperlichen Symptomen sicher auch eine ärztliche Abklärung.

Beachte bei der Chakraarbeit

Neben der gezielten Arbeit mit einzelnen Chakren ist es auch hilfreich, das ganze Chakra-System zu harmonisieren und so zum inneren Frieden zu kommen. Dies tun wir, indem wir – mit welcher Methode auch immer – beim Wurzel-Chakra anfangen, durch alle Chakren hindurchgehen bis zum Kronen-Chakra und unbedingt von dort wieder eine Verbindung zum Wurzel-Chakra herstellen.
Diese Verbindung vom Kronen- zum Wurzel-Chakra ist enorm wichtig, da so der Energiekreis geschlossen wird und die Energie nicht im Kopf bleibt und Unheil anrichtet.

KAPITEL 5

Sieben Lebensfragen – sieben Chakren

Lebensthemen und die dazugehörigen Lebensfragen ergeben sich aus dem immer wiederkehrenden, manchmal alltäglichen Leben eines Menschen oder aus besonderen Herausforderungen heraus. Damit verbunden sind Entscheidungen, die man bewusst oder unbewusst, automatisiert oder überlegt treffen muss.

Situationen und Fragen

Taucht eine neue Situation auf, muss ich zuerst einmal entscheiden, ob ich handeln oder nicht handeln soll. Anschließend stellt sich die Frage der Gestaltung dieser Handlung oder Nicht-Handlung. Also beispielsweise, wenn ich einem Menschen begegne: Soll ich ihn grüßen oder nicht, und zweitens, soll ich ihn umarmen, ihm – je nach regionalen Gewohnheiten – zwei bis drei Wangenküsschen geben oder einfach ein Grußwort aussprechen. Hier stellt sich beispielsweise die Grundfrage nach Nähe und Distanz, nach dem Raum, den ich ihm gebe und den ich für mich nehme. Genau genommen besteht mein ganzes Dasein aus Herausforderungen und den damit verbundenen Fragen, die ich beantworten muss oder darf, um mein Leben zu gestalten.

Bewusst entscheiden und das Potenzial ausschöpfen

Je nachdem, wie wir jeweils diese Fragen beantworten, verläuft unser Leben reibungslos, erfolgreich und erfreulich oder mehr oder weniger problematisch. Je nachdem fühlen wir uns in bestimmten Situationen sicher oder unsicher, je nachdem können wir unser Potenzial umsetzen oder eben nicht und je nachdem nehmen uns die anderen Menschen unterschiedlich wahr.
Wenn ich also im eben geschilderten Beispiel grußlos an dem Menschen vorübergehe, melden sich bei mir möglicherweise hinterher Unsicherheit und ein schlechtes Gewissen, weil ich ihn doch hätte begrüßen sollen. Möglicherweise fühle ich mich aber bei meiner Lösung besser, weil ich mir meinen Raum genommen und keine Zeit verloren habe.
Wenn ich jedoch in wiederkehrenden Situationen immer wieder in gleicher Weise entscheide, nutze ich möglicherweise mein Potenzial zu wenig. Ich bringe nicht das, was ich eigentlich leisten könnte, sondern handle automatisiert, undifferenziert und immer nach demselben, meist unbewussten Muster. Den Menschen um mich herum, aber auch mir selbst bleiben meine wahren Fähigkeiten und letztlich mein wahres Selbst verborgen.

Die Flexibilität der Chakren

Ob jemand sich mehrheitlich oder tendenziell immer wieder ähnlich entscheidet, ob er oder sie die Lebensfragen bewusst und weise beantwortet oder ob durch eine bestimmte Lebensfrage Verunsicherung entsteht, ob jemand eine Antwort hinauszögert und wartet, bis andere für ihn entscheiden, hängt aus meiner Sicht weitgehend mit der Flexibilität der Chakren zusammen.
Im Folgenden bearbeiten wir die sieben grundsätzlichen Lebensfragen, mit dem Ziel, dass du möglicherweise herausfindest, wie es um deine Chakren steht, und dass du einfache Möglichkeiten siehst, wie du das, was in dir steckt, besser erkennen und nutzen kannst.

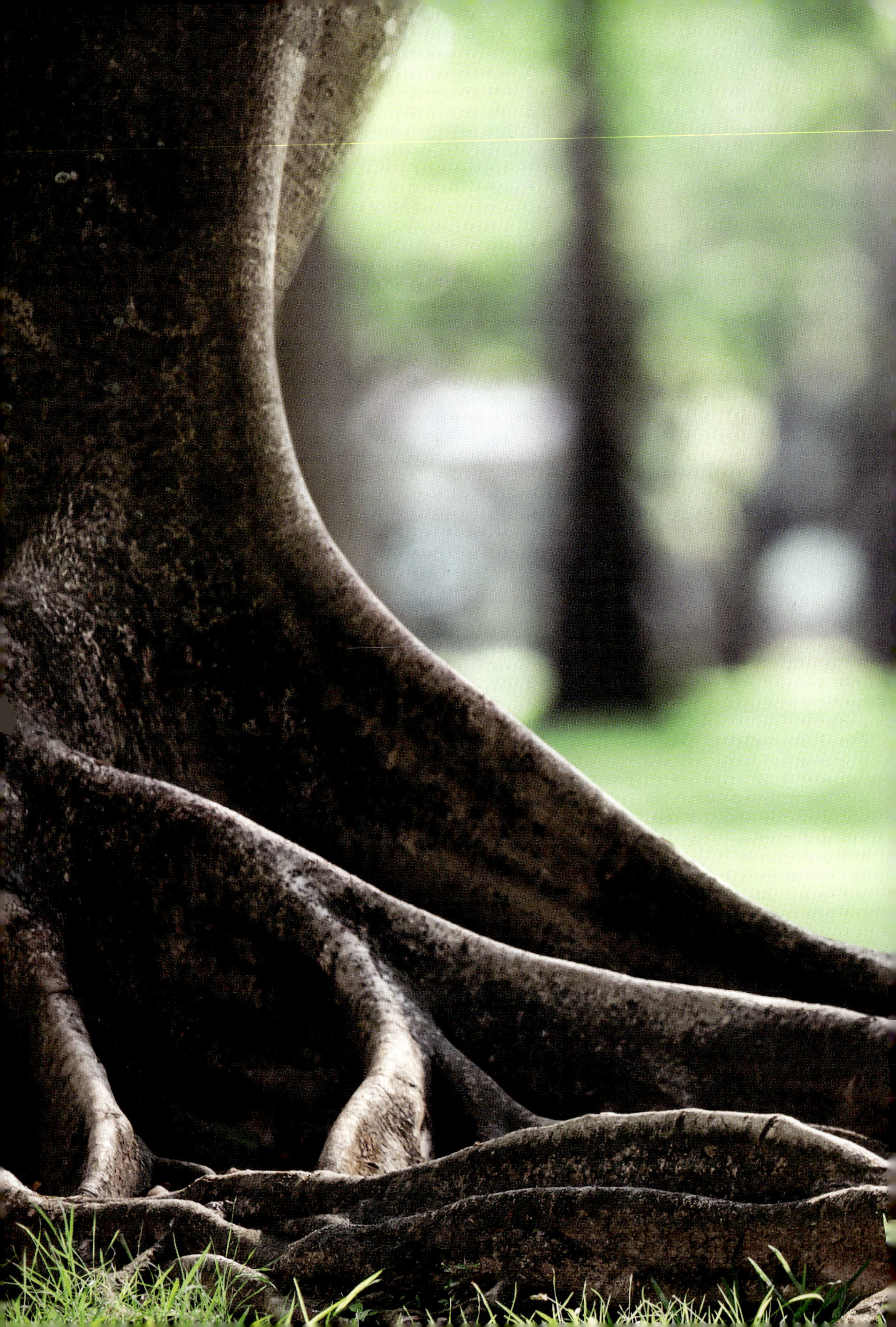

Wurzel-Chakra

»Ich gehöre in die Welt!«

Zugehöriges Chakra	Wurzel-Chakra *(Muladhara-Chakra)*
Psychologischer Selbstaspekt	Selbstverständnis, Selbstvertrauen
Psychische Symptome	Ängste

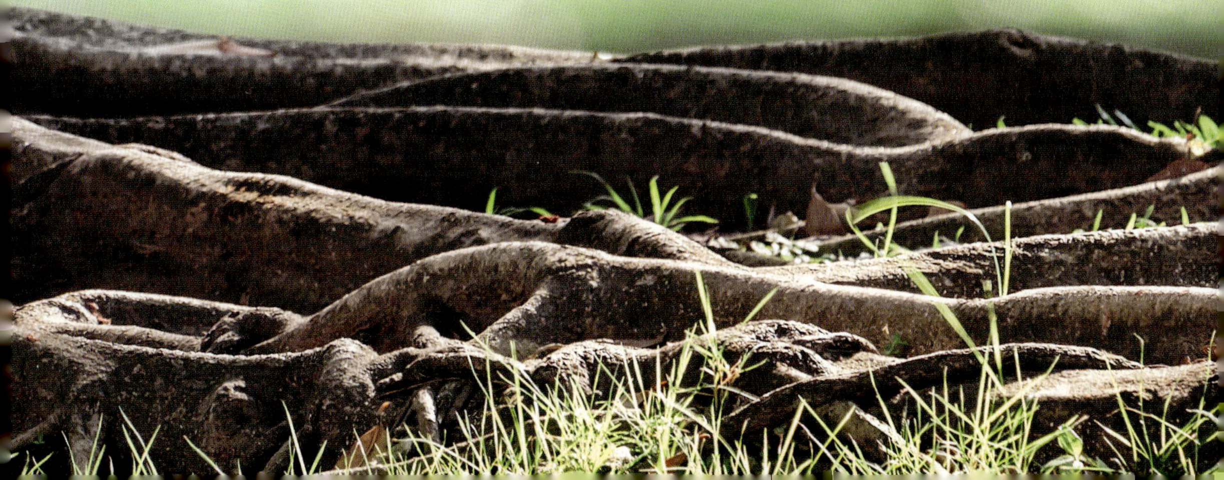

DIE ERSTE LEBENSFRAGE

Bleiben oder **gehen?**

Das erste Chakra ist in Verbindung mit der Erde. Es ist nach unten geöffnet und empfängt die Energie der Erde. Physisch wird es den unteren Extremitäten, der Verdauung im Dickdarm und der Ausscheidung zugeordnet. Psychologisch steuert es das Vertrauen (Urvertrauen), die Lebenskraft und die innere Festigkeit. Zudem werden hier auch die Instinkte zugeordnet. Die zugehörige Lebensfrage lautet: »Bleiben oder gehen?«

Bleiben oder gehen und Selbstvertrauen

»Bleiben oder gehen?« ist eine der sieben grundsätzlichen Lebensfragen, die sich von Anfang an, quasi ab der Zeugung bis zum Sterben, bewusst und unbewusst immer wieder stellt: Soll der Fötus bleiben oder gehen, in die Welt kommen, leben oder sterben? Soll das in der Gebärmutter heranwachsende Lebewesen noch etwas bleiben oder will es geboren werden und damit die schützende Gebärmutter verlassen? Und schließlich gegen Ende meines irdischen Daseins: »Kann ich von dieser Welt gehen und sterben, oder will ich am Leben bleiben, ums Überleben kämpfen?«
Aber auch in weniger grundsätzlichen, lebenswichtigen Situationen stellt sich diese Frage täglich: »Soll ich in der momentanen Partnerbeziehung

bleiben oder gehen? Soll ich an meiner Arbeitsstelle ausharren oder kündigen? Soll ich in meinem Beruf bleiben oder eine neue Ausbildung machen? Behalte ich meinen Wohnort, meine Wohnung, meine Religion? Bleibe ich in meiner Aus- oder Weiterbildung?« Bis hin zur banalen Frage: »Soll ich im Kino bleiben und mir den – eher langweiligen – Film zu Ende anschauen oder gehen?« oder wenn ich zu Besuch bin: »Wann ist der richtige Zeitpunkt zum Gehen?«

Im Grunde genommen handelt es sich bei dieser Lebensfrage um die beiden grundlegenden Überlebensstrategien von Säugetieren im Stress, nämlich kämpfen oder fliehen, oder anders gesagt: aushalten, sich mit etwas auseinandersetzen oder die Szene verlassen. Beides kann klug und richtig, aufgrund von klarer Sicht und Unterscheidung geschehen, beides kann reflexartig, töricht und stur, im Notfall aber auch überlebenswichtig sein.

Von Vertrauen und Selbstverständnis

Sich bewusst und weise zu entscheiden, ob ich bleiben oder gehen soll, hat mit Vertrauen und mit meinem Selbstverständnis zu tun. Wenn ich mir etwas zutraue, habe ich Selbstvertrauen. Wie das Wort sagt: Ich habe Vertrauen in das Selbst, in mein Potenzial, meine Fähigkeiten und Möglichkeiten. »Vertraue ich grundsätzlich dem Leben? Vertraue ich darauf, dass ›es‹ gut kommt, dass ich einer Situation gewachsen bin? Traue ich es mir zu, eine Situation zu meistern?« Das Selbstverständnis, die Vorstellung von mir selbst, von meinem Platz und meiner Aufgabe in dieser Welt, ist ein wichtiges Kriterium für meine Entscheidungen und Verhaltensweisen.

Urvertrauen, Vertrauen und Selbstvertrauen entwickeln sich in den ersten Lebensjahren – aus unserer Sicht – in der Resonanzzeit des Wurzel-Chakras (s. Seite 67). Wie wir schon festgestellt haben, tragen diesbezügliche Erfahrungen zur Konstitution dieses Chakras bei und gestalten damit letztendlich auch den Umgang mit der Lebensfrage: »Bleiben oder gehen?«

In der Resonanzzeit des ersten Chakras ist die Befriedigung der Grundbedürfnisse des Menschen nach Wärme, Nahrung, Geborgenheit sowie das Bedürfnis, beachtet zu werden, wichtig.

Vorbilder

Eltern und andere Bezugspersonen können bei Kindern das Selbstvertrauen auf vielfältige Weise fördern. In erster Linie, indem sie sich bewusst sind, dass sie Vorbildwirkung haben, indem sie selbst über ein ehrliches (nicht gespieltes) Selbstvertrauen verfügen, indem sie das, was sie sagen, auch tun und indem sie ihre Versprechen halten. Dann aber auch, indem sie Vertrauen in ihre Kinder haben, indem sie sie ermutigen, ihnen etwas zutrauen, Missgeschicke und Fehler zulassen und sie für ihren Mut, Neues auszuprobieren, ihre Kreativität und Ausdauer loben. Hinfallen – Aufstehen – Hinfallen – Aufstehen, das Gehenlernen ist das beste Beispiel für Ausdauer und das Ausprobieren von Neuem.
Durch das Verhalten von Bezugspersonen erlernt das Kleinkind schon ganz früh beim Vorbild die Qualität von Vertrauen kennen: Es lernt, dass es ein schönes Gefühl verursacht, wenn es sich auf andere verlassen kann. Auf dieser Basis kann dann auch das Vertrauen in sich selbst und damit die Erkenntnis entstehen, dass dies auch bei Mitmenschen ein schönes Gefühl auslöst. Das Kind fühlt sich wohl in seiner Haut, was ein grundsätzliches »Ja« zum Leben wachsen lässt: »Ich gehöre in diese Welt!« Mit der Zeit kann daraus auch ein unüberhebliches »Die Welt braucht mich!« entstehen, ein bescheidenes Gefühl von Wichtigkeit: »Es ist nicht egal, ob ich da bin!«

Das Spannungsfeld zwischen Anpassung und Selbstverwirklichung

Im späteren Leben fußt echtes, partnerschaftliches Vertrauen in andere Menschen auf dem Selbstvertrauen, weil es innerhalb einer Partnerschaft, aber auch in Freundesgruppen oder Arbeitsteams Individualität zulässt. Dies bedeutet, dass ich ich selbst sein darf, dass die anderen sie selbst sein dürfen. Selbstvertrauen lässt mich ein gutes Maß von Anpassung und Selbstverwirklichung finden. Fehlt das Selbstvertrauen, besteht die Gefahr, dass sich jemand zu sehr anpasst, was schließlich zum Selbstverlust führt. Selbstverlust ist dann gegeben, wenn jemand die eigenen Bedürfnisse nicht mehr spüren und kommunizieren kann, sondern

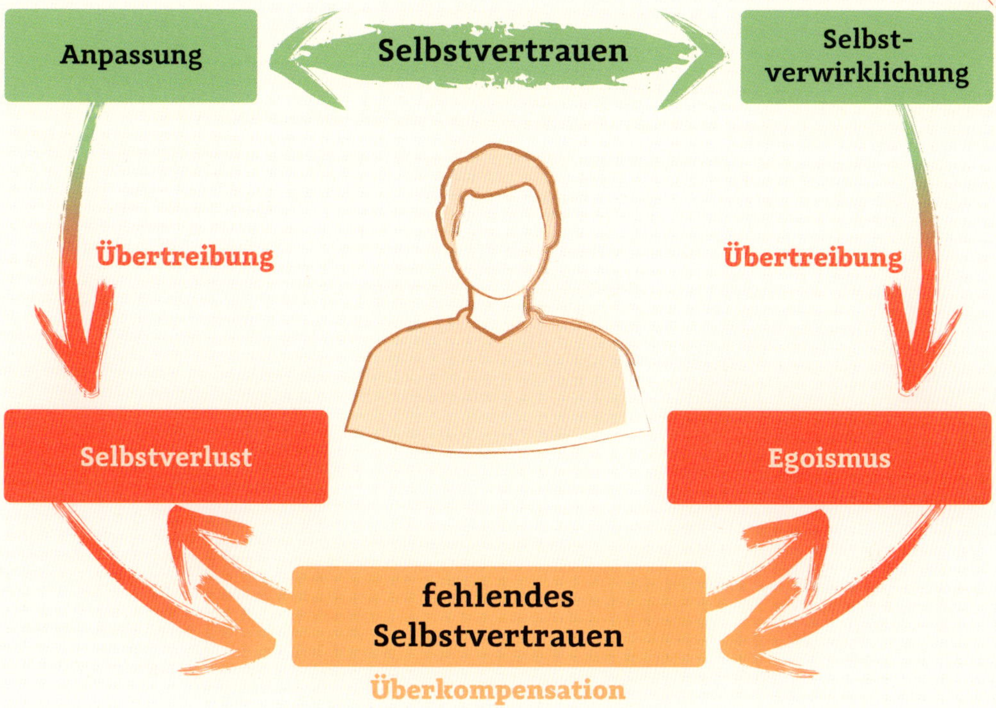

Quelle: Schulz von Thun, F.: Miteinander reden; Störungen und Klärungen.

Das Spannungsfeld zwischen Anpassung und Selbstverwirklichung anhand des Wertequadrates von Nicolai Hartmann

sich den Gegebenheiten und den Bedürfnissen anderer unterordnet. Die andere Variante ist, dass jemand sein mangelndes Selbstvertrauen überspielt, sich in den Vordergrund drängt, die anderen so haben will, wie es ihm passt. Diese Person übertreibt die Selbstverwirklichung und wird so zum Egoisten bis hin zum autoritären Despoten.

Fehlt das Selbstvertrauen, kommt es zu Ängsten, Zweifeln und Misstrauen, was letztlich automatisch Kontrollmechanismen auf den Plan ruft. Ich muss mich selbst kontrollieren, damit ja nichts falschläuft. Ich muss aber auch die anderen kontrollieren und beeinflussen, um Sicherheit zu bekommen, damit meine Ängste keine Nahrung erhalten.

Die Alternative ist, dass ich mich mit blindem Vertrauen anderen Personen unterwerfe und mich ihnen ausliefere. Ob ich, vorwiegend in Drucksituationen, dazu neige, mein Selbstvertrauen zu verlieren, und es – wenn es verloren gegangen ist – schnell wiedererlange, hängt von der Konstitution des Wurzel-Chakras ab. Bei einer guten Konstitution ist es flexibel und reaktionsfähig. Neigt es zur Starrheit, kommt es zu Extremreaktionen. Bei Menschen, die sich mit dem Thema Anpassung und Selbstverwirklichung schwertun, ist nicht selten zu beobachten, dass sie – oft unmittelbar und schlecht nachvollziehbar – vom einen Extrem ins andere wechseln. Wir bezeichnen dies als »Überkompensation«, die letztlich aus fehlendem Selbstvertrauen hervorgeht.

> ***Beispiel***
> *Eine Frau hat sich ein halbes Leben lang dem Mann untergeordnet, sich bis zum Selbstverlust seinen Wünschen und Bedürfnissen angepasst, bis sie eines Tages beschließt, ohne Rücksicht auf Verluste ihre eigenen Wege zu gehen. Natürlich hat sie schon lange realisiert, dass sie in der ursprünglichen Situation unglücklich war, sah jedoch keine Möglichkeit, etwas zu verändern. Bis es zu viel wurde. Da ihr das Selbstvertrauen fehlte, mit der Dimension Anpassung und Selbstverwirklichung in differenzierter Weise umzugehen, ergriff sie die Flucht, um ihre bedingungslose Selbstverwirklichung an die Hand zu nehmen. (Selbstverständlich können auch Männer überkompensatorisch reagieren.)*

Selbstvertrauen kann auch als Vertrauen in die eigenen Fähigkeiten angesehen werden – letztlich in sein wahres Selbst, welches aus vedischer Sicht unabhängig von Eigenschaften, Fähigkeiten und Leistung ist.

Vertrauen reduziert die Komplexität

Die Systemtheorie nach Niklas Luhmann kommt zur Erkenntnis, dass Vertrauen die Komplexität reduziert.

> ***Beispiel***
> *Das Zusammenleben von zwei Partnern ist eine sehr komplexe Angelegenheit. Beide – ob Mann oder Frau – sind in sich selbst unendlich*

> *vielen, oft widersprüchlichen Einflüssen ausgesetzt: Überlegungen, unbewusste Einflüsse von Prägungen, Wünsche, Ängste, Glaubenssätze, Wertungen, Stimmungen etc. In der alltäglichen Begegnung dieser Partner, egal in welchen partnerschaftlichen Konstellationen, spielen alle diese subjektiven Einflüsse hinein und wirken aufeinander. Wenn wir uns dies in der ganzen Dynamik und Komplexität vor Augen führen, müssten wir zum Schluss kommen, dass eigentlich ein konstruktives Zusammenleben und Zusammenwirken gar nicht möglich ist. Trotzdem klappt es in vielen Fällen über längere Zeit überraschend gut, selbst dann, wenn der Ausnahmezustand der Verliebtheit überwunden ist. solange Vertrauen da ist.*

Dasselbe, nur noch komplexer und dynamischer, spielt sich auch in Familien, Arbeits- oder Sportteams, in Schulklassen und ganz allgemein bei zwischenmenschlichen Begegnungen ab. Solange gegenseitiges Vertrauen da ist, gestaltet sich das Zusammenleben recht einfach und gewinnbringend. Ist jedoch das Vertrauen gestört, schleicht sich Misstrauen ein. Das Zusammenleben wird zusehends komplexer: Ängste, Unsicherheit, Kontrollmechanismen, gegenseitige Vorwürfe und Anweisungen, Abmachungen oder Gleichgültigkeit treten an die Stelle von Vertrauen.
In Organisationen und Firmen versucht man, durch definierte Prozesse, Kontrollmechanismen, Stellenbeschreibungen oder klar formulierte und messbare Ziel-

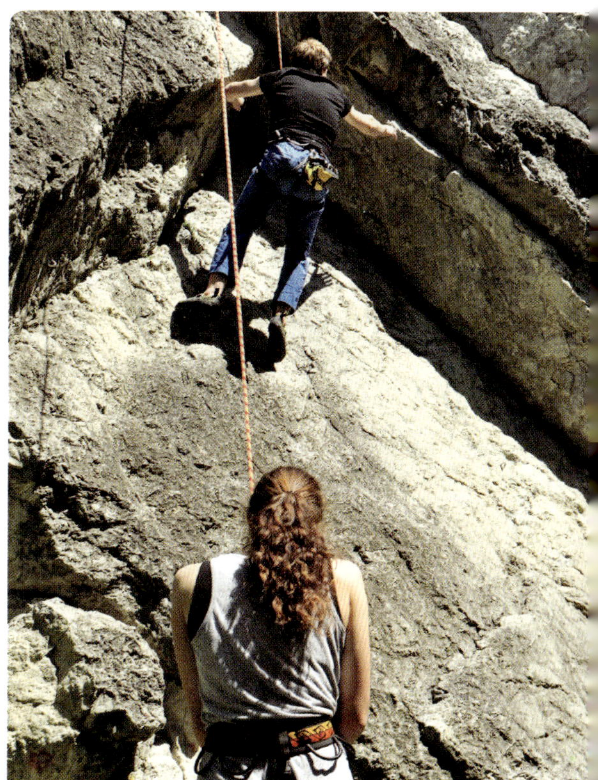

Teamwork und Vertrauen gehören zusammen.

setzungen die Komplexität mit mäßigem Erfolg in den Griff zu kriegen. Diese Kontrollmechanismen nehmen immer größere Ausmaße an, weil die Unternehmen so unübersichtlich geworden und eigentlich unermesslichen Risiken ausgesetzt sind, dass sie nicht mehr auf Vertrauen basieren können. Und was stellen wir fest? Nichts, außer vielleicht der Kontrollierbarkeit, ist wirklich besser, sondern lediglich komplexer und damit teurer geworden. Einen Beweis dafür liefert die Tatsache, dass Prozess-definierende, -regulierende und -kontrollierende Organisationseinheiten oder zertifizierende Institutionen seit geraumer Zeit überproportional gewachsen sind. Sie geben das Gefühl von Kontrollierbarkeit und damit Sicherheit. Auf diese Weise versucht man, Vertrauen durch Kontrolle zu ersetzen. Würden solche Organisationen wieder mehr Energie auf vertrauensbildende Maßnahmen richten, könnte man auf viele einengende und kostenaufwändige Kontroll- und Regulationsmechanismen verzichten.
Zum Schluss dieses Abschnitts kommen wir auf die in unserem Zusammenhang entscheidende Erkenntnis: Wenn Vertrauen die Komplexität reduziert – reduziert Selbstvertrauen die Selbstkomplexität! Das heißt: Menschen mit einem guten Selbstvertrauen »ticken« weniger komplex oder, anders gesagt, sie haben mehr inneren Frieden, aus dem heraus sie gelassener und entspannter mit dem Leben und den Lebensfragen umgehen können. Deshalb ist Selbstvertrauen eine so wichtige Basis für die Lebensgestaltung.

Starkes Wurzel-Chakra für Selbstvertrauen

Eine grundsätzlich starke Konstitution des Wurzel-Chakras stellt die Basis für ein gutes, stabiles Selbstvertrauen dar. Selbstverständlich kann das Selbstvertrauen aufgrund von bestimmten Lebensereignissen bei jedem in Frage gestellt werden, was man beispielsweise bei Menschen beobachtet, welche »aus heiterem Himmel« in Ohnmacht gefallen sind und die Ärzte keinen Grund dafür herausfinden. Dass hier die verunsichernde Frage auftaucht, ob man sich selbst noch vertrauen kann, liegt auf der Hand.
Das Selbstvertrauen kann auch leiden, wenn jemand seine eigenen Erwar-

tungen nicht erfüllt oder plötzlich, ohne ersichtlichen Grund, regelmäßig unter der Leistung früherer Zeiten zurückbleibt, zum Beispiel mehr Fehler macht als früher oder vergesslicher wird. Man kann sich nicht mehr so ganz auf sich verlassen.

Auch äußere Faktoren, wie kritisierende, nörgelnde PartnerInnen, Eltern, LehrerInnen, Vorgesetzte oder andere einflussreiche Personen, bilden eine starke Bedrohung für das Selbstvertrauen eines Menschen.

Bei einer soliden Konstitution des Wurzel-Chakras findet man in solchen Situationen recht schnell wieder zur inneren Stabilität und zum Selbstvertrauen zurück. Nachhaltige Beeinträchtigungen des Selbstvertrauens finden nur dann statt, wenn das Wurzel-Chakra eine schwache Konstitution aufweist, wenn die schwächenden Wirkungen über eine längere Zeit anhalten, oder bei traumatisierenden Ereignissen.

Der Zustand des Wurzel-Chakras entscheidet

Ist das Wurzel-Chakra offen und aktiv, versorgt es nebst meinem Körper auch meinen Geist mit Energie. Damit behalte ich die Ruhe, wach zu unterscheiden, welche Entscheidung, bleiben oder gehen, für mein Wachstum förderlich ist und was lediglich der Befriedigung meiner Lust oder der Abwehr von Angst dient. Verschließt sich das unterste Chakra oder ist es generell blockiert, hat mein Geist zu wenig Energie und gerät in eine Überforderung, in welcher er die Tendenz hat, übereilt, reflexartig, nach eingespielten, automatisierten Überlebensmustern zu reagieren.

Die Reaktion wird nicht ein überlegtes »Bleiben«, Aushalten und Bewältigen sein, sondern ein Bleiben, das von Sturheit, Trotz und Prinzipienreiterei geprägt ist. Oder es wird nicht ein ruhiges, überlegtes »Gehen« sein, sondern ein überfordertes, fluchtartiges, ärgerliches oder angstgeprägtes Verlassen einer Situation.

Nochmals möchte ich betonen, dass sowohl Bleiben als auch Gehen intelligent und wachstumsfördernd sein können. Es ist nicht so, dass ein offenes Chakra zum Gehen oder zum Bleiben animiert. Es ermöglicht einfach, dass man mithilfe seines gesamten Potenzials, mit wachem Unterscheidungsvermögen überprüfen und entscheiden kann, welche Handlung im Sinne des Wachstums klug ist. Ein inaktives Chakra führt dazu, dass ich mein Potenzial nicht nutzen kann. Die Handlung wird dann gewohnheitsmäßig, angstvermeidend und/oder die Lustbefriedigung suchend.

Das offene, aktive Wurzel-Chakra

Bei offenem, energievollem Wurzel-Chakra bin ich geerdet, lebensfroh und standhaft. So habe ich bei der Lebensfrage »Bleiben oder gehen?« die echte, bewusste Wahl und kann differenziert handeln. Ich muss nicht fliehen, weil mir eine Situation Angst macht oder weil ich mich vor Veränderungen fürchte. Ich muss nicht bleiben, weil ich stur bin. Ich stelle mich den Situationen des Lebens, versuche sie zu meistern und entscheide mich aufgrund meines Potenzials und meiner klaren Unterscheidungsfähigkeit fürs Durchhalten. Oder ich bringe den Mut auf, die Situation zu verlassen, mich in Bewegung zu setzen, mich zu verändern. Eine Situation bewusst zu verlassen, braucht ebenso viel Selbstvertrauen wie das Ausharren, denn zu gehen bedeutet, das Vertraute aufzugeben, sich mit dem Ungewissen, mit dem, was man nicht kennt, auseinanderzusetzen.

Sich bewusst entscheiden

Natürlich gibt es Situationen, in denen es leichtfällt, bewusst zu gehen, weil sich eine attraktivere Alternative oder ein sicherer Hafen anbietet. Hier spielt aber der Lustfaktor bei der Entscheidung mit: Die Alternative macht mir mehr Lust als das Vertraute. Ob sie jedoch gesünder ist und das Wachstum wirklich unterstützt, ist die andere Frage.
Ich kann mich bewusst entscheiden zu bleiben, genauso wie ich mich bewusst fürs Gehen entschließen kann. »Bewusst« heißt in unserem Zusammenhang, dass ich mit klarer Wahrnehmung, rücksichtsvoll und ohne Hektik das wähle, was meinem Wachstum dient. Eine bewusste, durch ein stabiles Selbstvertrauen getragene Entscheidung basiert nicht nur auf rein rechnerischem, logischem Kalkül, sondern auch auf einer guten Intuition, der instinkthaften Einsicht dessen, was für mein Wachstum

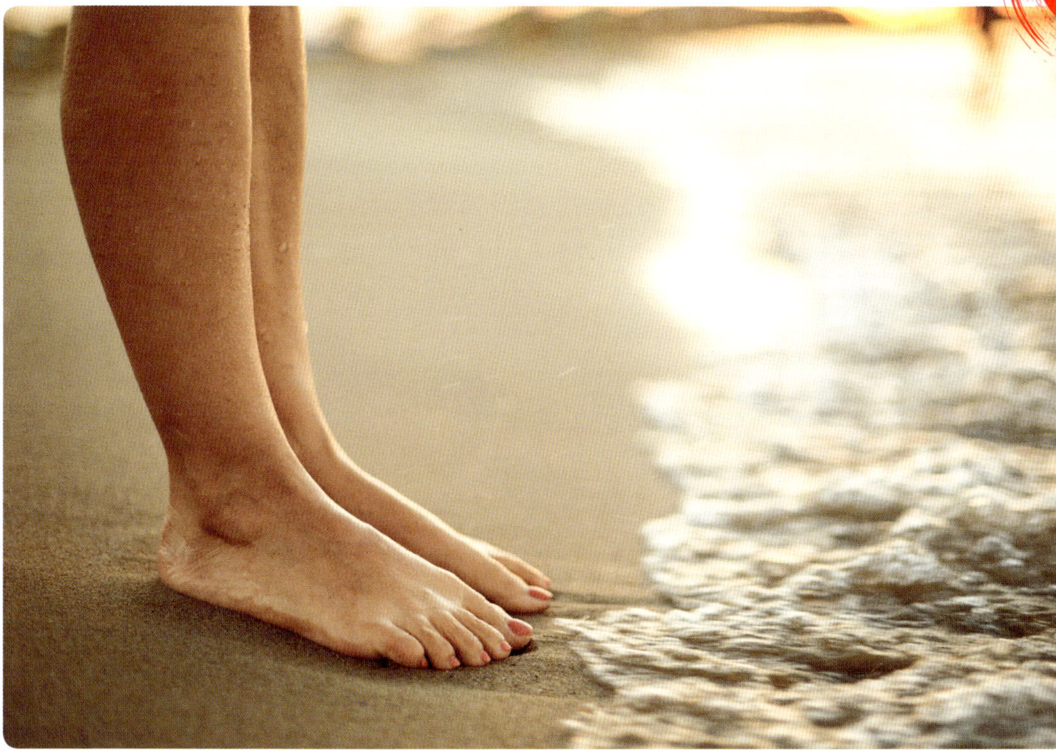

Fest verwurzelt stehe ich in der Welt.

förderlich ist. Zu dieser Intuition kann ich nur aus dem inneren Frieden heraus kommen, der letztlich auf einem gesunden Selbstvertrauen gründet.

Das blockierte Wurzel-Chakra

Wie oben beschrieben veranlasst uns ein verschlossenes Wurzel-Chakra, die Frage »Bleiben oder gehen?« automatisiert zu beantworten. Sei dies aus Angst, Sturheit, Überforderung, Bequemlichkeit oder auch aus dem Festhalten an alten Mustern, an Vorstellungen, die man nicht einfach über Bord werfen kann und will. Es sind die »Ausharrer« oder die »Flüchter«, je nach eingespieltem Automatismus.
Indem jemand automatisiert handelt, wiederholt er alte Muster und damit erfährt er oder sie kein Wachstum. Wenn aber Wachstum im Plan der Natur ist, verhält sich dieser Mensch gegen die Gesetze der Natur, was

a priori ungesund ist. Ganz allgemein erleben Menschen mit einem blockierten Wurzel-Chakra die Welt als gefährlich. Sie sind verunsichert und ängstlich, was bei ihnen den Wunsch nach Stabilität und Sicherheit oder den Drang zum Fliehen aufkeimen lässt. Veränderungen werden als mögliche Bedrohung gesehen, gegen die man sich zur Wehr setzen oder vor denen man fliehen muss.

Da jedoch Veränderungen geradezu ein Kennzeichen der heutigen Zeit sind, müssen Menschen mit einem blockierten oder schwachen Wurzel-Chakra sehr viel Energie aufwenden, um in dieser Welt zurechtzukommen und nicht unterzugehen: Man hält an bewährten Mustern fest, obwohl sie bereits überholt sind und ein neues Verhalten verlangen; man baut Kontrollmechanismen auf, oftmals für Dinge, die nicht kontrollierbar sind; man wählt die Stabilität und Sicherheit statt die Veränderung.

Dieser übertriebene, oftmals wirkungslose Energieaufwand führt zu Erschöpfungszuständen, Immunschwäche und letztlich in ein Burnout oder in eine Erschöpfungsdepression.

Auf der körperlichen Ebene manifestiert sich das geschlossene Wurzel-Chakra oft in Verdauungs- oder Ausscheidungsproblemen. Schmerzen in den Beinen oder Stoffwechselprobleme können ebenfalls mit einem geschlossenen Wurzel-Chakra in Zusammenhang gebracht werden.

Das überschießende Wurzel-Chakra

Überschießt das Wurzel-Chakra, kann es in der Frage »Bleiben oder gehen?« zu Übertreibungen kommen. Übertriebenes »Bleiben« zeigt sich in starrem Festhalten an Prinzipien oder an getroffenen Entscheidungen, auch wenn sie sich im Nachhinein als nachteilig erweisen. Übertriebenes Bleiben erkennt man auch an Trotzreaktionen (»Jetzt erst recht!«) oder daran, dass jemand den richtigen Zeitpunkt für eine Veränderung verpasst. Übertreibung bei »Gehen« erkennen wir daran, dass sich solche Menschen sehr schnell aufregen und die Tendenz haben, bei geringsten Hindernissen aufzugeben. Das automatisierte Muster ist Flüchten, anstatt sich mit der Situation auseinanderzusetzen.

Das überschießende Wurzel-Chakra veranlasst zudem jemanden, unvermittelt von einem Extrem ins andere zu wechseln, vom übertriebenen Festhalten zum Fallenlassen, vom höchsten Engagement zur Gleichgültigkeit.

> ***Beispiel***
> *Eine Mutter oder ein Vater einer vierzehnjährigen Tochter besteht mit Festigkeit darauf, dass diese am Samstagabend um 24 Uhr zuhause sein soll. Es kommt zum Streit zwischen der Tochter, die natürlich heimkommen möchte, wann sie will, und ihrem Elternteil, das sich Sorgen um die Sicherheit seiner Tochter macht. Je mehr der Streit eskaliert, desto stärker beharrt der Vater / die Mutter auf ihrem Standpunkt, bis schließlich, und völlig aus dem Nichts heraus, eine aggressive Umkehrreaktion erfolgt: »Dann mach doch, was du willst!«*

Das energievolle Engagement ist plötzlich (wenigstens verbal) in die Gleichgültigkeit umgekippt. Vernünftige, für alle noch akzeptierbare Zwischenlösungen werden als Möglichkeit gar nicht mehr in Betracht gezogen.

Sowohl das blockierte als auch das überschießende Wurzel-Chakra werden zur Energiefalle. Während das blockierte Wurzel-Chakra schon an der Basis den nach oben führenden Energiefluss blockiert, verpufft das überschießende Wurzel-Chakra mit seinen Ausbrüchen die feinstoffliche Energie, die doch eigentlich für das zweite Chakra sehr wichtig wäre. So gesehen ist bei Erschöpfungszuständen, chronischer Energielosigkeit oder bei einem Burnout unbedingt eine Therapie des Wurzel-Chakras angezeigt.

Weitere Signale für ein überschießendes Wurzel-Chakra:

- Workaholismus, das Sich-Hineinstürzen in die Arbeit oder Flucht in die Arbeit
- Anhäufung von materiellen Gütern
- Sexualität als Mittel zur Dominanz
- Kategorische Ablehnung von Spiritualität

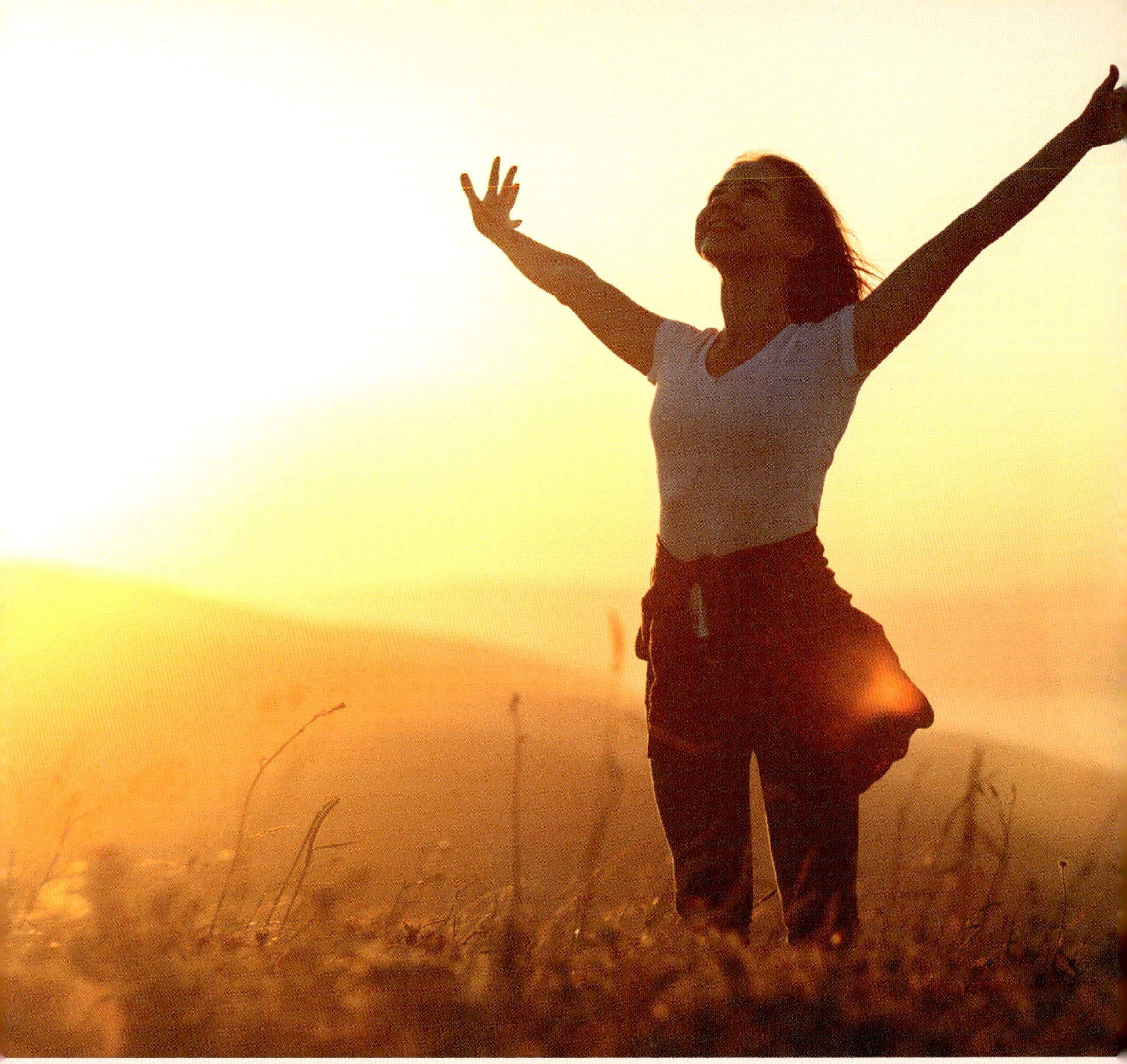

STÄRKE DEIN WURZEL-CHAKRA

Selbsterfahrung und persönliche **Chakraarbeit**

Selbsttest

Mit diesem Test kannst du feststellen, wie stabil die Konstitution deines Wurzel-Chakras ist. Beachte jedoch bitte, dass du die Aussagen für dich generell und nicht bezogen auf den aktuellen Zustand beantwortest, der von situativen Ereignissen beeinflusst sein kann. Du kommst zu einem aussagekräftigen Resultat, wenn du für dich die Aussagen selbstkritisch nach dem folgenden Schlüssel beurteilst:

Aussagen	**Punkte 1**	**2**	**3**	**4**
Ich bin mutig und vertrauensvoll.	☐	☐	☐	☐
Ich bin voller Vitalität und Lebenskraft.	☐	☐	☐	☐
Ich liebe Überraschungen.	☐	☐	☐	☐
Ich esse regelmäßig.	☐	☐	☐	☐
Ich nehme täglich genügend Flüssigkeit auf (2 Liter ohne Alkohol).	☐	☐	☐	☐
Ich bewege mich gerne und mag es, meinen Körper zu spüren.	☐	☐	☐	☐
Mich in der Natur aufzuhalten macht mir besondere Freude.	☐	☐	☐	☐
Ich kann mich auf mich verlassen.	☐	☐	☐	☐
Ich vertraue grundsätzlich anderen Menschen.	☐	☐	☐	☐
Ich fühle mich sicher.	☐	☐	☐	☐
Ich bin fest verwurzelt.	☐	☐	☐	☐
Ich bin nicht so leicht aus dem Gleichgewicht zu bringen.	☐	☐	☐	☐
Mein Wurzel-Chakra-Wert				

Aussageschlüssel: **1** = gar nicht **2** = eher nicht **3** = im Großen und Ganzen ja **4** = ja, sehr

Testauswertung

Den Wurzel-Chakra-Wert ermittelst du, indem du die zwölf Einzelbewertungen zusammenzählst. Die maximale Punktzahl wäre demnach 48. Je höher der Punktwert ist – auch im Vergleich zu den übrigen Chakren (s. Selbsttests der weiteren Chakren auf den folgenden Seiten) –, desto stabiler ist die Konstitution deines Wurzel-Chakras.
Die Erfahrung zeigt, dass die gezielte Arbeit mit dem Wurzel-Chakra relativ schnell dazu führt, dass Menschen ihren Energiehaushalt wieder besser steuern können. Ein kraftvolles Wurzel-Chakra trägt dazu bei, dass Energie nicht einfach ungehindert nach unten abfließt, sondern für das ganze Chakrensystem, den Körper und den Geist des Menschen genutzt werden kann. Was du unternehmen kannst, um dein Wurzel-Chakra zu stärken, entnimmst du den folgenden Abschnitten.

Selbsterfahrung

Eine weitere gute Auskunft über die Konstitution deines Wurzel-Chakras erhältst du, wenn du die folgenden Fragen selbstkritisch beantwortest:

Versuche dich an aktuelle oder vergangene Lebenssituationen und Entscheidungen zu erinnern, die im Zusammenhang mit der Lebensfrage: »Bleiben oder gehen?« stehen oder standen.
Hast du bei dieser Frage immer ähnlich entschieden oder gibt es bestimmte wiederkehrende Entscheidungs- und Verhaltensmuster?

> ***Beispiel***
> *Es gibt Menschen, die sich, wenn's schwierig wird, eher dafür entscheiden, aufzugeben. Dies im Sinne von »Es hat ohnehin keinen Sinn weiterzumachen« oder »Ich habe es satt!«. Auf der anderen Seite gibt es Menschen, die sich von schwierigen Situationen eher motivieren lassen, im Sinne von: »Jetzt erst recht!« oder »Jetzt kann ich zeigen, was in mir steckt«.*

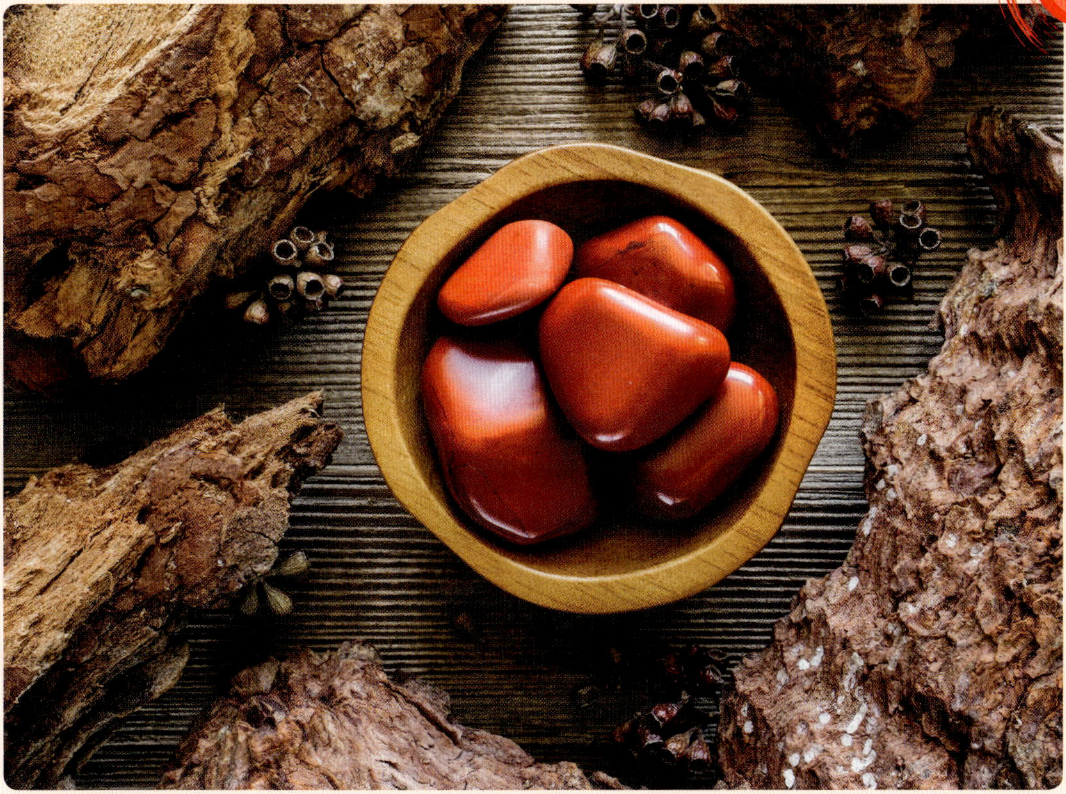

Der rote Jaspis aktiviert das Wurzel-Chakra und kann – beispielsweise als Schmuck getragen – das Selbstvertrauen positiv bestärken.

> *Ob Durchhalten oder Aufgeben in der Einzelsituation klug ist, steht hier nicht zur Debatte. Beides kann in der jeweiligen Situation intelligent oder eben auch töricht sein. Es geht hier vielmehr um Automatismen: Bin ich eher der Kämpfer / die Kämpferin oder der Flüchter / die Flüchterin? Oder bin ich jemand, der nach Situation, nach meinen Fähigkeiten und Kraftreserven mal so, mal anders entscheidet? Tendenziell kann man sagen, dass jemand, der bei der Lebensfrage »Bleiben oder gehen?« automatisiert handelt, sein Potenzial in Drucksituationen zu wenig nutzt, d. h., dass sein Wurzel-Chakra eher starr-verschlossen oder überschießend ist (s. ab Seite 97).*

Neigst du in verschiedenen Situationen eher dazu, dich anzupassen oder dich durchzusetzen?

Eher einseitige Anpassung oder Durchsetzung als Automatismus deutet wiederum darauf hin, dass jemand sein Potenzial zu wenig nutzt, d. h., dass sein Wurzel-Chakra eher starr-verschlossen oder überschießend ist (s. ab Seite 97).

Veränderungswunsch

Möchtest oder musst du in diesem Chakra eine Veränderung anstreben? Pass dabei auf, dass du nicht von einem Extrem ins andere fällst, denn das geschieht oft, weil man im Veränderungswunsch Gefahr läuft zu übertreiben. Bei der Chakraarbeit zielen wir darauf ab, die Chakren, im jetzigen Fall die Konstitution des Wurzel-Chakras, zu festigen, damit es mehr

Die kräftig rote Farbe der Rosen korrespondiert mit dem ersten Chakra.

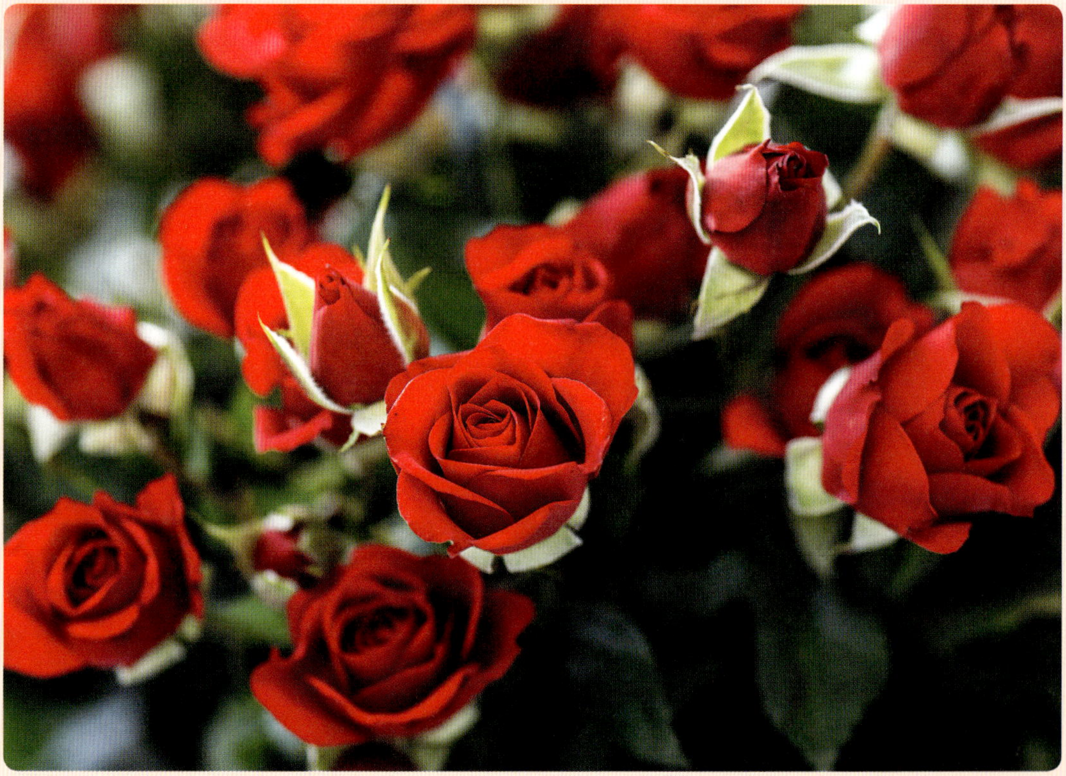

Druck aushält und flexibler reagieren kann. So kannst du unter Nutzung deines Potenzials bewusst – und nicht automatisiert – entscheiden, dich mit einer Situation auseinanderzusetzen oder zu gehen.

Schreibe deine Entwicklung auf

Wenn du dein Wurzel-Chakra kräftigen willst, mit welcher konkreten, persönlichen Zielsetzung tust du das? (Z. B. »Ich will in Zukunft mutiger sein.«) Woran kannst du Fortschritte erkennen? (Z. B. daran, dass ich in meinem Denken mehr im Hier und Jetzt bin und mir weniger Sorgen um das mache, was alles sein könnte.)
Anhand einer Beurteilungsskala für Fortschritte (s. Seite 209) kannst du zuerst deine momentane Wahrnehmung in Bezug auf deine Zielsetzung beurteilen. »0« bedeutet, dass du meilenweit von diesem Ziel entfernt bist und dass dies eine Schwäche von dir ist. »10« würde heißen, dass du das Ziel schon erreicht hast und dass dies eine Stärke von dir ist. Beurteile zuerst deine momentane Selbstwahrnehmung zu deinem Thema (z. B. Ich mache mir viel zu viele Sorgen und beurteile mich bei 3). Wenn du eine Weile geübt hast, kannst du anhand dieser Skala subjektiv beurteilen, ob und wie viele Fortschritte du in Richtung 10 machst. Die Skala findest du am Ende dieses Abschnittes.

Chakra-Aktivierung

Energiearbeit Nimm täglich mehrmals bewusst den Boden oder die Unterlage unter deinem Körper wahr, beim Stehen, Gehen, Sitzen, Liegen.

Körperübung Stehe ab und zu barfuß, mit weichen Knien und nach hinten gekipptem Becken einige Minuten auf einer natürlichen Unterlage (Stein, Holz, Gras, Fell). Lass dabei deinen Blick in die Ferne schweifen oder schließe die Augen, nimm den Boden unter deinen Füßen wahr und genieße, wie er dich trägt.

Mentale Arbeit Lebe bewusst und mehrheitlich im »Hier und Jetzt«. Beobachte deinen Geist. Gewöhne ihn daran, sich mehr mit der Gegenwart zu befassen als mit der Vergangenheit oder der Zukunft. Hängst du an der Vergangenheit, ist das häufig die Wurzel für traurige oder gar depressive Stimmungen. Schickst du deinen Geist in die Zukunft, ist das oft die Wurzel für Ängste.

Willensäußerung (Sanskrit: *samkalpa*) »Fest verwurzelt stehe ich in der Welt.« Vergegenwärtige dir diesen Satz jedes Mal, wenn du in einen Spiegel schaust, oder auch in der Meditation. Eine nachhaltige Wirkung des *samkalpas* kannst du erreichen, wenn du es als Bildschirmschoner eingibst.

Meditation Meditiere täglich mindestens 5 Minuten. Nimm dabei bewusst das unterste Chakra, das Wurzel-Chakra, wahr. Es liegt im Damm, an der tiefsten Stelle deines Rumpfes, zwischen den Beinen, in der Mitte zwischen Anus und äußerem Geschlechtsorgan. Lenke zum Schluss der Meditation die Aufmerksamkeit auf das Wurzel-Chakra.

Atemübung Schließe mehrmals am Tag, im Aufrechtsitzen, deine Augen und atme in die tiefste Stelle deines zentralen Körpers, in den Damm, wo das Wurzel-Chakra liegt. Nimm aufmerksam wahr, wie es sich dort anfühlt.

Farbe Umgib dich mit tiefroter Farbe oder achte im Alltag auf diese Farbe (z. B. Blumen, Kleidung, Stoffe, Berge und Himmel beim Sonnenuntergang).

Töne Summe täglich mehrmals in dem Ton, der dein Wurzel-Chakra vibrieren lässt. Du musst ein wenig ausprobieren, bis du den richtigen Ton findest. Dann singe in diesem Ton laut die Silbe LAM (ausgesprochen »lang« mit ganz weichem »g«).

Düfte Räuchern, z. B. mit Rosenblüten (rot), Drachenblut, asiatischem Süßgras (Vetiver) oder Weihrauch. Als Duftöl in einem Öllämpchen eignet sich Ingweröl.

Steine Du kannst Steine an dem Ort aufstellen, an dem du dich häufig aufhältst oder die du auch bei dir in einem Säcklein oder als Schmuck tragen kannst: z. B. roter Achat oder Blutjaspis.

Naturerfahrung Suche nach Möglichkeiten, in der Erde zu wühlen, z. B. Gartenarbeit, oder mit festen Stoffen handwerklich zu arbeiten, z. B. Holzschnitzen, Steinhauerarbeiten. Bewege dich in der freien Natur, insbesondere auf unterschiedlichen, unebenen Böden, und nimm diese aufmerksam wahr.

Selbstkontrolle

Kontrolliere anhand der Beurteilungsskala deine Fortschritte nach einer Woche. Wenn du dein Wurzel-Chakra nachhaltig behandeln willst, bestimme deinen Fortschritt immer jeweils nach einer weiteren Woche.

Beurteilungsskala für dein Wurzel-Chakra

Ist-Zustand	☐	☐	☐	☐	☐	☐	☐	☐	☐	☐	☐
Beurteilung	**0**	**1**	**2**	**3**	**4**	**5**	**6**	**7**	**8**	**9**	**10**
Kontrolle 1	☐	☐	☐	☐	☐	☐	☐	☐	☐	☐	☐
Kontrolle 2	☐	☐	☐	☐	☐	☐	☐	☐	☐	☐	☐

0 = Das ist eine Schwäche von mir. 10 = Das ist meine Stärke.

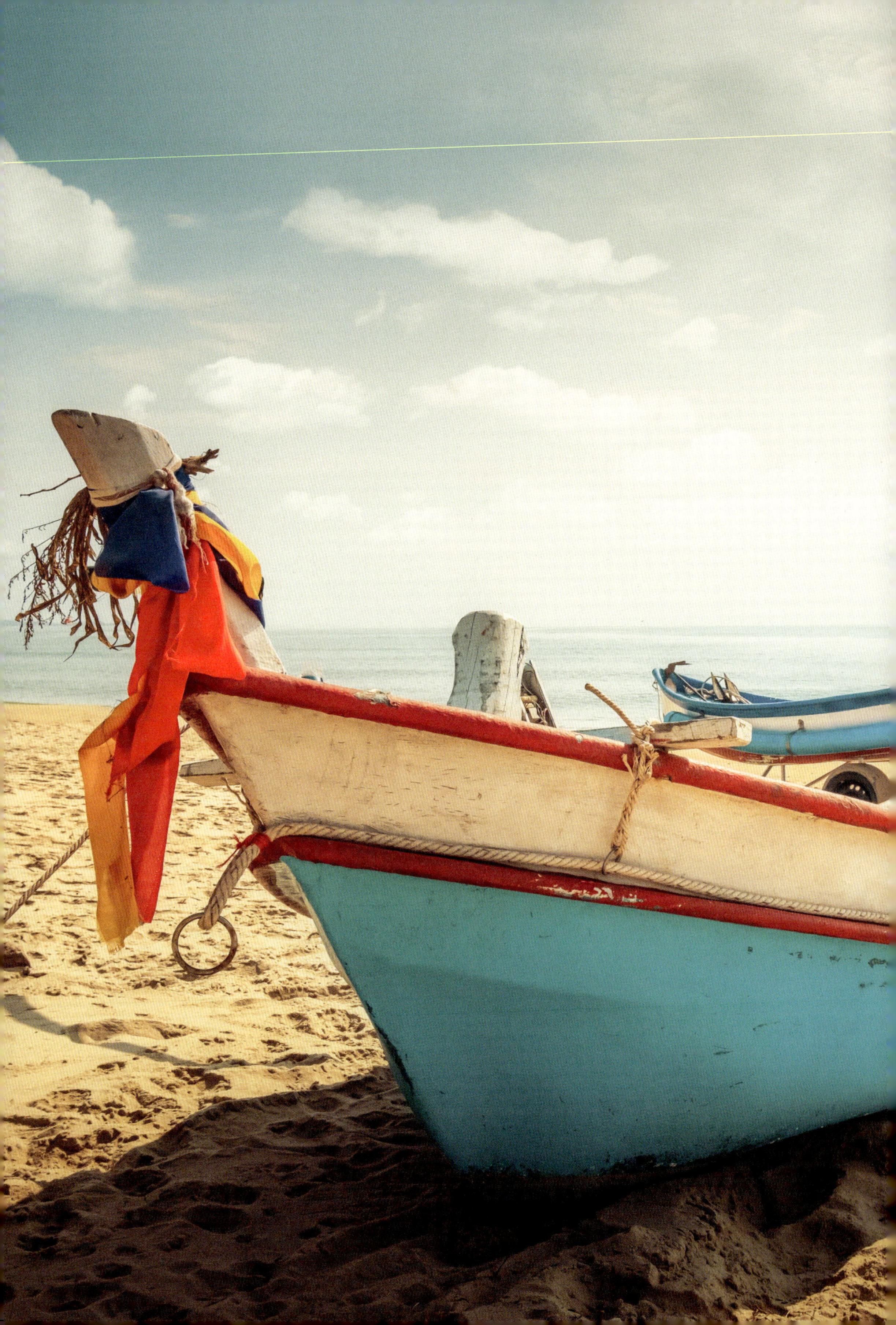

Sacral-Chakra

»Ich lasse es fließen!«

Zugehöriges Chakra	Sacral-Chakra *(Svadhisthana-Chakra)*
Psychologischer Selbstaspekt	Ablösung, Selbstbewusstsein
Psychische Symptome	Selbsteinengung

DIE ZWEITE LEBENSFRAGE

Kann ich **loslassen?**

Eng mit der ersten Lebensfrage »Bleiben oder gehen?« ist die zweite verbunden, nämlich: »Kann ich loslassen?« Die Frage könnte auch lauten: »Ertrage oder brauche ich Stabilität, damit es mir gut geht, oder führen eher Abwechslung und Abenteuer in meinem Leben zu Wohlbefinden?« Letztlich handelt es sich hier um die Frage der grundsätzlichen Flexibilität und Anpassungsfähigkeit einer Person, um ihre Fähigkeit, mit dem Festhalten und dem Loslassen, mit dem Rhythmus von Anspannen und Entspannen im gesunden Maß umgehen zu können.

Vom ersten zum zweiten Chakra

Wechsel ist mit Loslassen, Stabilität mit Festhalten verbunden. Selbstvertrauen, welches – wie wir gesehen haben – aus dem stabilen Wurzel-Chakra kommt, ist die Voraussetzung, um loslassen, um geschehen lassen zu können, ohne dass übertriebene Ängste und damit verbundene Kontrollreaktionen auftauchen. Fehlendes Selbstvertrauen (erstes Chakra) veranlasst den Menschen zum Festhalten und zum Anhaften, denn nichts zu verändern, alles beim Alten bleiben zu lassen, gibt – wenn oft auch nur scheinbar – das Gefühl von Sicherheit. Dieses Verhalten führt in letzter Konsequenz dazu, dass ich – weil ich Mühe habe, mich auf Neues einzulassen, Dinge auszuprobieren – meine Fähigkeiten, mein Potenzial und meine Grenzen nur schlecht einschätzen kann, was sich in mangelndem

Bewusstsein des Selbst, anders gesagt als mangelndes Selbstbewusstsein ausdrückt.
Ebenso sind die anderen Themen des zweiten Chakras mit denen des ersten Chakras eng verknüpft, wie z. B. Sexualität, Verdauung und Ausscheidung, Umgang mit Angst und Stress.

Loslassen und Selbstbewusstsein

Festhalten ist angeboren – loslassen nicht! Mit einem Test prüfen Fachpersonen kurz nach der Geburt eines Menschen die Reflexe des Neugeborenen, insbesondere den Greifreflex, das Vermögen, etwas festhalten zu können, welches offensichtlich bei gesunden Säuglingen bereits ausgebildet ist. Das Festhalten ist also beim Menschen ganz tief angelegt. Immer, wenn es später im Leben schwierig wird, wenn Herausforderungen warten, Ängste oder einfach Unsicherheit auftauchen, reagiert er mit Anspannung. Er verkrampft sich und hält somit fest. Noch nie habe ich jemanden gesehen, der Angst hatte und entspannt war.
Loslassen hingegen muss gelernt werden, was nicht ganz so einfach ist. Darum gibt es so viele »Loslass-Kurse und -Trainings« auf dieser Welt: Entspannungstrainings, Meditationskurse, Atemkurse zum entspannenden und entspannten Atmen usw. Kurse, um das Festhalten zu lernen, existieren kaum.

Alles verändert sich

Das automatisierte Festhalten spielt sich jedoch auch feinstofflich in unserem Denken und Verhalten ab, denn Festhalten gibt Sicherheit – auch wenn es oftmals nur eine Scheinsicherheit ist, denn das Festhalten läuft dem eigentlichen Gang der Welt zuwider. Die Zeit bleibt nicht stehen, alles verändert sich. Alles, was einmal gekommen ist, wird auch wieder gehen, alles, was lebt, ist im Wachstum. Trotzdem vermittelt das Festhalten ein Gefühl von Sicherheit: Wenn ich merke, dass ich zu stürzen drohe, halte ich mich an etwas Stabilem fest und gewinne so Sicherheit. Das Festhalten

an eingespielten Mustern, Traditionen, an einem Glauben, an Vertrautem gibt meinem Leben Orientierung und damit Sicherheit. Gleichzeitig behindert es aber Veränderung, Wachstum und Entwicklung.
Oft gehörte Sätze wie »Das haben wir schon immer so gemacht«, »Das war noch nie so« oder »Da könnte jeder kommen« zeigen deutlich auf, dass Veränderungen auch immer destabilisierenden, oftmals bedrohlichen Charakter haben und dass man sich deshalb lieber an Bewährtem festhält, auch wenn dieses möglicherweise gar nicht so bewährt ist und eine solche Haltung sehr oft eine dynamische Entwicklung unmöglich macht.

> ***Beispiel***
> *Eine Frau ist mit ihrem Mann, mit dem sie seit über 20 Jahren verheiratet ist, unglücklich. Er behandelt sie entwürdigend, stellt sie in der Öffentlichkeit bloß, zuhause redet man kaum noch miteinander. Möglicherweise schlägt oder bedroht er sie. In ihrer Verzweiflung denkt sie daran, ihren Mann zu verlassen. (Erstes Chakra: »Bleiben oder gehen?«)*
> *Trotz allem hat sie den Mut nicht, ihn zu verlassen, denn sie fürchtet sich vor der ungewissen Zukunft. Die mögliche Veränderung löst bei ihr Ängste aus. Sie wagt den Schritt in die Ungewissheit nicht, kann nicht loslassen und hält am Gewohnten fest. Denn es scheint immer noch besser zu sein, das unangenehme Gewohnte zu ertragen, als die Veränderung zu wagen. (Zweites Chakra: »Kann ich loslassen?«)*

Um auf eine umsichtige Art und Weise loslassen zu können, braucht jemand die Fähigkeit, Situationen einschätzen zu können. Und er braucht das Wissen um die eigenen Fähigkeiten, Grenzen und Entwicklungsmöglichkeiten. In der yogisch-ayurvedischen Psychologie bezeichnen wir das Wahrnehmen und Erkennen der eigenen Persönlichkeit mit ihren Stärken, Schwächen, Bedürfnissen, Ängsten und Werten als »Selbstbewusstsein«. Dazu gehört auch, dass ich mich als mich veränderndes, fließendes Wesen erkenne, welches auch von alten, überholten Mustern, Glaubenssätzen und Werten Abstand nehmen und sich entwickeln kann und darf. Voraussetzung dafür ist die Selbstreflexionsfähigkeit, das Nachdenken

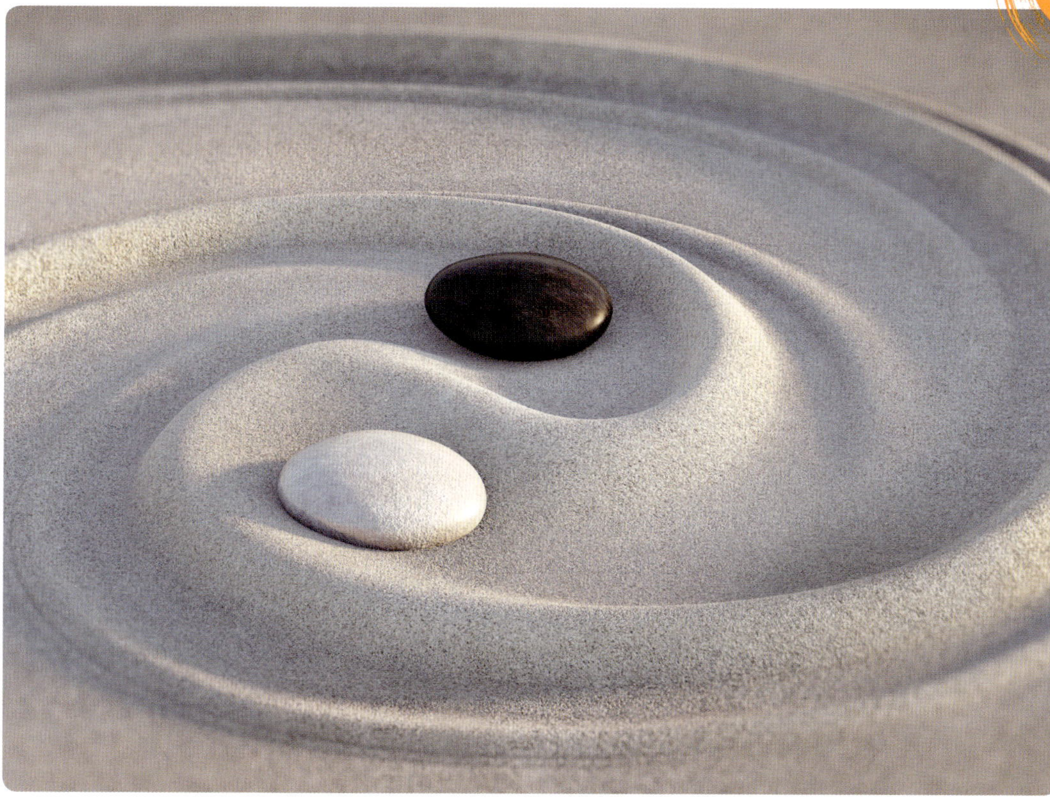

Selbstbewusstsein ist das Bewusstsein des Selbst - in allen Facetten.

über sich selbst und sein eigenes Verhalten sowie auch die Möglichkeit, sich zu hinterfragen. Denn nur so ist letztendlich Wachstum und Entwicklung möglich. Hier sehen wir eine thematische Verbindung zum Stirn-Chakra.
Mit einem gesunden Selbstbewusstsein kann ich recht gut einschätzen, was für mich, mit meinen Fähigkeiten und Grenzen, darin liegt und was nicht. Das gibt mir eine sichere Basis für die Entscheidung zum Loslassen.

Die Wahl zwischen Stabilität oder Wechsel

Das zweite Chakra, das Sacral-Chakra, ist mit dem Element Wasser verbunden. Grobstofflich ist es für die Energieversorgung der wässrigen Organe und wässrigen Teile des Körpers zuständig: Nieren, Blase, harnfördernde Strukturen, einen Teil der Darmtätigkeit, innere Geschlechtsorgane, Lymphe und Blut, letztlich für alle Zellen des grobstofflichen Körpers. Wenn wir davon ausgehen, dass unser grobstofflicher Körper zum größten Teil aus Wasser besteht, können wir auch abschätzen, wie wichtig dieses Chakra insgesamt für unser Wohlbefinden ist. Feinstofflich fördert es im Geist die fließenden, beweglichen, auch dem Weg des geringsten Widerstandes folgenden Eigenschaften im Denken, Fühlen und Handeln. Im menschlichen Verhalten zeigt sich dies in der geistigen Flexibilität, in der Kreativität, der Lebenslust, der Sinnlichkeit und im Speziellen auch in der Lust an sexuellen Handlungen. Etwas grundsätzlicher können wir feststellen, dass es bei uns für die Lebensenergie, die Lebensfreude, das Loslassenkönnen und die prinzipielle Veränderungsbereitschaft zuständig ist.

Das Lustprinzip

So gesehen unterstützt dieses Chakra mehr das lustbetonte Handeln, die Suche nach Bedürfnisbefriedigung, in der Übertreibung bis hin zur Sucht. Nicht das Realitätsprinzip steht im Vordergrund, sondern das Lustprinzip. Das bedeutet, dass jemand weniger die Tendenz hat, dem zu folgen, was gesund ist und das Wachstum fördert, sondern dem, was gerade am meisten Lust macht, und den angstmachenden Situationen aus dem Weg geht. Das Dilemma besteht jedoch, wie wir in diesem Kapitel noch sehen werden, darin, dass sich auch der Wunsch nach Sicherheit und Stabilität meldet, der eher zum Festhalten tendiert.
Die Lebensfrage »Kann ich loslassen?« beinhaltet letztlich die Wahl zwischen Stabilität und Wechsel, zwischen Disziplin und launenabhängigem Verhalten.
Im zweiten Chakra, dem Sacral-Chakra, befinden wir uns in der physikalischen Dimension der Zeit, denn Stabilität ist auf Dauerhaftigkeit, während Wechsel auf Kurzfristigkeit ausgelegt ist. Im Hinduismus ist Shiva der Gott der Zeit. Er beendet das Behindernde, das Ungesunde, zerstört den Dämon, damit Neues, Gesundes entstehen und wachsen kann. Indem er etwas beendet und Neues entstehen lässt, herrscht er über die Zeit.

Wachstum ist im Plan der Natur

Vielen Menschen tut Stabilität gut, weil sie das Gefühl von Sicherheit vermittelt. Andere fühlen sich wohl, wenn in ihrem Leben immer wieder Wechsel stattfindet, damit es ihnen nicht langweilig wird. Die heutige Zeit, mit den schnellen und ständigen Veränderungen, stellt jedoch für viele eine Überforderung dar, einerseits für jene, die Stabilität brauchen, andererseits aber oft auch für diejenigen, die Veränderungen schätzen. Denn Letztere verlieren durch das Tempo der Entwicklung schnell einmal die Orientierung.
Ein vedisches Naturgesetz, dem wir schon begegnet sind, heißt: Wachstum ist im Plan der Natur. Dies bedeutet, dass alles, was lebt, wächst und sich verändert. Findet kein Wachstum statt, ist das gegen die Natur. Da die Natur jedoch letztlich stärker ist als unser kurzfristiges Sein, holt sie sich früher oder später ihr Recht zurück, zwingt uns zum Wachstum oder am Ende – wenn Wachstum nicht mehr möglich ist – zum Sterben. Stagnation ist demnach ungesund, weil sie gegen das Naturgesetz ist. Stabilität gibt zwar Sicherheit, birgt jedoch die Gefahr der Stagnation. Wechsel in angemessenem Maß ermöglicht Wachstum, weil wir uns immer wieder an neuen Gegebenheiten orientieren müssen oder dürfen und dadurch unser Potenzial verbessern. In diesem Fall spreche ich von qualitativem Wachstum. Zu viel Wechsel kann, wie wir bereits beschrieben haben, Orientierungslosigkeit, Verwirrung und Chaos bewirken. In so einem Zustand kann kein vernünftiges Wachstum stattfinden.

Was macht mich flexibel?

Wenn mein Sacral-Chakra offen und aktiv ist, kann ich gut abschätzen und entscheiden, was und in welchem Maß etwas vernünftig ist. Mein Denken und Handeln ist flexibel. Bei inaktivem, verschlossenem Sacral-Chakra können wiederum – wie bei den anderen Chakren – gewohnte Automatismen, Ängste, Glaubenssätze und persönliche Vorlieben die Herrschaft über diese Lebensfrage übernehmen. Das zweite Chakra beeinflusst die Selbstwahrnehmung und damit das Selbstbewusstsein, das wir – wie bereits beschrieben – als das Erkennen der eigenen Persönlichkeit definieren. Ich bin mir bewusst, dass ich so bin, wie ich bin, mit meinen Stärken und Schwächen. Mit aktiviertem zweitem Chakra bin ich mir bewusst, dass ich mich verändere, verändern darf und will. Ich bin ein Lebewesen, welches im Fluss ist und sich mit einer ausbalancierten Stabilität als Basis verändert. So hat jemand die freie Wahl zwischen Stabilität und Wechsel.

Struktur oder Chaos?

Umgekehrt kann ein verschlossenes Sacral-Chakra zu einer eingeschränkten Selbstwahrnehmung und damit zu instabilem Selbstbewusstsein führen, bei welchem die Gefahr von automatisierten Übertreibungen resultiert. Tendiert ein Mensch von seiner Grundhaltung her zum Wunsch nach Stabilität, kann sich dies in der Übertreibung in Stagnation und als Blockierung auswirken. Neigt er naturgemäß eher zum Wunsch nach Wechsel, resultiert in der Übertreibung schnell Strukturverlust und schließlich inneres Chaos (s. nachfolgende Grafik). Sie zeigt auch auf, dass fehlendes Selbstbewusstsein dazu führen kann, dass jemand in einer überkompensierenden Art von einem Extrem ins andere umschwenken kann, z. B. von der Blockiertheit ins exzessive Handeln und umgekehrt.

Beispiel

Dem Dilemma »Stabilität und Wechsel« begegnen wir immer wieder, wenn es beispielsweise in einem Unternehmen zu Veränderungen kommt. Umsichtige Führungskräfte rechnen in solchen Situationen mit den »natürlichen« Widerständen der Mitarbeitenden. Wenn letztlich die Änderung noch so vorteilhaft und gut gemeint ist, wirken immer wieder Gegenkräfte, die sagen, dass es doch früher auch gegangen und dass doch eine Änderung gar nicht nötig sei. Dies hat damit zu tun, dass die Menschen Vertrautes nicht gerne loslassen, weil sie sich mit Neuem, Ungewissem auseinandersetzen müssen.

Mitarbeitende mit stabilem Selbstvertrauen (erstes Chakra) und einem gesunden Selbstbewusstsein (zweites Chakra) begrüßen – nicht unkritisch – Veränderungen als Chance zum Lernen, als Herausfor-

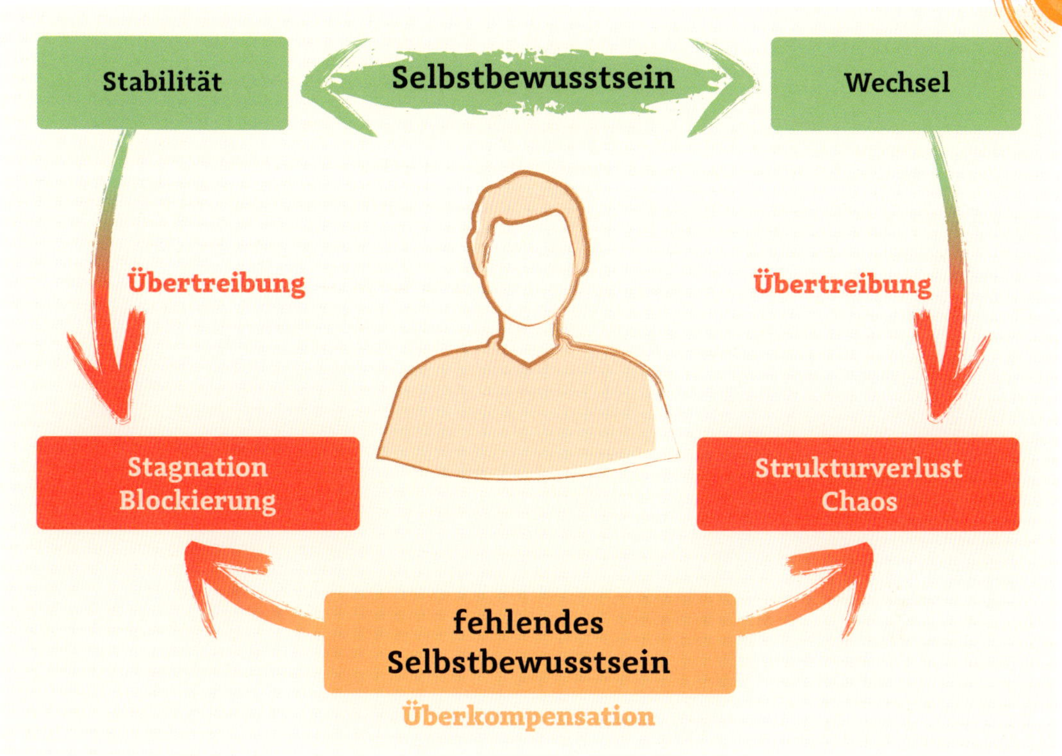

Das Spannungsfeld zwischen Stabilität und Wechsel anhand des Wertequadrates von Nicolai Hartmann

> *derung und als willkommene Abwechslung. Mit brüchigem Selbstvertrauen und schwachem Selbstbewusstsein tauchen mehr oder weniger bewusst Ängste auf – die Angst, etwas Neues nicht meistern zu können, die Angst vor dem Mehraufwand oder die Angst vor unerwarteten Problemen und Überforderung. Der enge systemische Zusammenhang zwischen dem ersten und zweiten Chakra ist sichtbar.*

Stabilität oder Wechsel und Grundängste

Weil die Lebensfrage »Kann ich loslassen?« mit zwei Grundängsten des Menschen verbunden ist, nämlich mit der Angst vor der Endgültigkeit und der Angst vor dem Chaos, ist auch diese Lebensfrage ein Thema, dem man im Verlaufe des Lebens immer wieder begegnet. Beides, Endgültigkeit und

Chaos, würde letztlich den Tod bedeuten: Endgültig ist nur der Tod und im Chaos droht der Mensch die Orientierung zu verlieren, unterzugehen und zu sterben.
Um der Angst vor Endgültigkeit zu entfliehen, sucht der Mensch nach Selbstbestätigung nicht selten durch übersteigerte Selbst-Erfahrung, den Beweis, dass man – trotz Stabilität – noch lebt und dass noch alles möglich ist. Solche Selbstbestätigungen sind oft übertriebene Erfahrungen, wie Tempoexzesse, Ausschweifungen aller Art oder hysterisches Verhalten. Im Alltag lässt sich dies auch in den häufig gebrauchten sprachlichen Übertreibungen feststellen: Schnell einmal werden Worte wie »extrem«, »mega«, »giga«, »super« verwendet, obschon Erlebnisse, Gegenstände oder Situationen einfach gut, schön, gefährlich oder traurig sind. Diese Übertreibungen haben letztlich auch etwas Hysterisches an sich.

Die Grundformen der Angst (nach Fritz Riemann)

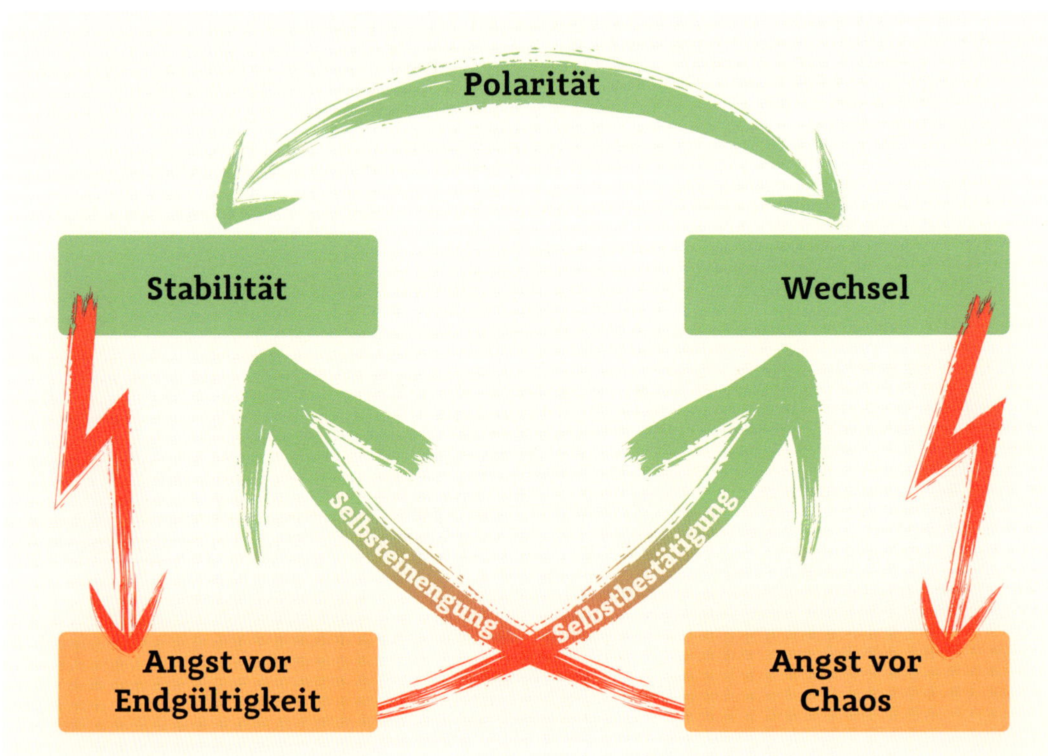

Eine zu starre Struktur raubt uns die Freiheit

Auf der anderen Seite schützt die Selbsteinengung gegen die Angst vor dem Chaos, dem Orientierungsverlust. »Wo endet das?« ist eine Frage, die wir immer häufiger hören und die wir uns – wenn wir ehrlich sind – auch selbst ab und zu stellen. Das Tempo der Veränderungen und Entwicklungen nimmt stetig zu, sodass wir uns nicht unberechtigt Sorgen machen, ob wir da nicht den Anschluss und den Überblick verlieren. Latent spüren wir Überforderung, die wir zwar verdrängen, die sich jedoch bei vielen unterschwellig als Angst vor dem Chaos manifestiert. Die verständliche Reaktion darauf ist, dass wir uns einengen, uns nicht alles erlauben, dass wir uns selbst Grenzen auferlegen. Dies fängt bei strukturierenden Plänen an, wie beispielsweise »To-do-Listen« (die uns zwar guttun, die wir aber nicht selten unbearbeitet liegen lassen), und endet in zwanghaften Handlungen, wie beispielsweise einer übertriebenen Ordnung oder Reinlichkeit (Putzzwang) bis hin zu einem völlig normierten, übertrieben durchstrukturierten Leben, das uns jegliche Freiheit raubt.
Es hängt stark von der Offenheit und Aktivität des zweiten Chakras ab, ob ich auf eine situationsadäquate Weise mit Stabilität und Wechsel umgehen kann oder in die genannten Automatismen und alten Muster verfalle.

Das aktive, offene Sacral-Chakra

Das aktive, offene zweite Chakra gibt mir in verschiedenen Situationen die Möglichkeit, flexibel nach meinem Potenzial zwischen Stabilität und Wechsel zu wählen. Ich bin aufgrund meines gesunden Selbstbewusstseins in der Lage, mich für den Weg zu entscheiden, der mir guttut und der mein persönliches Wachstum unterstützt. Ich entscheide nicht nach dem Lust- / Unlustprinzip, dem Weg des geringsten Widerstandes oder dem Gewohnheitspfad, welcher kurzfristige Befriedigung sucht oder Angstmachendem aus dem Weg geht. Ich bin bereit und in der Lage, die Konsequenzen meiner Wahl in Kauf zu nehmen. Mit offenem Sacral-Chakra kann ich frei auf andere zugehen, Kontakte knüpfen und Beziehungen eingehen. Es muss nicht immer alles nach demselben Muster ablaufen und so kann sich auch mein kreatives Potenzial entfalten. Ich bin in der Lage, meine Emotionen wahrzunehmen und ihnen in angemessenem Maß freien Lauf zu lassen. Entspannt kann ich die Freuden des Lebens genießen, Belastendes auch gut wieder loslassen.

Das blockierte Sacral-Chakra

Körperlich manifestiert sich ein blockiertes Sacral-Chakra oftmals in Verspannungen, Blähungen und Verstopfung, Menstruationsbeschwerden, Problemen mit den Nieren, der Blase und den Sexualorganen.
Auch der Geist ist verspannt. Das heißt, er neigt zum Einengen des Denkens bis hin zur Sturheit und Prinzipienreiterei. Die Welt muss so funktionieren, wie man sich das vorstellt, Pläne müssen eingehalten werden. Sobald etwas anders läuft, verliert ein solcher Mensch die gute Stimmung. Oftmals wirken solche Menschen leidenschafts- und emotionslos, leiden innerlich unter Verlustängsten und Eifersucht.
Anhaftung ist das Stichwort: Festhalten an Gewohntem, Starrheit, Besitzdenken und Widerstand gegen Neuerungen sind die deutlichsten Anzeichen für ein verschlossenes Sacral-Chakra. So können keine problemlösenden oder schöpferischen Kräfte entwickelt werden.
Das blockierte Sacral-Chakra führt zudem oft zu depressiven Verstimmungen, zu schöpferischen Blockaden und dazu, dass jemand Mühe hat, sich zu exponieren. In solchen Phasen zieht man sich gerne zurück. Dies vor allem, wenn es um das Ausleben der Sexualität oder das Zeigen von Emotionen geht.

Das überschießende Sacral-Chakra

Überschießt das Sacral-Chakra, führt dies zu lust- und triebgesteuerter Lebensführung, was letztlich auch den Nährboden für Süchte darstellen kann. Dies kann so weit gehen, dass der Mensch regelrecht von seinen

Lüsten und seinem Verlangen gesteuert wird. Unkontrollierbare, übertriebene Emotionen wie Ausgelassenheit, Aggressionen, Eifersucht kommen zum Vorschein.
Etwas weniger auffällig ist das »Alles-Fließenlassen«. Es kommt ohnehin alles, wie es kommt, also gibt man sich einer fatalistischen, unengagierten Haltung hin. Das sichtbarste Merkmal dafür ist die Unverbindlichkeit, die in unserer Gesellschaft weitherum Einzug gehalten hat. Gerne machen wir mit, wenn's gerade ins Konzept passt, aber wir legen uns nicht fest und übernehmen schon gar nicht Verantwortung.
Die Liebe reduziert sich auf die sexuelle Lustbefriedigung. Partnerinnen oder Partner werden mehr als Trophäen betrachtet denn als wirkliche LiebespartnerInnen.

Nur wenn wir Bestehendes in Frage stellen können, Stabilitäten durcheinanderwerfen dürfen, kann Neues entstehen.

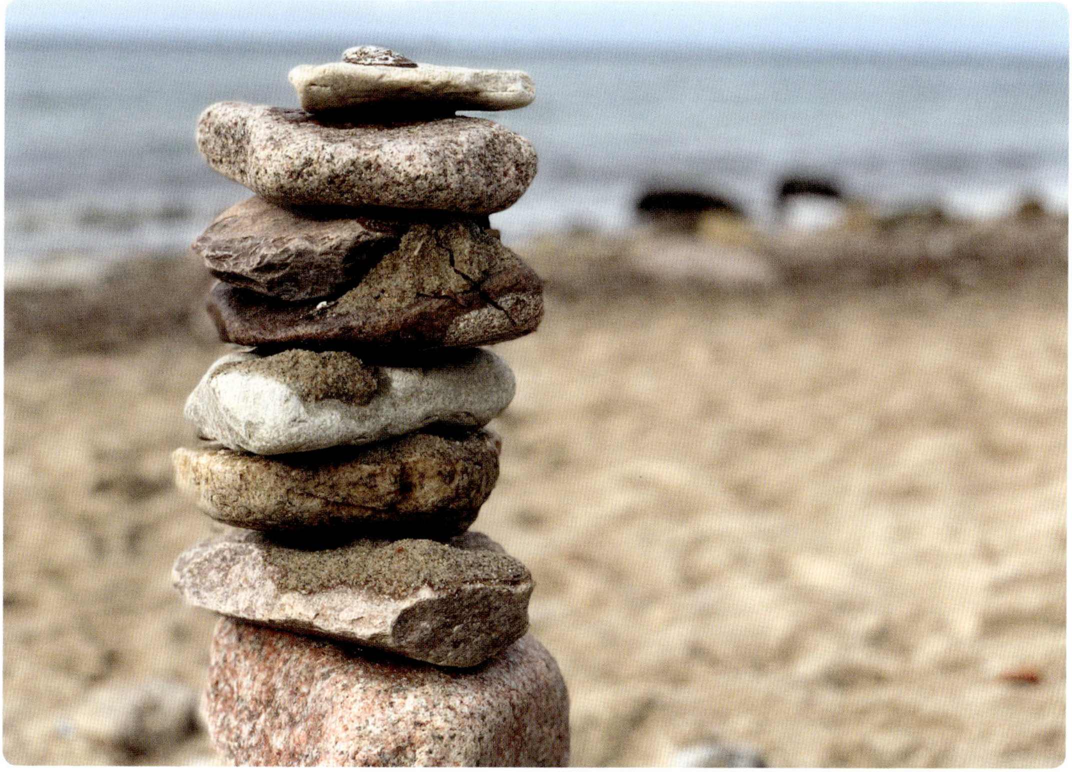

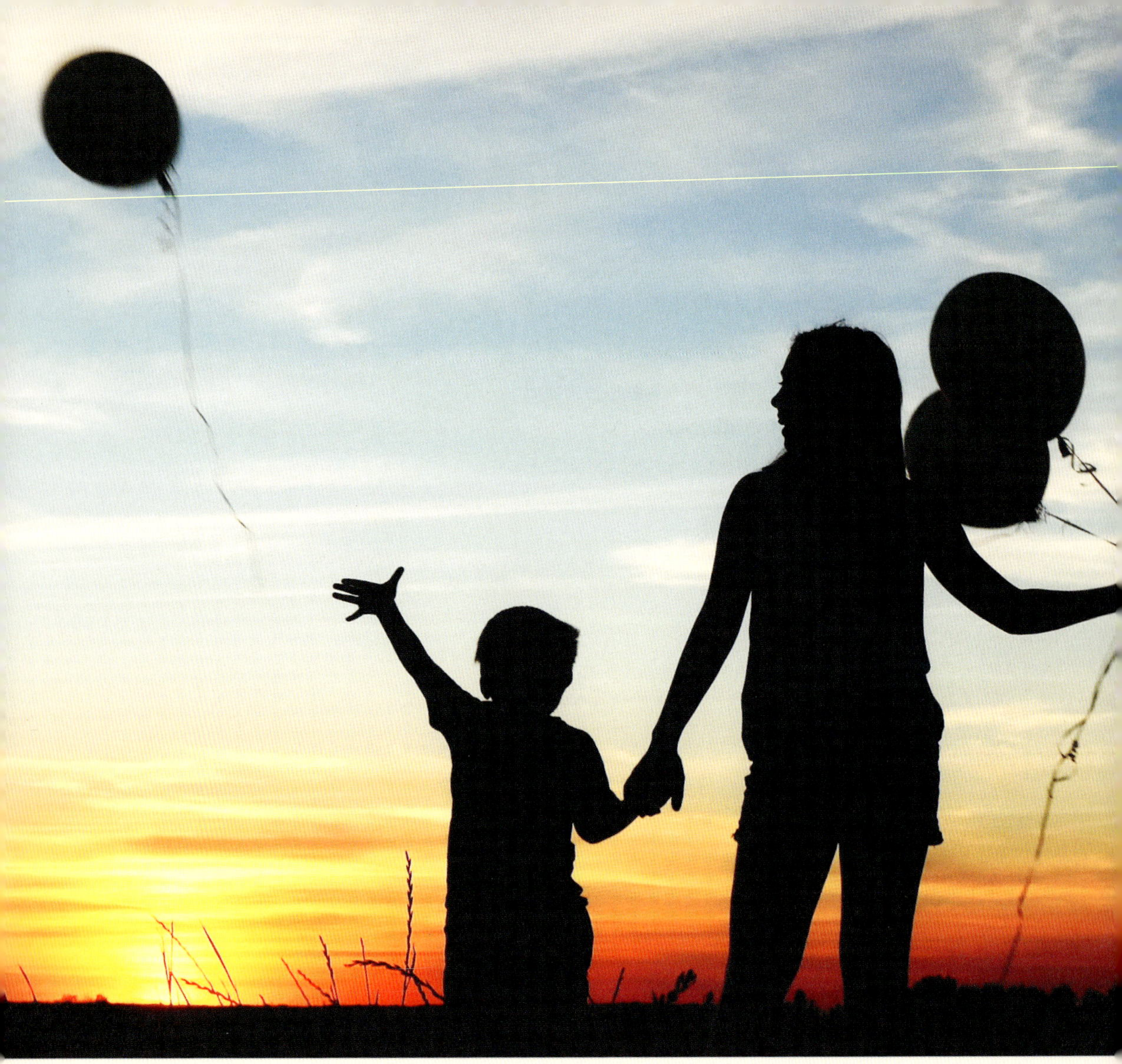

STÄRKE DEIN SACRAL-CHAKRA

Selbsterfahrung und persönliche **Chakraarbeit**

Selbsttest

Mit diesem Test kannst du feststellen, wie stabil die Konstitution deines Sacral-Chakras ist. Beachte jedoch bitte, dass du die Aussagen für dich generell und nicht bezogen auf den aktuellen Zustand beantwortest, der von situativen Ereignissen beeinflusst sein kann. Du kommst zu einem aussagekräftigen Resultat, wenn du für dich die Aussagen selbstkritisch nach dem folgenden Schlüssel beurteilst:

Aussagen	Punkte 1	2	3	4
Ich kann mich gut auf Veränderungen einstellen.	☐	☐	☐	☐
Ich kann meine Fähigkeiten gut einschätzen.	☐	☐	☐	☐
Ich kenne meine Grenzen.	☐	☐	☐	☐
Ich kann gut loslassen.	☐	☐	☐	☐
Kreativität ist eine meiner Stärken.	☐	☐	☐	☐
Ich bin voller Lebensfreude.	☐	☐	☐	☐
Ich kann das Leben genießen.	☐	☐	☐	☐
Mir fällt es leicht, Gefühle auszudrücken.	☐	☐	☐	☐
Ich habe Lust, meine Sexualität in vollen Zügen auszuleben.	☐	☐	☐	☐
Ich bin grundsätzlich flexibel.	☐	☐	☐	☐
Eine gewisse Stabilität kann ich schätzen.	☐	☐	☐	☐
Meine Verdauung funktioniert regelmäßig.	☐	☐	☐	☐
Mein Sacral-Chakra-Wert	☐			

Aussageschlüssel: **1** = gar nicht **2** = eher nicht **3** = im Großen und Ganzen ja **4** = ja, sehr

Testauswertung

Den Sacral-Chakra-Wert ermittelst du, indem du die zwölf Einzelbewertungen zusammenzählst. Die maximale Punktzahl wäre demnach 48. Je höher der Punktwert ist – auch im Vergleich zu den übrigen Chakren –, desto stabiler ist die Konstitution deines Sacral-Chakras.
Die gezielte Arbeit mit dem Sacral-Chakra hilft uns vor allem beim bewussten und achtsamen Los- und Fließenlassen, jedoch auch beim nachhaltigen Dranbleiben und Durchhalten, wenn dies in einer Situation gefordert ist.
Oftmals führen eingeübte Muster zum zwanghaften Festhalten, bei dem das Nachgeben als Niederlage aufgefasst wird oder zur übereilten Aufgabe führt.
Was du unternehmen kannst, um dein Sacral-Chakra zu stärken, entnimmst du den folgenden Abschnitten.

Selbsterfahrung

Eine gute Auskunft über die Konstitution deines Sacral-Chakras erhältst du, wenn du die folgenden Fragen selbstkritisch beantwortest:

Versuche, dich an aktuelle oder vergangene Lebenssituationen und Entscheidungen zu erinnern, die im Zusammenhang mit der Lebensfrage »Kann ich loslassen?« stehen oder standen.
Hast du bei dieser Frage immer ähnlich entschieden oder gibt es bestimmte wiederkehrende Entscheidungs- und Verhaltensmuster?

> ***Beispiel***
> *Viele Menschen tun sich schwer mit dem Loslassen. Gerade in der Bedrängnis, unter Druck oder in Krisen halten sie fest an alten, vertrauten Werten und Erfahrungen. Mit dem Festhalten an Bekanntem nutzt man jedoch die Chance einer Krise nicht, nämlich neue Werte zu schaffen.*

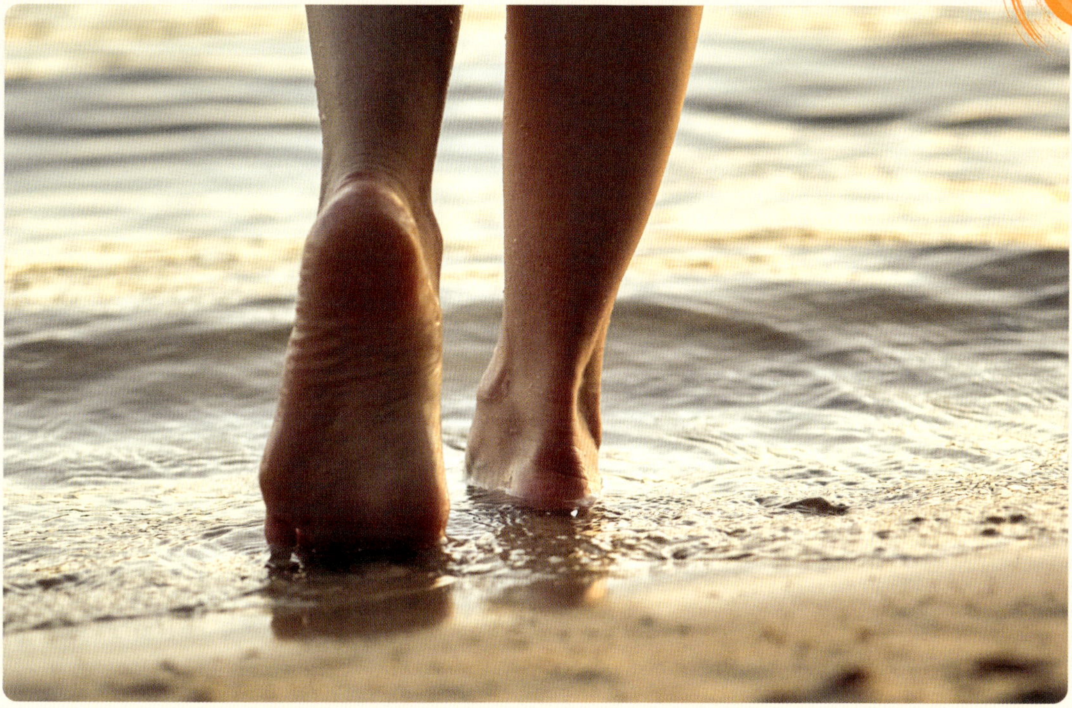

Ich bewege mich im Fluss des Lebens.

Ob Festhalten oder Loslassen in der Einzelsituation klug ist, steht hier nicht zur Debatte. Beides kann in der jeweiligen Situation intelligent oder eben auch töricht sein. Es geht hier vielmehr um Automatismen: Bin ich eher jemand, der die Sicherheit sucht, oder bin ich eher die Abenteurerin / der Abenteurer? Oder bin ich jemand, der nach seinen Fähigkeiten und Kraftreserven mal so, mal anders entscheidet?
Tendenziell stellen wir fest, dass jemand, der automatisiert handelt, sein Potenzial in Drucksituationen zu wenig nutzt, d. h., dass sein Sacral-Chakra eher starr-verschlossen oder überschießend ist (s. ab Seite 121).

Neigst du in verschiedenen Situationen eher dazu, festzuhalten oder gleichgültig zu werden?

Gewohnheitsverhalten weist darauf hin, dass du dein Potenzial zu wenig nutzt, d. h., dass dein Sacral-Chakra eher starr-verschlossen oder überschießend ist (s. ab Seite 121).

Veränderungswunsch

Möchtest oder musst du in diesem Chakra eine Veränderung anstreben? Pass dabei auf, dass du nicht von einem Extrem ins andere fällst, denn das geschieht oft, weil man im Veränderungswunsch Gefahr läuft zu übertreiben. Bei der Chakraarbeit zielen wir darauf ab, die Chakren, im jetzigen Fall die Konstitution des Sacral-Chakras, zu festigen, damit es mehr Druck aushält und flexibler reagieren kann. So kannst du unter Nutzung deines Potenzials bewusst – und nicht automatisiert – entscheiden, ob du loslassen oder durchhalten willst.

Bernstein – beispielsweise als Schmuck getragen – kann dein Sacral-Chakra stärken.

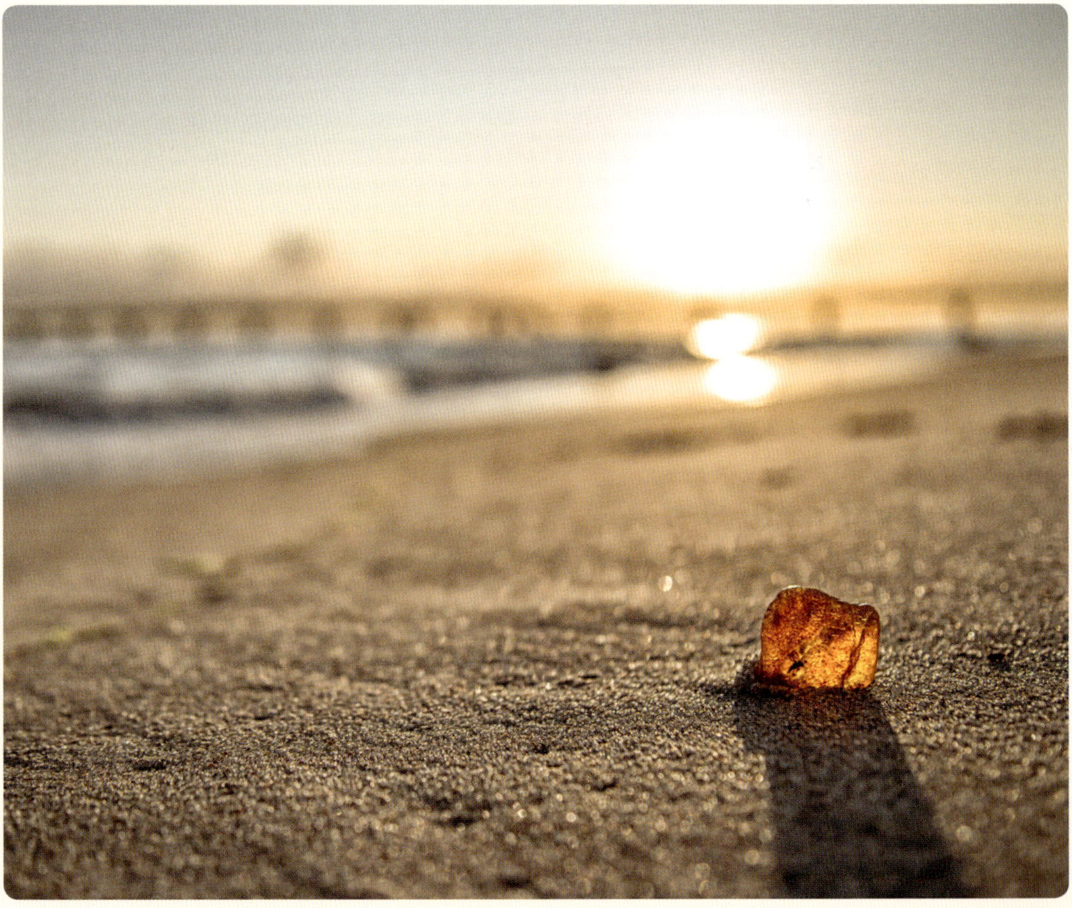

Schreibe deine Entwicklung auf

Wenn du dein Sacral-Chakra kräftigen willst, mit welcher konkreten, persönlichen Zielsetzung tust du das? (Z. B. »Ich will in Zukunft in meinem Denken flexibler werden.«) Woran kannst du Fortschritte erkennen? (In unserem Beispiel erkenne ich Fortschritte daran, dass ich mich Veränderungen gegenüber weniger kritisch verhalte und offener reagiere.)
Nutze dafür die Beurteilungsskala für Fortschritte (s. Seite 131). Hier kannst du deine momentane Wahrnehmung in Bezug auf deine Zielsetzung beurteilen. »0« bedeutet: Das ist eine Schwäche von mir; »10« bedeutet: Das ist eine Stärke.
Beurteile zuerst deine momentane Befindlichkeit zu deinem Thema (z. B. Ich sehe bei Veränderungen immer zuerst die Probleme. Deshalb beurteile ich mich mit »3«). Wenn du eine Weile geübt hast, kannst du anhand dieser Skala subjektiv beurteilen, ob und wie viele Fortschritte du in Richtung »10« machst. Die Skala findest du am Ende dieses Abschnittes.

Chakra-Aktivierung

Energiearbeit Suche in der Natur einen flachen, runden Stein, etwa 5 cm im Durchmesser. Wärme ihn in heißem Wasser auf. Lege dich auf eine Matte auf den Boden und ihn auf den Unterbauch. Lass mit geschlossenen Augen die Wärme des Steins in die Tiefe wirken und stelle dir vor, wie in der Mitte des Unterbauches Bewegung entsteht.

Körperübung Mach einige Male am Tag eine Blitzentspannung: aufrecht sitzen oder stehen. In der Vorstellung hängst du am Himmel wie eine Marionette und stellst dir vor, jemand käme und schneide die Schnüre durch und du sackst zusammen, wie das eine Marionette täte, deren Schnüre durchgeschnitten würden. Beim Stehen musst du ja nicht gerade zu Boden fallen. (Vorsicht bei Rückenbeschwerden!)

Mentale Arbeit Lebe – wie ich es schon beim Wurzel-Chakra vorgeschlagen habe – bewusst und mehrheitlich im »Hier und Jetzt«. Beobachte deinen Geist. Gewöhne ihn daran, sich mehr mit der Gegenwart zu befassen als mit der Zukunft. Denn wenn du deinen Geist in die Zukunft richtest, ist das die Wurzel für Ängste.

Willensäußerung *(samkalpa)*: »Ich lasse es fließen.« Formuliere ein für dich stimmiges *samkalpa* mit ähnlichem Inhalt in deiner Sprache. Vergegenwärtige dir diesen Satz jedesmal, wenn du in einen Spiegel schaust, oder auch in der Meditation. Eine gute Wirkung des *samkalpas* kannst du erreichen, wenn du es als Bildschirmschoner in deinen Computer eingibst.

Meditation Meditiere täglich mindestens 5 Minuten. Nimm dabei bewusst das Sacral-Chakra wahr. Es liegt etwa eine Handbreit unterhalb des Bauchnabels, im Zentrum des Unterbauches. Lenke zum Schluss der Meditation die Aufmerksamkeit auf das Wurzel-Chakra, bevor du die Augen öffnest.

Atemübung Schließe im Aufrechtsitzen mehrmals am Tag kurz deine Augen. Entspanne bewusst deinen Unterbauch, atme ins Bauch- bzw. Sacral-Chakra.

Farbe Umgib dich mit oranger Farbe oder achte im Alltag auf diese Farbe (z. B. Blumen, Stoffe, Kleidung, Verfärbung der Berge und des Himmels beim Sonnenuntergang etc.).

Töne Summe täglich mehrmals in dem Ton, der dein Sacral-Chakra vibrieren lässt. Das musst du ein wenig ausprobieren, bis du den richtigen Summton findest. Dann kannst du in diesem Ton auch laut die Silbe »VAM« (ausgesprochen »vang« mit ganz weichem »g«) singen.

Düfte Räuchern, z. B. mit Sandelholz oder Bitterorange. Als Duftöle haben besonders Rosen- oder Sandelholzöl eine Wirkung auf das Sacral-Chakra.

Steine Du kannst Steine an dem Ort aufstellen, an dem du dich häufig aufhältst oder die du auch bei dir in einem Säcklein oder als Schmuck tragen kannst: z. B. Bernstein oder Karneol.

Naturerfahrung Gehe barfuß in einem Bächlein und nimm bewusst wahr, wie das Wasser über deine Füße fließt. Oder stell dich knöcheltief in einen See oder ins Meer und nimm bewusst die Bewegungen des Wassers wahr.

Selbstkontrolle

Kontrolliere anhand der folgenden Beurteilungsskala deine Fortschritte nach einer Woche. Wenn du dein Sacral-Chakra nachhaltig behandeln willst, bestimme deinen Fortschritt immer jeweils nach einer weiteren Woche.

Beurteilungsskala für dein Sacral-Chakra

Ist-Zustand											
Beurteilung	**0**	**1**	**2**	**3**	**4**	**5**	**6**	**7**	**8**	**9**	**10**
Kontrolle 1											
Kontrolle 2											

0 = Das ist eine Schwäche von mir. 10 = Das ist meine Stärke.

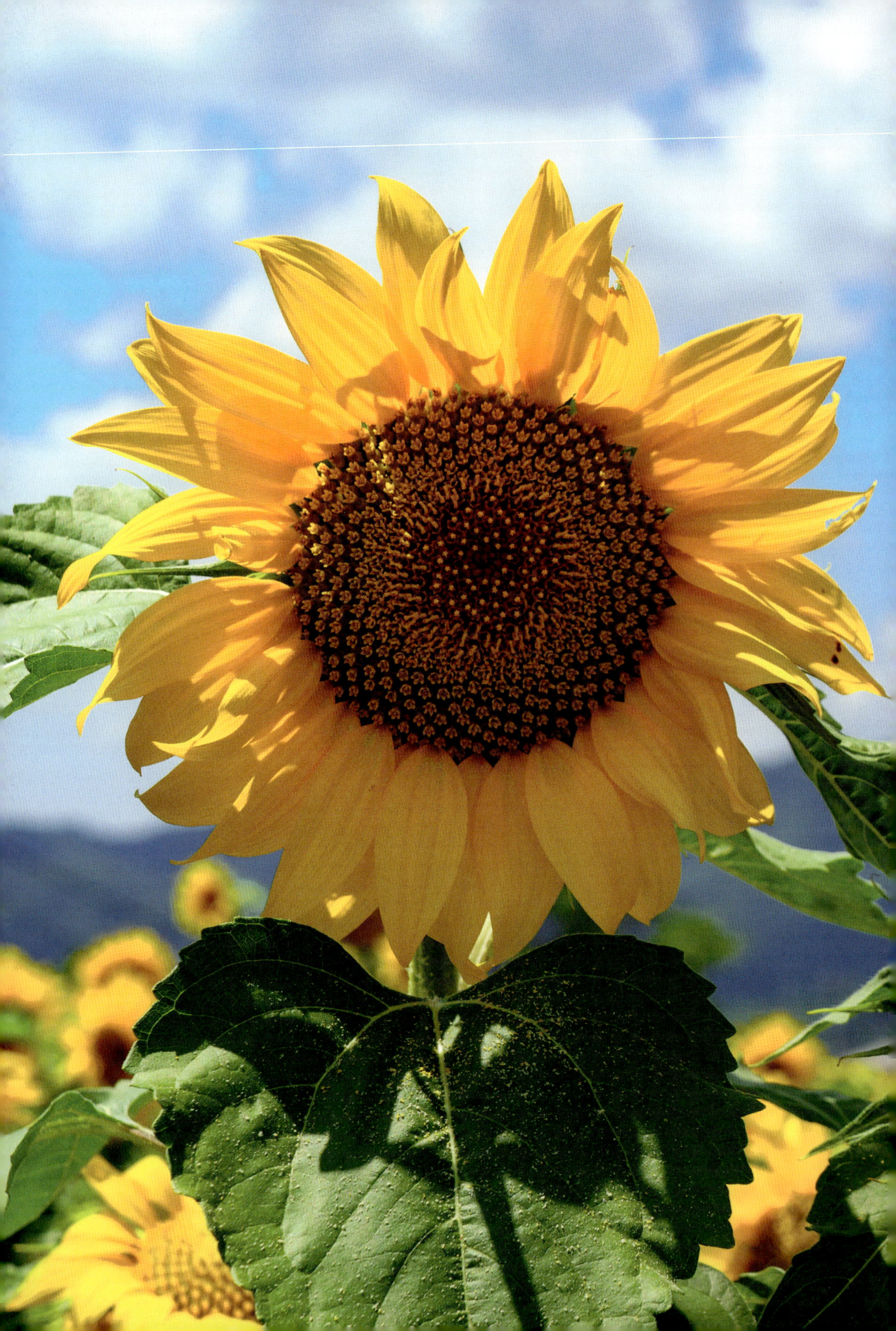

Solarplexus-Chakra

»Ich mache meinen Job!«

Zugehöriges Chakra	Solarplexus-Chakra (*Manipura-Chakra*)
Psychologischer Selbstaspekt	Selbstsicherheit
Psychische Symptome	Opferhaltung, Aggressionen

DIE DRITTE LEBENSFRAGE

Übernehme ich **Verantwortung?**

Zunehmend kommt von unten nach oben mehr Bewegung in die Chakren: Vom stabilen Erdelement über das fließende Wasserelement kommen wir nun ins lodernde Feuer. Aus ihm entspringen Energie, Engagement, Initiative, Wille, Kraft, Veränderung und zielgerichtete Handlung.

Von den unteren Chakren zum Solarplexus-Chakra

Während die ersten beiden Chakren eher unbewusste Aspekte beim Menschen energetisieren, wird es im dritten Chakra konkret. Hier geschieht, vom Feuer unterstützt, die Umwandlung. Grobstofflich manifestiert sich dies u. a. in der Qualität der Verdauung, der Stoffwechselprozesse und in der Körperwärme. Zudem beeinflusst es das vegetative Nervensystem und die Immunabwehr. Feinstofflich-psychologisch gesehen hilft es uns, unsere eigene Macht zu steuern, Verantwortung zu übernehmen, Entscheidungen zu treffen und in die Handlung zu kommen. Hinter der Handlung stehen der Wille und die Kraft. Diese Zusammenhänge zeigen auf, wie stark das Solarplexus-Chakra unsere körperliche und geistige Gesundheit beeinflusst.

Das Solarplexus-Chakra versorgt die zentralen Organe Magen, Bauchspeicheldrüse, Leber, Gallenblase, Milz und Dünndarm mit Energie und beeinflusst so deren Funktion. Verdauungsstörungen, Übergewicht durch ungenügende Verdauung, Magenbrennen, Rückenschmerzen im unteren Rücken, Diabetes, Erkrankungen der Leber, der Milz und der Gallenblase können durchaus in Zusammenhang mit einem instabilen, ungenügend funktionierenden oder überschießenden Solarplexus-Chakra gebracht werden. Entsprechend können wir auch mit dem Aktivieren und Stabilisieren dieses Chakras einen Heilungsprozess unterstützen.

Ich entscheide mich zu wachsen

Während Erde in der Stabilität ruht, Wasser die Tendenz hat, in seinem Fluss den Weg des geringsten Widerstandes zu gehen, lenkt das Feuer

Überwinde deine Trägheit.

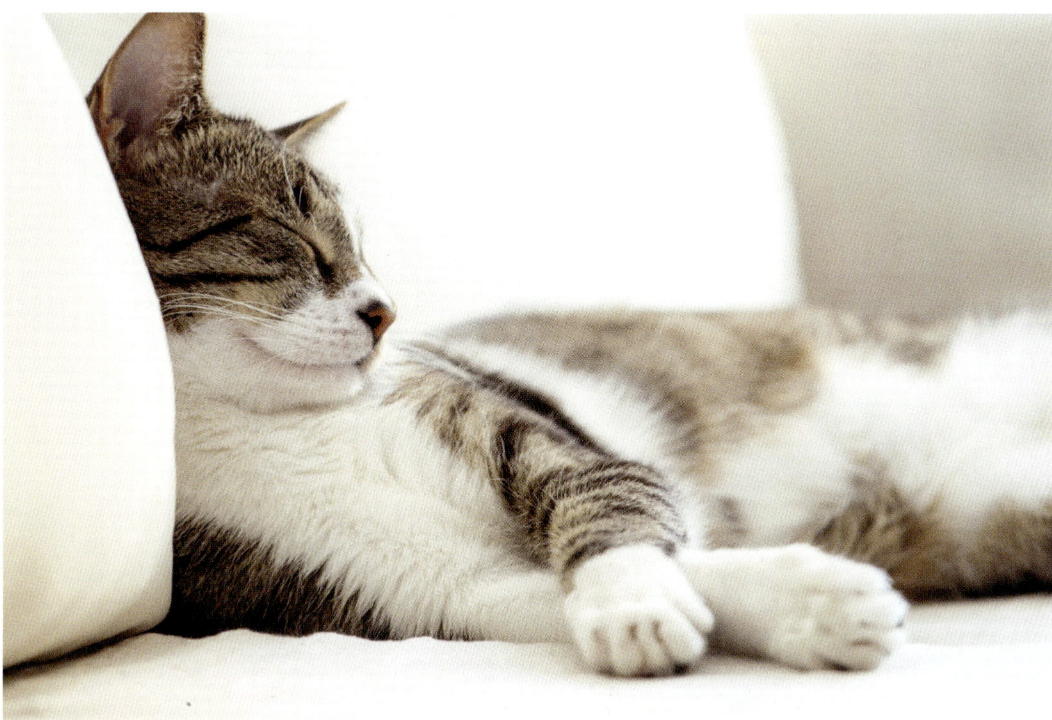

die Kraft in die aktive Veränderung. Die Übernahme der Verantwortung tritt an die Stelle der gewohnten und automatisierten Bedürfnisbefriedigung, der Angstvermeidung oder des Automatismus. Die Antwort auf die Frage: »Was tut mir gut? Was unterstützt mein Wachstum?« (s. dazu auch ab Seite 75), die Entscheidung für das persönliche Wachstum und – allem voran – die Umsetzung in die Handlung sind die konkreten Auswirkungen der übernommenen Verantwortung.

Viele Menschen leiden darunter, sich für das, was ihnen guttäte und ihr Wachstum fördern würde, nicht aufraffen zu können. Lieber verharren sie in ihrer gemütlichen Komfortzone und geben träge ihrer Lust nach. Das typische Beispiel dafür ist, wenn du müde vom Geschäft heimkommst und Mühe hast, dir nochmals einen Stoß zu geben, um auszugehen oder Sport zu treiben. Dies, obwohl du sicher die Erfahrung gemacht hast, dass die Handlung – wenn sie einmal in Gang gekommen ist – Spaß macht und guttut, sobald du dich dazu überwunden hast.

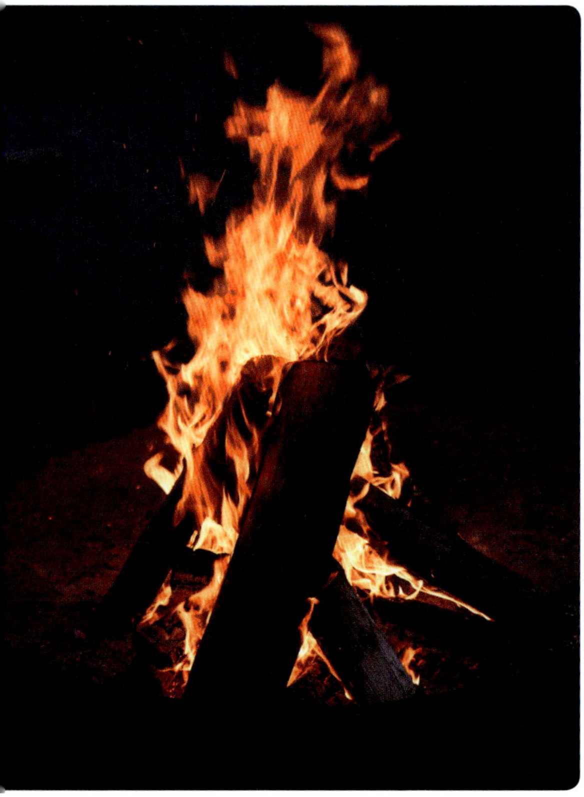

Ich übernehme Verantwortung

Das aktivierte Solarplexus-Chakra unterstützt uns bei der Beantwortung der Lebensfrage: »Übernehme ich Verantwortung?« Verantwortung für mich selbst, für mein Handeln und meine Entscheidungen, aber auch für die Umsetzung dieser Entscheidung. Menschen, welche die Selbstverantwortung nicht übernehmen, fühlen sich oft machtlos und als Opfer der Umstände.

Das Element Feuer unterstützt Veränderung.

Selbstverständlich werden wir durch gewisse Lebensumstände zum Opfer. Die Frage ist nur, wie schnell kann ich wieder die Selbstverantwortung übernehmen und entscheiden, um wieder ins Wachstum zu kommen.

Der innere Widerstand

Der innere Widerstand – unschönerweise und wenig selbstwertschätzend oft auch »innerer Schweinehund« genannt – ist eine natürliche Kraft, die sich recht grundsätzlich einer neuen Handlung entgegenstellt, vor allem wenn diese mit wenig Lust, dafür mit viel Vernunft und Aufwand verbunden ist. Der Zweck dieser Gegenkraft könnte darin liegen, uns noch kurz zum Überlegen zu bringen, ob die neue Aktivität auch wirklich sinnvoll und ungefährlich ist. Es dürfte eine Art Selbstschutz sein, der überwunden werden muss, bevor die neue Handlung in Angriff genommen wird. Um diesen Widerstand zu überwinden, braucht es Willenskraft, einen Impuls zur Handlung, letztlich auch den Mut, sich der Ungewissheit zu stellen und möglicherweise überfordert zu sein. Oftmals wird das, wozu man sich anfänglich zwingen musste, schließlich mit Erfolg, Freude und lustvollem Erleben und auf jeden Fall mit persönlichem Wachstum belohnt.

> ***Beispiel***
> *Du liegst am Morgen im Bett, der Wecker klingelt und du müsstest aufstehen. Der innere Widerstand meldet sich und du bleibst noch liegen, obschon das letztlich gar nichts bringt. Aufstehen bedarf der inneren Entscheidung, des Rucks, den man sich geben muss, den Widerstand zu überwinden.*

»Mach deinen Job!«

Was soll diese Aufforderung und was ist denn eigentlich mein »Job«? Wie wir schon erwähnt haben, besteht aus vedischer und tantrischer Sicht der eigentliche Sinn des Lebens darin, zu wachsen, wie das in dem Naturgesetz

»Wachstum ist im Plan der Natur« formuliert ist. Wächst ein Lebewesen nicht mehr, verhält es sich gegen dieses Naturgesetz. Da jedoch die Natur über dem einzelnen Lebewesen steht, wird sie sich ihr Recht – aus tantrischer Sicht über das Karma – zurückholen, sei es über eine neue Lebensaufgabe oder gar als Krankheit.
Wenn wir von Wachstum sprechen, meinen wir nicht nur das quantitative Wachstum, im Sinne von mehr und größer, sondern auch das qualitative Wachstum, im Sinne von Erkenntnis und Weisheit, von kontinuierlicher Verbesserung von Strukturen und Abläufen.
Mein »Job« ist es, alles zu tun, was mein Wachstum unterstützt, Verantwortung für mein Wachstum zu übernehmen und meine Entscheidungen im Sinne des Wachstums zu treffen und nicht im Sinne der Lustbefriedigung, wie wir das in den vorangegangenen Abschnitten aus einer anderen Sicht bereits beschrieben haben.

Das Naturgesetz des Rhythmus

Das Wachstumsgesetz gilt nicht nur für Menschen, Tiere und Pflanzen, sondern auch für andere lebende Organisationen, wie z. B. Familien, Teams, Unternehmen. Wenn diese Organismen stagnieren, ihr Wachstum einstellen, laufen sie Gefahr, krank zu werden, möglicherweise zu »sterben«.
Einem zweiten Naturgesetz entsprechend, dem Gesetz des Rhythmus, nach dem sich Expansion (Ausweiten) und Kontraktion (Zusammenziehen) – wie beispielsweise beim Herzrhythmus – in rhythmischer Folge ablösen, verläuft auch Wachstum rhythmisch: Nach einem Wachstumsschub (Expansion) tritt Erholung (Konzentration) ein, auf welche wiederum Wachstum folgen soll.
Expansion braucht Energie, Konzentration bringt Energie. Sind wir im Rhythmus, haben wir einen ausgeglichenen Energiekreislauf. Sind wir mehr in der Expansion als in der Konzentration, droht ein Burnout.
Die Forderung, z. B. in Unternehmen oder politischen Gebilden ständig wachsen zu müssen, widerspricht dem Gesetz der Natur und führt zwangsläufig früher oder später zu Schwierigkeiten, die letztlich den Untergang einleiten können. Dafür gibt es genügend Beispiele.

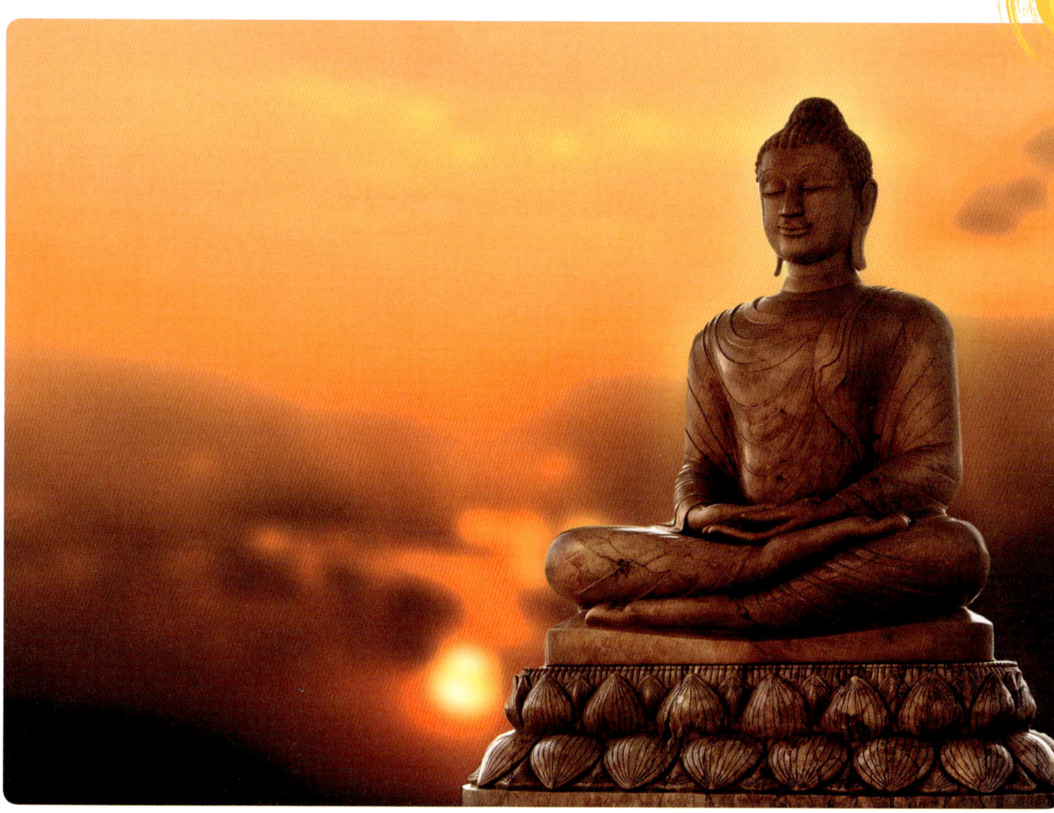

Konzentration, wie du sie z. B. beim Meditieren erlebst, bringt Energie und Klarheit.

Die wache und klare Beurteilungsfähigkeit

»Mach deinen Job!« ist also mehr, als nur ständig wachsen zu müssen. Das wäre nämlich wieder ein Automatismus der Lustbefriedigung oder der Angstvermeidung, der nicht aus einer bewussten, wachen Entscheidung hervorgehen würde. »Mach deinen Job!« ist die Herausforderung, mit klarem Geist zu erkennen, dass zwar Wachstum, daneben aber auch Konsolidierung, Festigung nötig sind. Erst dann ist die Forderung von quantitativem und qualitativem Wachstum erfüllt.

Genau diese wache und klare Beurteilung und Entscheidung wird beim Menschen durch die Aktivität des Solarplexus-Chakras unterstützt. Wie sich dies in der Familie, bei Organisationen, Unternehmen oder größeren Gebilden verhält, würde den Inhalt dieses Buches sprengen, ist jedoch durchaus ein aufregendes Thema.

Macht – Verantwortung – Selbstverantwortung

Jeder Mensch wirkt mit seiner physischen, aber auch geistigen Präsenz auf andere. Dies bedeutet, dass ich Einfluss habe und bewusst Einfluss nehmen kann. Ist mir dieser Umstand bewusst? Nehme ich die Chance, Einfluss zu nehmen, wahr? Bin ich mir meiner diesbezüglichen Verantwortung bewusst? Betrachte ich es als meine Pflicht, Einfluss zu nehmen? Ich habe also Macht, nämlich die Macht, Einfluss zu nehmen. Die Frage, die sich stellt, heißt: »Wie bringe ich meine Macht ins Spiel und in welche Richtung gehen meine Anstrengungen?« Denn ich kann meine Macht – auch wenn sie nur sehr beschränkt ist – auf andere richten und versuchen, Einfluss auf sie zu nehmen. Oder ich kann meine Macht auf mich selbst richten und mich selbst beeinflussen, eigenständige Entscheidungen zu fällen, um beispielsweise weniger abhängig von anderen zu sein oder zumindest mich weniger abhängig zu fühlen.

Selbstsicherheit als Voraussetzung für das Übernehmen von Verantwortung

Mit Macht verbunden ist das Thema Verantwortung. Ein gut funktionierendes Solarplexus-Chakra gibt mir die Selbstsicherheit, die es braucht, um Verantwortung übernehmen zu können. Dabei handelt es sich in erster Linie darum, Verantwortung für sich selbst zu übernehmen. Andererseits jedoch auch um die Orientierung nach außen, um die Bereitschaft, wenn nötig Verantwortung für ganze Situationen, Organisationen oder andere Menschen zu übernehmen. In Fällen von eingeschränkter Beurteilungsfähigkeit von Menschen kann es durchaus notwendig sein, für sie Verantwortung zu übernehmen. Jedoch viel wichtiger und gesünder ist das Bewusstsein, dass es meine Pflicht ist, mein Denken und meine Handlungen selbst zu steuern, und dass bei mir – solange ich gesund und im Vollbesitz meiner geistigen Kräfte bin – jederzeit die Freiheit ist, Entscheidungen treffen zu können. Besonders auffallend ist das Thema der Übernahme der Verantwortung, wenn jemand sich als Opfer sieht und die Verantwortung für eine Situation anderen zuschiebt: »Mein Chef ist schuld«, »Solange jeder ein Auto fährt, darf ich doch auch ...«, »Die Schulung oder die Sitzung war langweilig«, »Ich würde sehr gerne auswandern, aber meine Kinder gehen noch zur Schule«. Diese und andere Aussagen machen oder hören wir tagtäglich. Sie drücken Abhängigkeit, oftmals auch empfundene Machtlosigkeit aus. Mit der nötigen Selbstsicherheit ausgestattet, sind wir uns bewusst, dass wir in jeder dieser Situationen Verantwortung übernehmen, Entscheidungen treffen und handeln könnten.

Beispiel

Anstatt »Mein Chef ist schuld« zu denken, dem Chef gegenübertreten und den Standpunkt erläutern mit der Konsequenz, dass ich unter Umständen meinen Arbeitsplatz wechseln muss, was mit zunehmendem Alter schwieriger bis unmöglich wird. Es gäbe aber auch die Möglichkeit, für sich Verantwortung zu übernehmen und zu entscheiden, sich auf die Arbeit zu konzentrieren, Aussagen und Handlungen des Chefs so weit wie möglich nicht mehr an sich herankommen zu lassen.

Oder anstatt zu sagen: »Ich würde sehr gerne auswandern, aber meine Kinder gehen noch zur Schule« bewusst dazu zu stehen, dass »wir uns für Kinder entschieden haben und die Konsequenz ist, dass wir hier bleiben«. (Wir sind nicht das Opfer unserer Kinder, sondern wir haben selbstverantwortlich entschieden.) Oder anstatt die Schulung oder die Sitzung in Langeweile über sich ergehen zu lassen, könnte ich mich auch dafür entscheiden, den Verlauf durch eigene Ideen oder Vorschläge versuchen zu beeinflussen. Oder ich entscheide mich, gelassen zu bleiben und das »Ding« über mich ergehen zu lassen.

Immer wieder stellt sich die Frage, ob ich eine Opfersituation erdulden soll oder ob ich die Initiative übernehme, etwas – in möglichst konstruktiver Richtung – zu verändern. Natürlich kann ich mich – eingedenk der drohenden Konsequenzen – entscheiden, nichts zu unternehmen, das Beste für mich herauszuholen und die Geschichte abzuhaken. Die Frage ist lediglich, wie häufig ich mich in solchen unkomfortablen und wachstumshemmenden Situationen befinde, denn auf die Dauer ist das ungesund.

Selbstsicherheit

Selbstsicherheit bedeutet, dass ich mich auf meine Beurteilungsfähigkeit verlasse, mir – wie das Wort eigentlich ausdrückt – selbst sicher bin und in meinem Umfeld meine eigenen Bedürfnisse, aber auch Ängste wirkungsvoll einbringen kann. Ich setze mich dafür ein, dass ich gehört werde, und gewinne andere für meine Überzeugungen. Das erfordert einen feinfühligen, bewussten Umgang mit dem Spannungsfeld zwischen Durchsetzungskraft und Rücksichtnahme. Diese feine Abstimmung führt dazu, dass jemand seine Anliegen, Bedürfnisse und Ansichten einbringt, dafür auch kämpft, zusätzlich aber auch bereit ist, auf die anderen einzugehen, sie und ihre Argumente, Ansichten und Bedürfnisse ernst zu nehmen. Auf

Das Spannungsfeld zwischen Durchsetzungskraft und Rücksichtnahme anhand des Wertequadrates von Nicolai Hartmann

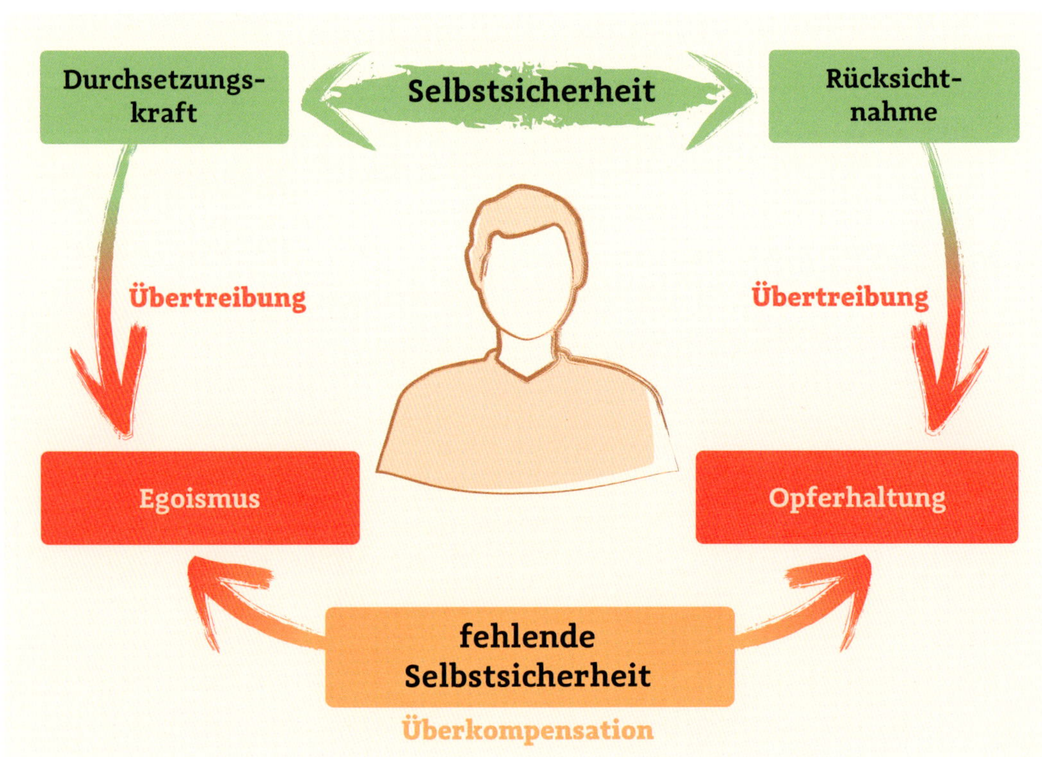

einer solchen Basis können alle gemeinsam darauf hinarbeiten, dass eine für alle zufriedenstellende Lösung herauskommt. So kommen Entwicklung, Kooperation und Synergie zustande.
Übertreibt jemand die Durchsetzungskraft, resultiert schnell einmal rücksichtsloser Egoismus. Dies führt dazu, dass sich viele Menschen von der Person abwenden und nur die verbleiben, welche dazu gezwungen sind, wie z. B. eigene Kinder, SchülerInnen einer Lehrperson, scheinbar oder tatsächlich von der Person abhängige Menschen oder solche, die von ihrem Verhalten profitieren. Die Meinungsvielfalt und damit auch eine mögliche Weiterentwicklung bleiben jedoch auf der Strecke, was – nach meiner Erfahrung – oft im Beziehungsalltag zu sehen ist, wo eine Person machtvoll Führung übernimmt und mit der Zeit die anderen Bezugspersonen – dem Frieden zuliebe oder aus Bequemlichkeit – zu »Ja-Sagern« werden, die allmählich ihre eigenen Bedürfnisse gar nicht mehr wahrnehmen. Nicht selten fühlen sich dann diese Personen nach einiger Zeit als Opfer.
Übertreibt jemand die Rücksichtnahme, resultiert daraus die Opferhaltung. Die Person hat eine hohe Bereitschaft, sich unterzuordnen und anderen den Vorrang zu geben. Das wird früher oder später zu Defizitgefühlen, zum Gefühl »Ich komme zu kurz« führen. Lange kann das gut gehen, solange diese Person vor lauter Unterordnung und Anpassung ihre eigenen Bedürfnisse gar nicht mehr wahrnimmt. Unterschwellig entwickelt sich jedoch eine Spannung, die dann schließlich darin gipfelt, dass die Person eines Tages, mehr oder weniger unvermittelt, in überkompensatorischem Verhalten zum »rücksichtslosen« Egoisten werden kann.
Eine gute Selbstsicherheit gibt mir die Möglichkeit, mich auf eine rücksichtsvolle Art und Weise einzubringen und durchzusetzen.

Das aktive, offene Solarplexus-Chakra

Ein offenes Solarplexus-Chakra gibt mir Selbstsicherheit. Dadurch bin ich fähig, meine eigenen Bedürfnisse, Ängste und Werte wahrzunehmen, ernst zu nehmen und mich auf eine rücksichtsvolle Art und Weise durchzusetzen. Grundsätzlich bin ich – auch ohne Machtansprüche – bereit, Ver-

antwortung, insbesondere Verantwortung für mich selbst, zu übernehmen und Entscheidungen zu fällen. All dies kommt von innen heraus und ist nicht von äußeren Reizen abhängig.
So kann ich mich in meinen Lebenssituationen selbst behaupten und bin auf eine angenehme Art und Weise handlungsfähig. Angenehm deshalb, weil ich das der Situation angepasste Maß von Anpassung und Selbstverwirklichung finde.
Mit aktivem, offenem Solarplexus-Chakra bin ich in der Lage, Situationen mit Intelligenz zu beurteilen, mit der nötigen Selbstsicherheit zu entscheiden, ob ich mich einbringen, durchsetzen oder eher zurückhalten will. Vom Solarplexus-Chakra werden die Bereitschaft, Verantwortung zu übernehmen und Entscheidungen zu fällen sowie die Tatkraft unterstützt.

Das blockierte Solarplexus-Chakra

Körperlich ordne ich den Hang zum Zunehmen und mangelhafte Nahrungsverarbeitung im Magen dem vermindert arbeitenden Solarplexus-Chakra zu, indem zu wenig Verdauungswärme – im Ayurveda *agni* genannt – produziert wird. Fehlendes Verdauungsfeuer führt dazu, dass der Stoffwechsel unzureichend funktioniert, ungenügend verdaute Stoffe und Gifte in unseren Körper gelangen und dort abgelagert werden. Als Folge davon stellen wir Gewichtszunahme und ein Nachlassen der Lebenskraft (Sanskrit: *prana*) fest, womit dann auch der Zusammenhang zwischen blockiertem Solarplexus-Chakra, der mangelnden Motivation und der Antriebsschwäche hergestellt wäre.
Grundsätzlich bringen wir – psychologisch gesehen – u. a. Versagensängste, Angst vor Fehlern, vor dem Kritisiertwerden und der oft damit zusammenhängenden Antriebslosigkeit mit dem blockierten Solarplexus-Chakra in Verbindung.
Blockierte Chakren rufen ja ganz allgemein nach eingeübten Automatismen und verunmöglichen differenziertes Handeln mit unserem Potenzial. Das blockierte Solarplexus-Chakra bedeutet mangelnde Selbstsicherheit, was sich in folgenden Automatismen äußert:

Ablehnung der Übernahme von Verantwortung

Eine Form davon ist die Gleichgültigkeit. Sie kann sich äußern in der Nicht-Handlung, so nach dem Prinzip: Es geht mich nichts an; es hat ja alles doch keinen Sinn oder ich traue es mir nicht zu.
Entscheidungsschwäche oder Entscheidungsunfähigkeit ist die zweite Form, denn Entscheidungen erfordern das Übernehmen von Verantwortung und die Bereitschaft, die Konsequenzen der Entscheidung zu tragen. Eine der schwerwiegendsten Konsequenzen bei jeder Entscheidung ist, dass ich mich bei jedem Entschluss für etwas auch gegen etwas entscheiden muss. Das heißt, dass ich mir dadurch einen oder mehrere Wege verbaue und nicht weiß, ob ich damit eine Chance verpasse.
Oftmals schiebt jemand eine Entscheidung so sehr hinaus, bis äußere Umstände ihn zu einer Entscheidung zwingen oder die Situation für jemand entscheidet.

> ***Beispiel***
> *Viele ältere Menschen merken schon lange, dass ihre Wohnsituation sie überfordert: Sie können sich jedoch einfach nicht dazu durchringen, ihr viel zu großes Haus mit Garten oder ihre Wohnung mit vielen Treppen zu verlassen, obschon sie spüren, dass die Kräfte nachlassen. Wenn dann eines Tages ein größeres gesundheitliches Problem auftritt, werden sie dadurch gezwungen, die Wohnung plötzlich und unvorbereitet aufzugeben. Die Situation hat entschieden, sie lässt ihnen keine Wahl.*

Mit der Ablehnung von Verantwortung und der damit einhergehenden Entscheidungsschwäche gerät man schnell einmal in eine Abhängigkeit von situativen Gegebenheiten oder von anderen Menschen. Bei erlebter Abhängigkeit fühlt man sich als machtloses Opfer und reagiert mit Schuldzuweisungen.

> ***Beispiele***
> *Aussagen wie: »Ich würde ja schon, aber …«, »Du bist schuld …«, »Das ist nicht mein Problem …« weisen auf ein blockiertes Solarplexus-Chakra hin.*

Schuldzuweisungen können sich auch gegen einen selbst richten, indem man sich als unfähig empfindet, sich zu wenig zutraut und sich das zum Vorwurf macht. Nicht selten beobachten wir auch sogenannte karmische Schuldzuweisungen, wie z. B. »Geschieht mir recht«, »Ich habe nichts Besseres verdient«, »Das ist jetzt einfach die Quittung für …«, was schließlich eine fatalistische, resignative Haltung zur Folge haben kann: »Das hat eh jetzt alles keinen Sinn, da kann ich nichts machen, weil ich so bin, wie ich bin, oder weil es so ist, wie es ist.« Daneben zeigen Menschen mit schwachem oder blockiertem Solarplexus-Chakra oftmals Orientierungslosigkeit und Motivationsschwierigkeiten, sehr oft verbunden mit Schuldzuweisungen, wie z. B. »Ich würde ja schon gerne vorwärts arbeiten, aber ich werde dauernd von anderen Einflüssen abgelenkt«. Wiederum ist man Opfer widriger Umstände, gegen die man nichts machen kann. Solche Opferhaltungen sind unglaublich häufig zu beobachten und es täte uns allen gut, uns selbst auf diesen Punkt hin zu reflektieren: Wie oft geben wir anderen Menschen oder widrigen Umständen Schuld an unserem »Elend«?

Egoismus, Egozentrik

Die andere Richtung des Automatismus bei blockiertem Solarplexus-Chakra kann sein, dass sich jemand – wenn es darauf ankommt – selbst in den Mittelpunkt stellt, seine eigenen Werte und Bedürfnisse über die der anderen stellt. Wenig Einfühlungsvermögen, Wertschätzung und Rücksichtnahme sind das Kennzeichen dafür.

Das überschießende Solarplexus-Chakra

Menschen mit einem überschießenden Solarplexus-Chakra fallen durch übertrieben selbstsicheres, scheinbar furchtloses Auftreten auf. Oft sind es die sogenannten Führernaturen, die andere beeindrucken und beeinflussen können. Mit mehr oder weniger aggressivem Durchsetzungswillen, autoritärem Verhalten und Kompromisslosigkeit dominieren sie Partnerinnen oder Partner, Familien, Vereine, ArbeitskollegInnen, Unter-

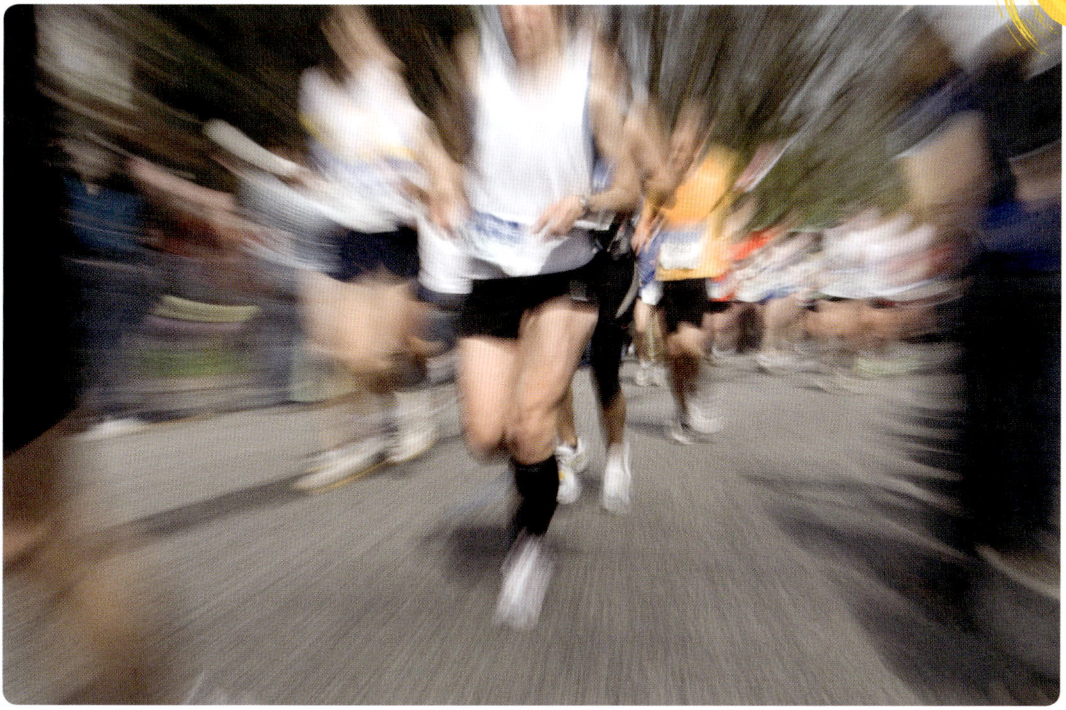

Oft lässt uns eine Übermotivation das richtige Maß nicht finden.

gebene oder ganze Firmen. Daneben beobachten wir auch einen Hang zur unbändigen, oftmals selbstzerstörerischen Leistungserbringung und Askese. Es ist auffallend, wie viele recht »führungsstarke« Menschen neben ihrer beruflichen Tätigkeit in ebenso ehrgeiziger, leistungsorientierter Art und Weise Sport betreiben und dies fälschlicherweise als Ausgleich bezeichnen. In Tat und Wahrheit setzen sie lediglich ihr leistungsfixiertes Verhalten in ihrer Freizeit fort.

Generell könnten wir dieses Phänomen auch als Übermotivation bezeichnen, die uns das Maß nicht finden lässt. Nebst einer hohen Leistungsbereitschaft zeigen diese Menschen häufig auch Machtansprüche bis Machtbesessenheit, Eifersucht, gereizte Reaktionen, Aggression, sogar Zerstörungswut, wenn etwas gerade nicht so läuft, wie sie sich das wünschen, und Kontrollzwang gehören ebenfalls in das Bild des überschießenden Solarplexus-Chakras. Übertreibungen, bis hin zum Fanatismus in ganz verschiedenen Lebensbereichen, deuten auf ein mögliches Überschießen des Solarplexus-Chakras hin.

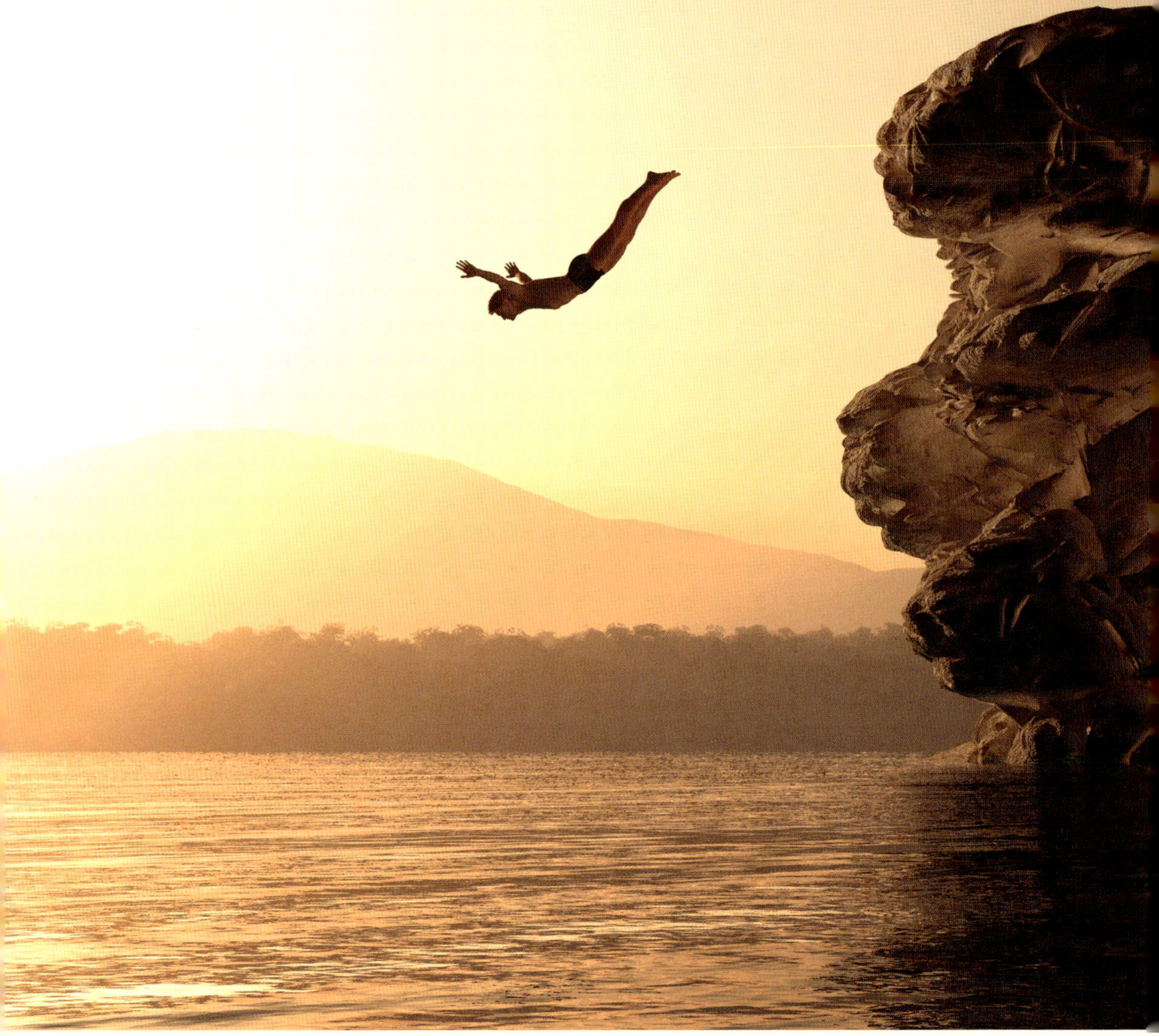

STÄRKE DEIN SOLARPLEXUS-CHAKRA

Selbsterfahrung und persönliche **Chakraarbeit**

Selbsttest

Mit diesem Test kannst du feststellen, wie stabil die Konstitution deines Solarplexus-Chakras ist. Beachte jedoch bitte, dass du die Aussagen für dich generell und nicht bezogen auf den aktuellen Zustand beantwortest, der von situativen Ereignissen beeinflusst sein kann. Du kommst zu einem aussagekräftigen Resultat, wenn du für dich die Aussagen selbstkritisch nach dem folgenden Schlüssel beurteilst:

Aussagen	Punkte 1	2	3	4
Ich stehe zu mir, es braucht viel, um mich zu verunsichern.	☐	☐	☐	☐
Ich kann mich gut zurückhalten, wenn es nötig ist.	☐	☐	☐	☐
Ich übernehme gern Verantwortung.	☐	☐	☐	☐
Ich äußere meine Bedürfnisse.	☐	☐	☐	☐
Ich kann gut andere überzeugen.	☐	☐	☐	☐
Ich entscheide oft spontan.	☐	☐	☐	☐
Ich kann die aufgenommene Nahrung gut verwerten.	☐	☐	☐	☐
Ich kann mich gut überwinden, unangenehme Aufgaben zu erledigen.	☐	☐	☐	☐
Unabhängigkeit ist mir wichtig.	☐	☐	☐	☐
Ich würde mich als Willensmensch bezeichnen.	☐	☐	☐	☐
Ich bin jemand, der sich einbringt und Einfluss nimmt.	☐	☐	☐	☐
Ich bin in erster Linie selbst für mein Schicksal verantwortlich.	☐	☐	☐	☐
Mein Solarplexus-Chakra-Wert	☐			

Aussageschlüssel: **1** = gar nicht **2** = eher nicht **3** = im Großen und Ganzen ja **4** = ja, sehr

Testauswertung

Den Solarplexus-Chakra-Wert ermittelst du, indem du die zwölf Einzelbewertungen zusammenzählst. Die maximale Punktzahl wäre demnach 48. Je höher der Punktwert ist – auch im Vergleich zu den übrigen Chakren –, desto stabiler ist die Konstitution deines Solarplexus-Chakras.
Die gezielte Arbeit mit dem Solarplexus-Chakra kräftigt die Fähigkeit, Verantwortung zu übernehmen und Entscheidungen zu treffen. Ist es kraftvoll, nimmst du auf eine rücksichtsvolle Art und Weise die Gelegenheit wahr, dein Leben weitgehend selbst zu bestimmen.
Was du unternehmen kannst, um dein Solarplexus-Chakra zu stärken, entnimmst du den folgenden Abschnitten.

Selbsterfahrung

Eine gute Auskunft über die Konstitution deines Solarplexus-Chakras erhältst du, wenn du die folgenden Fragen selbstkritisch beantwortest:

Versuche, dich an aktuelle oder vergangene Lebenssituationen und Entscheidungen zu erinnern, die im Zusammenhang mit der Lebensfrage: »Übernehme ich Verantwortung?« stehen oder standen.
Hast du bei dieser Frage immer ähnlich entschieden? Gibt es bestimmte wiederkehrende Entscheidungs- und Verhaltensmuster?

> ***Beispiel***
> *Es gibt Menschen, die gerne die Verantwortung und das Entscheiden anderen überlassen oder umgekehrt gerne die Verantwortung übernehmen und selbst entscheiden.*

Ob Verantwortung übernehmen oder abgeben, selbst entscheiden oder andere entscheiden lassen in der Einzelsituation klug ist, steht hier nicht zur Debatte. Beides kann in der jeweiligen Situation intelligent oder auch töricht sein. Es geht hier vielmehr um Automatismen: Bin ich eher derje-

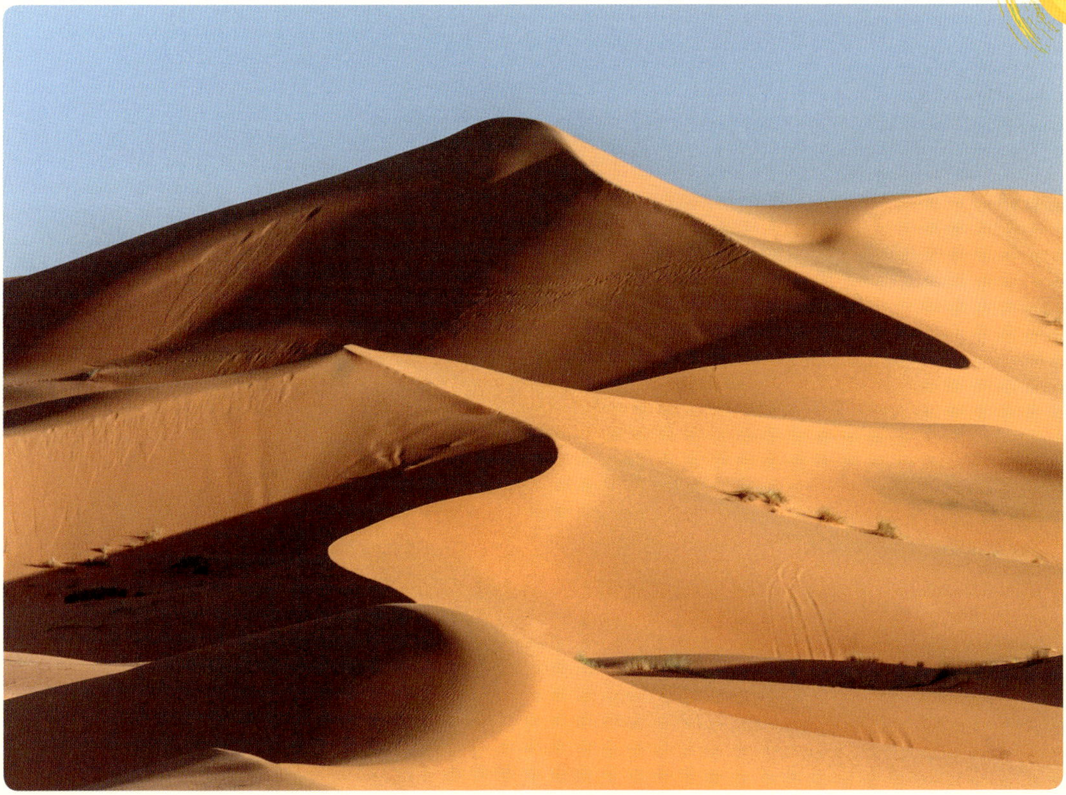

Warmes Goldgelb aktiviert das Solarplexus-Chakra.

nige, der Verantwortung übernimmt oder lieber abgibt, selbst entscheidet oder die Entscheidungen anderen überlässt? Oder bin ich jemand, der nach meinen Fähigkeiten und Kraftreserven mal so, mal anders entscheidet?

Tendenziell kann man sagen, dass jemand, der automatisiert handelt, sein Potenzial in Drucksituationen zu wenig nutzt, d. h., dass sein Solarplexus-Chakra eher starr-verschlossen oder überschießend ist (s. ab Seite 144).

Veränderungswunsch

Möchtest oder musst du in diesem Chakra eine Veränderung anstreben? Pass auf, dass du nicht von einem Extrem ins andere fällst, denn das geschieht oft, weil man im Veränderungswunsch Gefahr läuft zu übertreiben. Bei der Chakraarbeit zielen wir darauf ab, die Chakren, im jetzigen Fall die Konstitution des Solarplexus-Chakras, zu festigen, damit es mehr Druck aushält und flexibler reagieren kann. So kannst du unter Nutzung deines Potenzials bewusst – und nicht automatisiert – Verantwortung übernehmen und Entscheidungen treffen.

Schreibe deine Entwicklung auf

Wenn du dein Solarplexus-Chakra kräftigen willst, mit welcher konkreten, persönlichen Zielsetzung tust du das? (Z. B. »Ich übernehme die Verantwortung für meine Situation.«) Woran kannst du Fortschritte erkennen? Z. B. indem du dich jeden Abend, wenn du in den Spiegel schaust, fragst, ob dir das heute gelungen ist.
Nutze die Beurteilungsskala für Fortschritte (s. Seite 155). »0« heißt: Das ist eine Schwäche von mir; »10« heißt, das wäre eine Stärke. Beurteile zuerst deine momentane Befindlichkeit zu deinem Thema (z. B. Ich zögere beim Übernehmen von Verantwortung viel zu oft und beurteile mich bei »3«). Wenn du eine Weile geübt hast, kannst du anhand dieser Skala subjektiv beurteilen, ob und wie viele Fortschritte du in Richtung »10« machst. Die Skala findest du am Ende dieses Abschnittes.

Chakra-Aktivierung

Energiearbeit Konzentriere dich mehrmals am Tag kurz mit geschlossenen Augen auf das Solarplexus-Chakra. Es liegt in der Mitte des Oberbauches. Stelle dir vor, wie Wärme aus diesem Chakra in deinen Körper strömt.

Körperübung Praktiziere einen Power-Move, indem du schnell vom Sitzen in den Stand kommst, dabei die Arme weit ausbreitest und gleichzeitig mit einem kräftigen »hach« die Luft aus deinen Lungen presst.

Mentale Arbeit Beobachte dich im Alltag, ob du bereit bist, Verantwortung zu übernehmen und Entscheidungen zu fällen. Achte auch darauf, ob du andere für deine Situation verantwortlich machst, und überlege dir, ob du nicht bereit wärst, eine Aktion zu starten. Denke in Lösungen, nicht in Problemen.

Willensäußerung *(samkalpa)* »Ich übernehme Verantwortung und treffe Entscheidungen«. Formuliere ein für dich stimmiges *samkalpa* mit ähnlichem Inhalt in deiner Sprache. Vergegenwärtige dir diesen Satz jedesmal, wenn du in einen Spiegel schaust, oder auch in der Meditation. Eine sehr gute Wirkung des *samkalpas* kannst du erreichen, wenn du es als Bildschirmschoner eingibst.

Meditation Meditiere täglich mindestens 5 Minuten. Nimm dabei bewusst das Solarplexus-Chakra wahr. Stelle dir vor, dass dieses sich öffnet und goldgelben Sonnenschein herausströmen lässt. Lenke zum Schluss der Meditation die Aufmerksamkeit auf das Wurzel-Chakra, bevor du die Augen öffnest.

Atemübung Praktiziere täglich die Feueratmung *(kapalabhati)* im Sitzen, die auf der nächsten Seite beschrieben ist.

Farbe Umgib dich mit warmer goldgelber Farbe oder achte im Alltag auf diese Farbe (z. B. Blumen, Bilder, Kleidung oder Stoffe).

Töne Summe täglich mehrmals in dem Ton, der dein drittes Chakra vibrieren lässt. Das musst du ein wenig ausprobieren, bis du den richtigen Summton findest. Dann kannst du in diesem Ton auch laut die Silbe »RAM« (ausgesprochen »rang« mit ganz weichem »g«) singen.

Kapalabhati – Feueratmung

Eine Atemübung zum Energieaufbau und für die geistige Klarheit.

- Setze dich mit geschlossenen Augen gerade hin (auf dem Stuhl mit beiden Füßen auf dem Boden oder im Lotossitz auf ein Kissen).
- Atme sanft durch die Nase ein – dabei wölbt sich der Bauch.
- Atme sanft durch die Nase aus, bis keine Luft mehr in den Lungen ist – dabei flacht der Bauch ab.
- Wiederhole dies eine kurze Zeit lang, um in den Rhythmus zu kommen.

Dann beginnt das eigentliche *kapalabhati*, mit der Konzentration auf das Stirn-Chakra:

- Atme sanft ein.
- Nun atmest du schnell durch die Nase in mehreren kurzen Stößen aus, indem du Bauch und Zwerchfell ruckartig nach innen ziehst, bis die Lungen leer sind. Am Anfang kannst du mit der Hand auf dem Bauch etwas nachhelfen, bis du es ohne Hilfe schaffst.
- Atme durch die Nase ein, indem du den Atem von selbst einströmen lässt.
- Dann wiederholst du das stoßweise Ausatmen.
- Zwischendurch kannst du ein- bis zweimal normal durch die Nase ein und ausatmen (Lungen immer zu ca. ¾ füllen und vollständig entleeren).

Ich empfehle, etwa fünf Durchgänge zu machen.

Düfte Räuchern, z. B. mit Kamille, Süßholz oder Sandelholz. Als Duftöl: Fenchel oder Myrrhe.

Steine Du kannst Steine an dem Ort aufstellen, an dem du dich häufig aufhältst oder die du auch bei dir in einem Säcklein oder als Schmuck tragen kannst: z. B. Bernstein, Citrin, Tigerauge oder Topas.

Naturerfahrung Bewege dich gut geschützt (Sonnencreme, Sonnenbrille, Sonnenhut, schützende Kleidung) an sonnigen, warmen Orten. Halte ab und zu inne und nimm bewusst die Wärme und das Licht in deinen Körper auf.
Wenn du dich dabei auf den Rücken legst, kannst du dir auch vorstellen, dass die Wärme und das Licht durch dein Chakra in den Körper strömen.

Selbstkontrolle

Kontrolliere anhand der Beurteilungsskala deine Fortschritte nach einer Woche. Wenn du dein Solarplexus-Chakra nachhaltig behandeln willst, bestimme deinen Fortschritt immer jeweils nach einer weiteren Woche.

Beurteilungsskala für dein Solarplexus-Chakra

Ist-Zustand	☐	☐	☐	☐	☐	☐	☐	☐	☐	☐	☐
Beurteilung	0	1	2	3	4	5	6	7	8	9	10
Kontrolle 1	☐	☐	☐	☐	☐	☐	☐	☐	☐	☐	☐
Kontrolle 2	☐	☐	☐	☐	☐	☐	☐	☐	☐	☐	☐

0 = Das ist eine Schwäche von mir. 10 = Das ist meine Stärke.

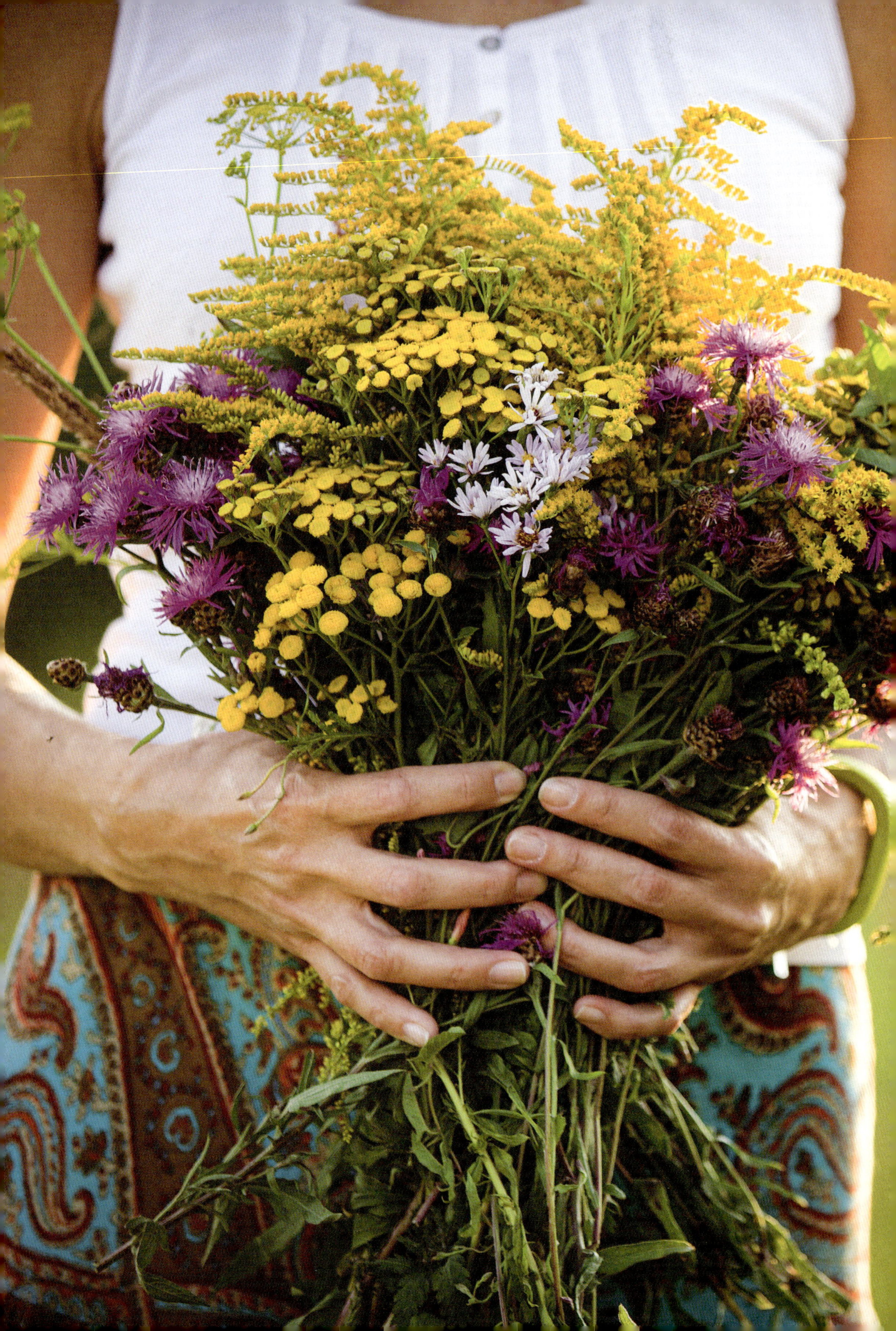

Herz-Chakra

»Ich schenke mir selbst Liebe, damit ich anderen Liebe geben kann!«

Zugehöriges Chakra	Herz-Chakra *(Anahata-Chakra)*
Psychologischer Selbstaspekt	Selbstliebe, Selbstachtsamkeit, Identifikation
Psychische Symptome	Selbstaufgabe

DIE VIERTE LEBENSFRAGE

Kann ich mich **selbst lieben?**

Das Herz-Chakra stellt die Verbindung zwischen den unteren, eher materiell orientierten, und den oberen, eher geistig orientierten Chakren her. Somit kommen wir zu einer nächsten Bewusstseinsebene, vom Bewusstsein des realen, alltäglichen Umgangs mit der Welt zur Auseinandersetzung mit den übergeordneten, feinstofflicheren, geistigen Aspekten. In der Mitte stehst du selbst. Du selbst rückst nun in den Mittelpunkt deiner Aufmerksamkeit: Wie gehst du mit dir selbst um? Beachtest du dich überhaupt? Bist du achtsam mit dir selbst? Pflegst du einen liebe- und rücksichtsvollen Umgang mit dir selbst, oder quälst du dich mit selbstdestruktiven Gedanken, Bedürfnissen, Forderungen?

Das Chakra in der Mitte

Ganz allgemein sind Übergänge immer spannende, konfliktträchtige Situationen: Ich bin nicht mehr da und noch nicht dort, ich habe weder losgelassen noch angefasst. Das erzeugt Spannung, die im Laufe des Lebens immer mal zu Krisen führt: Ich bin nicht mehr Kind und doch bin ich noch nicht erwachsen. Ich bin nicht mehr arbeitstätig und noch nicht im Ruhestand angekommen. Finde ich mich selbst in dieser Übergangsphase, oder

geht meine Selbstwahrnehmung im »Hier und Jetzt« in der spannungsgeladenen Situation unter, weil ich dem Alten anhafte oder weil ich mich kopfüber ins Neue stürze, ohne mich vom Alten im Frieden verabschiedet zu haben?
Das Herz-Chakra stellt ebenfalls einen Übergang dar: Hier sind wir nicht mehr grobstofflich und noch nicht feinstofflich orientiert, sondern im Selbst, welches das Grobstoffliche mit dem Feinstofflichen verbindet. Verhaften wir in unserem Denken und Tun im Grobstofflichen, in der materiellen, objekthaften Weltsicht, heben wir ab ins Vergeistigte, Schwärmerische oder können wir zwischen diesen beiden Aspekten eine Verbindung herstellen? Können wir uns selbst auf eine wohlwollende, liebende Art wahrnehmen, Denken, Fühlen und andere gegensätzliche Aspekte in uns selbst in Einklang bringen? Das ist – wie wir weiter unten sehen werden - abhängig vom Herz-Chakra.

Nur wer sich selbst liebt, kann auch Liebe weitergeben.

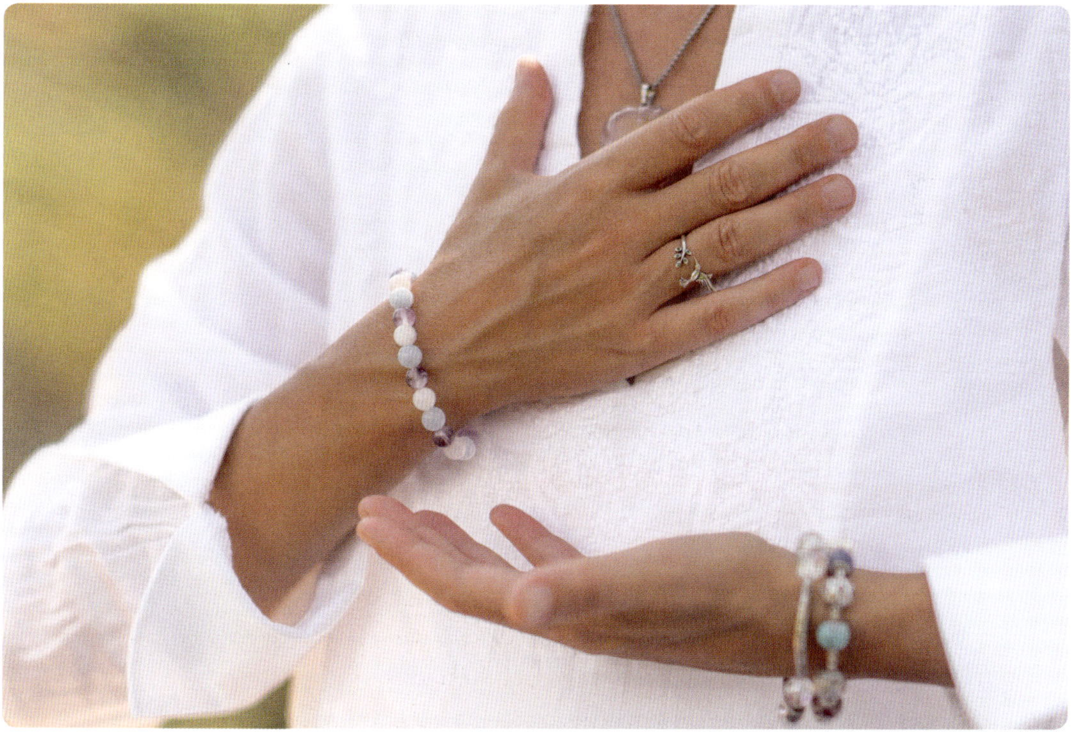

Selbstliebe oder innerer Krieg?

Selbstliebe ist nicht zu verwechseln mit Selbstverliebtheit. Verliebtheit ist ein Ausnahmezustand, der die Wahrnehmung vernebelt, verzerrt und schönfärbt. Genauso beeinflusst die Selbstverliebtheit die Wahrnehmung von uns selbst, stellt unsere Grandiosität in den Mittelpunkt und macht uns dadurch hochempfindlich, denn in den meisten Fällen sind wir nicht so grandios, wie wir es gerne haben möchten oder glauben. Das hat nichts, aber auch gar nichts mit Selbstliebe zu tun.
Selbstliebe ist vorerst einmal die Aufmerksamkeit für sich, die Achtsamkeit für sich, das Hören der inneren Stimme, das feine Wahrnehmen der eigenen Bedürfnisse und Ängste. Ich merke, was sich in mir abspielt, und nehme es ernst. Selbstliebe beinhaltet aber auch die Reaktion auf diese Wahrnehmungen: Ich vertrete mit meinen Handlungen mich selbst und stehe zu mir. Ich äußere meine Ansichten, Bedürfnisse und Ängste und gehe sorgsam und achtsam mit mir und meinen Kräften um. Dies bedeutet auch, dass ich mich abgrenze, wo Abgrenzung für mein Wohlbefinden und für meinen Energiehaushalt notwendig ist, und dass ich mich nicht aufopfere, weil ich es allen recht machen will, nur mir selbst nicht.

Selbstliebe verbindet Selbstachtsamkeit und Selbstforderung

Diese Form der Selbstliebe ist die Basis für einen gesunden, menschlichen Umgang mit der Welt. Wir predigen hier also nicht die egozentrische Form der Selbstliebe, sondern vertreten die Meinung, dass echte, gesunde Selbstliebe die Voraussetzung ist für den liebevollen, achtsamen Umgang mit anderen Lebewesen, mit Situationen und mit der Welt.
Damit Selbstliebe, Selbstachtsamkeit nicht zur zimperlichen Mimosenhaltung verkommt, braucht es einen Gegenpol und den Ausgleich zwischen diesen beiden Kontrasten. Den Gegenpol nenne ich »Selbstforderung«, sich fordern und anstrengen, sich Ziele setzen, sich überwinden können. Wiederum können wir diese zwei Polaritäten in Verbindung bringen zueinander und deren Übertreibung darstellen (siehe Abbildung).

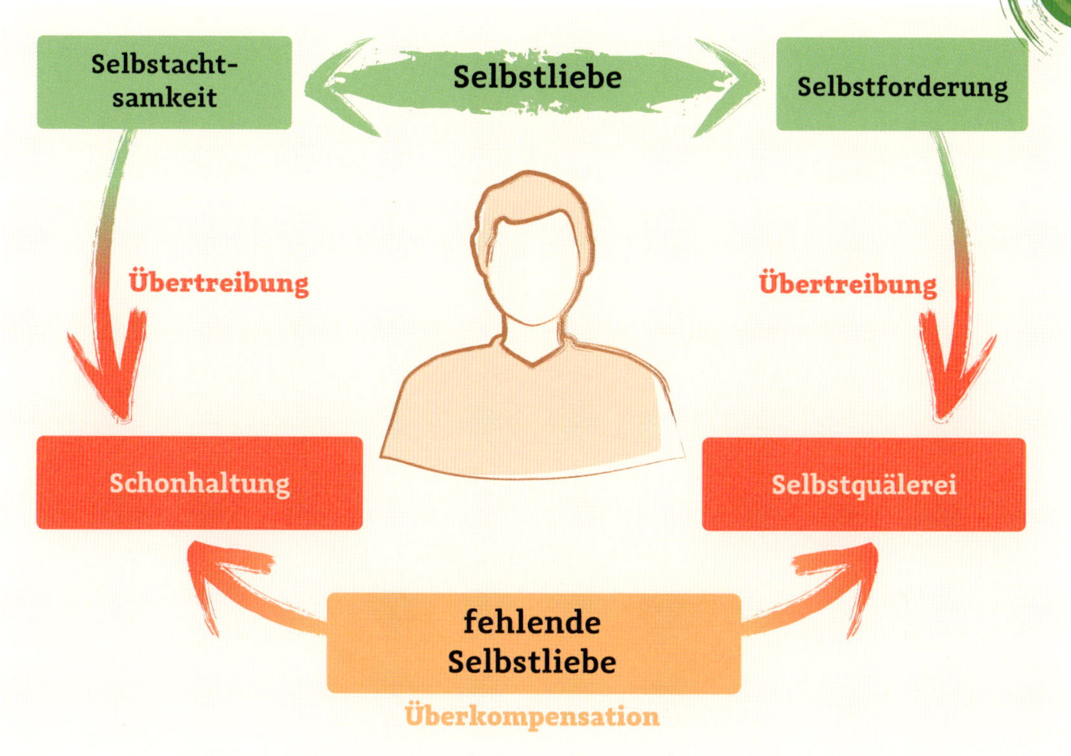

Das Spannungsfeld zwischen Selbstachtsamkeit und Selbstforderung anhand des Wertequadrates von Nicolai Hartmann

Die gesunde Form der Selbstliebe entsteht, wenn ich einen dynamischen Ausgleich zwischen Selbstachtsamkeit und Selbstforderung finde. Wer nur selbstachtsam ist, ohne sich selbst herauszufordern, gerät unweigerlich in eine ungesunde Schonhaltung. Wer sich andererseits ohne Selbstachtsamkeit nur herausfordert, überfordert sich, was zum Selbstquälerischen ausarten kann. Das überkompensierende Verhalten kommt vor, wenn jemand von einem Extrem ins andere fällt, also z. B. jemand, der sich ein halbes Leben lang aufgeopfert und sich selbst immer hintangestellt hat und dann plötzlich in den Schongang umkippt und von der halben Welt verlangt, dass er oder sie nun mit besonderer Aufmerksamkeit umsorgt werden muss. Natürlich geschieht das oft nicht bewusst. Der andere Fall der Überkompensation kommt oft vor, wenn sich jemand durch Verletzung oder Krankheit schonen musste und dann, wenn er wieder gesund ist, ungeachtet seiner noch anfälligen Gesundheit wieder Vollgas gibt.

Der innere Krieg

Meist geschehen solche Überkompensationen nach längerem, wie ich es nenne, »innerem Krieg«. Innerer Krieg findet dann statt, wenn ich mit mir selbst unzufrieden bin, wenn ich mir Vorwürfe mache, von mir mehr oder anderes verlange, als was ich im Moment zu leisten imstande bin. Also z. B. wenn ich keine Fehler machen darf, besser Tennis spielen, kochen, Fenster putzen muss, als ich es kann, wenn ich mich zu Handlungen zwinge, bei denen sich innerlich etwas auflehnt. Innerer Krieg ist auch dann, wenn meine Gedanken kreisen, mich nicht in Ruhe lassen oder, ganz allgemein, wenn ich innerlich rastlos bin.

In den Veden wird dies als *rajas* bezeichnet, was mit Aktivität, Unruhe oder Getriebenheit übersetzt werden kann. Wenn *rajas* überhandnimmt und einen besetzt, kommt man in innere und eventuell auch äußere Hektik, was den Blick für das Wesentliche, die Unterscheidungsfähigkeit zwischen dem, was Lust bereitet, und dem, was uns guttut, trübt.

Das Ziel ist, Selbstliebe und Selbstforderung in ein dynamisches Gleichgewicht zu bringen, damit die beiden Gegenpole sich ergänzen und so das Kippen in eine der Übertreibungen vermieden werden kann. Wenn mein Herz-Chakra offen und aktiv ist, habe ich – der Situation und meinem Potenzial entsprechend – die freie Wahl, das gute Maß zwischen Selbstachtsamkeit und Selbstforderung zu finden. Ist dieses Chakra verschlossen oder in Überkompensation, entscheide ich nicht mehr frei und ungezwungen, sondern unbewusst, automatisiert, möglicherweise nach alten Mustern. Das bedeutet, dass ich mein eigentliches Potenzial nicht nutze.

Der göttliche Kern und das Herz-Chakra

Laut den Upanishaden, einer Sammlung der philosophischen Schriften des Hinduismus, einem Teil der Veden, sitzt der Funke Gottes im Herzen eines Lebewesens: »Kleiner als ein Reiskorn, kleiner als ein Gerstenkorn, kleiner als ein Senfkorn, kleiner als ein Hirsekorn, kleiner noch als der Kern eines Hirsekorns ist das Selbst, der *Atman*. Der ist das in meinem Herzen wohnende Selbst, größer als die Erde, größer als der Himmel, größer als alle Welten.« Die Seele ist es, die es nach vedischer Sicht ausmacht, dass Lebewesen eben leben. Die Seele ist göttlich, unveränderbar, also auch nicht verletzbar und hat keine Eigenschaften. Sie ist einfach. Solange sie in unserem Herzen wohnt, leben wir, wenn sie geht, sterben wir; ganz einfach. So gesehen hat jedes Lebewesen einen göttlichen Kern, aus dem es Kraft schöpfen kann. Was allenfalls verletzt wird, sich verändert, Eigenschaften hat, ist die Psyche, welche außerhalb der Seele ist.

Der achtsame Umgang mit der Welt

Das Herz-Chakra gibt mir den Zugang dafür, dass ich meine Göttlichkeit und Einmaligkeit in unüberheblicher Art und Weise annehmen kann. Dann sehe ich auch, dass alle anderen Lebewesen, Pflanzen und Tiere also, eben-

Die Herz-Chakra-Steine Rosenquarz und Jade stärken das vierte Chakra.

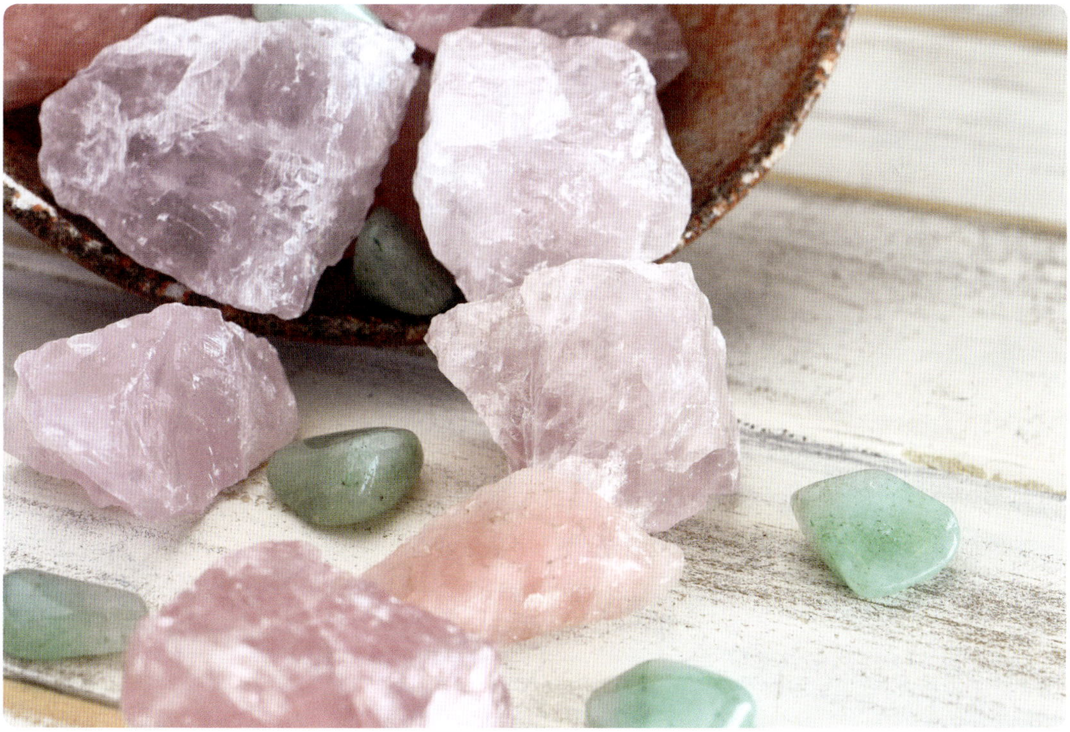

falls göttlich, einmalig und wir folglich mit ihnen verbunden sind.
Wenn ich den inneren Frieden habe, mein wahres Selbst, den göttlichen Kern in mir liebe und – wie oben geschildert – meine Verbundenheit mit anderen Lebewesen wahrnehme, schaffe ich die Voraussetzung für einen liebevollen, wertschätzenden, mitfühlenden Umgang mit ihnen und der Welt und damit auch die Basis für liebevolle Beziehungen und Partnerschaften.
Hier meine ich nicht nur die partnerschaftliche Liebe, die Liebe zu den eigenen Kindern und Enkeln, zur Familie, sondern auch zu allen anderen Lebewesen, aus welcher ein freundschaftliches, konstruktives und sorgsames Zusammenleben erwächst. Genau dies führt in Unternehmen, in Schulen, Vereinen und anderen Organisationen zu angenehmem Klima, zum achtsamen Umgang mit den Ressourcen dieser Welt und zum klima-respektierenden Verhalten.

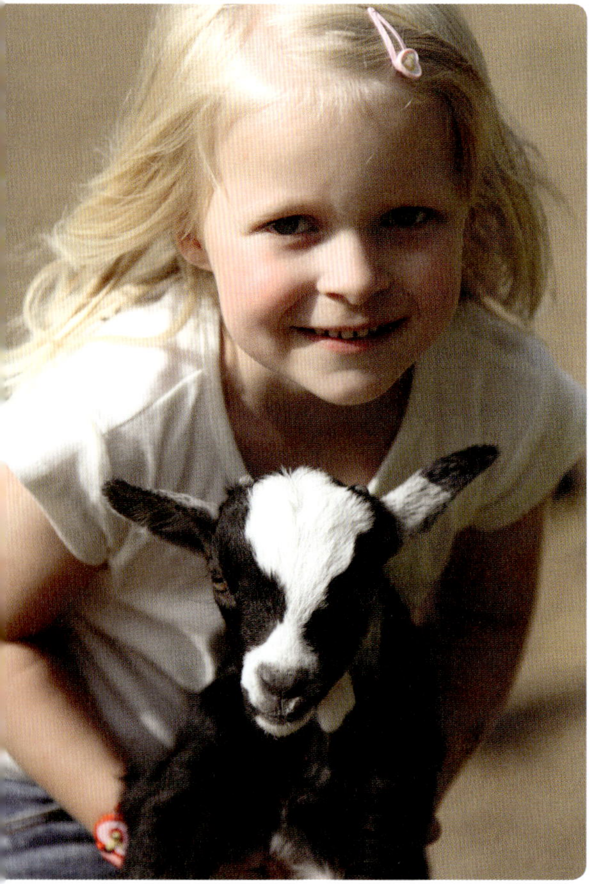

Das aktive, offene Herz-Chakra

Das aktive, offene Herz-Chakra ermöglicht es mir grundsätzlich, mich selbst, die Welt, die Natur, Menschen, Tiere und Pflanzen mit den Augen der Liebe zu sehen, ihnen zu vertrauen und sie wertzuschätzen.
Ich finde ein ausgewogenes Verhältnis zwischen Selbstachtsamkeit und Selbstforderung. Das heißt, ich kann – ähnlich wie beim Solarplexus-Chakra – meine aktuellen

Ich sehe die Welt mit den Augen die Liebe.

Gefühle, Bedürfnisse und Ängste wahrnehmen, ernstnehmen, zeigen und so handeln, wie es meinem Potenzial entsprechend und im Moment für mich möglich ist. Nur geht es beim Herz-Chakra weniger um das Durchsetzen, sondern mehr um das Annehmen und Ausdrücken.
Ich kann mir mit Liebe begegnen, was die Voraussetzung ist, dass ich mich in andere einfühlen und sie in aufrichtiger Liebe, bedingungslos annehmender, wertschätzender Weise behandeln kann. Ich kann nachsichtig und verständnisvoll sein, was nicht heißt, dass ich mit allem einverstanden sein muss, alles akzeptiere und keine Grenzen setzen kann.
Einfühlsamkeit und Wertschätzung bedeutet, dass ich mich bemühe, mich in andere hineinzuversetzen, die Welt aus ihrer Perspektive zu sehen, und dass ich ihnen mit Respekt begegne, ohne zu vergessen, dass ich nicht in ihrer Situation bin. Wiederum heißt das, dass ich mich abgrenze, wenn ich anderer Meinung bin oder wenn es mir zu viel wird. Ich verleugne mich nicht, stehe zu mir, zu meinen Stärken, Schwächen, Ansichten, Werten, Bedürfnissen und Ängsten.

Das blockierte Herz-Chakra

Das Herz-Chakra kann – aus welchen Gründen auch immer – von Grund auf eher verschlossen sein oder temporär, weil jemand gerade eine schwierige, enttäuschungsvolle Zeit durchlebt. Wenn jemand in Bedrängnis kommt, verschließt sich das Herz-Chakra umso leichter, je anfälliger seine Konstitution ist.
Gefühlsarmut, Emotionslosigkeit, übertriebene Härte, Unerbittlichkeit sich selbst oder anderen gegenüber können im Extremfall die Folge sein. Mit blockiertem Herz-Chakra kann man kein Mitgefühl für sich selbst oder andere entwickeln. Stattdessen fängt man an, Prinzipien zu reiten, wie beispielsweise Gerechtigkeitswahn und mit allen gleich umgehen zu müssen, obschon eine differenzierte, rücksichtsvolle Zugangsweise mehr Erfolg bringen würde.
Sehr oft fühlen sich Menschen mit verschlossenem Herz-Chakra einsam und haben Angst, ihre Verletzlichkeit, die oftmals gerade bei ihnen

sehr hoch ist, zu zeigen. Liebe, Zuwendung und Herzlichkeit anzunehmen fällt ihnen schwer, weil sie sich dadurch überfordert fühlen oder weil sie dahinter Kalkül, berechnende Zuwendung vermuten und befürchten, dass sich jemand dadurch einen Vorteil oder eine Dienstleistung erhofft.
Körperlich bringt man Atemerkrankungen, Herz- und Blutdruckprobleme in Zusammenhang mit einem blockierten Herz-Chakra, wobei ich hier ausdrücklich vor übereilten, vereinfachenden Schlüssen warnen möchte, denn für solche Krankheiten oder Schwächen kennen wir auch andere Ursachen. Wenn aber solche Symptome vorliegen, kann es nebst einer ärztlichen Diagnose und Behandlung nur von Vorteil sein, sich des Herz-Chakras anzunehmen.
Körperliche Symptome können sein: Atembeschwerden, Herz-/Kreislauferkrankungen, Rückenschmerzen im oberen Wirbelsäulenbereich und Schulterschmerzen.

Das überschießende Herz-Chakra

Ein überschießendes Herz-Chakra kann sich in zwei Richtungen manifestieren. Einerseits kann es sich in unendlicher Güte, unbegrenzter Herzlichkeit, Sanftheit und übertriebenem, auch naivem Wohlwollen zeigen. Dahinter verbirgt sich nicht selten der Wunsch nach Nähe und eine hohe Verletzbarkeit. Um sich vor Verletzungen zu schützen, verhält man sich allen gegenüber angepasst, unbegrenzt hilfsbereit und sanftmütig. So wird man geliebt und vor Angriffen geschützt.
Was auf den ersten Blick so wünschbar herzlich, gütig und hilfsbereit aussieht, bringt in Tat und Wahrheit einige Probleme mit sich. Personen in diesem Zustand nehmen oft eigene Bedürfnisse nicht ernst, wenn sie diese überhaupt wahrnehmen, denn ein überschießendes Herz-Chakra behindert die Selbstwahrnehmung bis hin zum Selbstverlust.
Solche Menschen spüren sich und ihre Grenzen nicht mehr. So haben sie grundsätzlich den Hang zur Aufopferung und – wenn es ihnen zu viel wird – die Tendenz, auszubrennen und in eine passive Opferhaltung zu verfallen. Wenn sie plötzlich realisieren, was sie da tun und dass sie

Zuwendung und Nähe nur darum bekommen, weil sie so hilfsbereit sind, fühlen sie sich ausgenützt, enttäuscht und schlagen nicht selten in die totale Abgrenzung um.
Die andere Richtung ist die Wehleidigkeit, bei der jemandem alles schnell einmal zu viel wird, das »Rühr-mich-nicht-an«.
Mit überschießendem Herz-Chakra werden Konflikte – wenn sie überhaupt wahrgenommen werden – nicht angesprochen, da dies zu Unfrieden und letztlich zu Verletzungen führen könnte. Man spricht hier von Konfliktscheu. Vieles wird schöngeredet, nur um Konflikten aus dem Weg zu gehen. Dem Frieden zuliebe passt man sich an, sammelt aber im Hintergrund »Frustrationspunkte«, die dazu führen können, dass so ein Mensch immer unzufriedener und letztlich depressiv wird.

Ein kraftvolles Herz-Chakra gibt mir innere Ruhe.

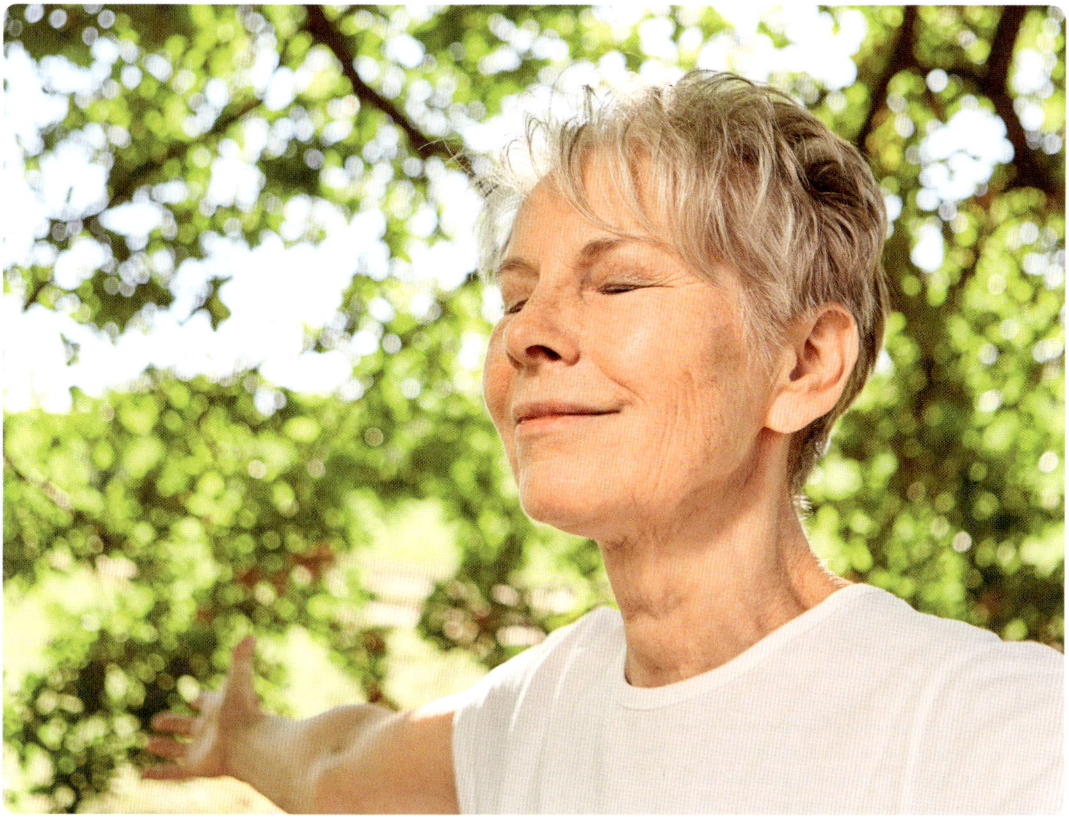

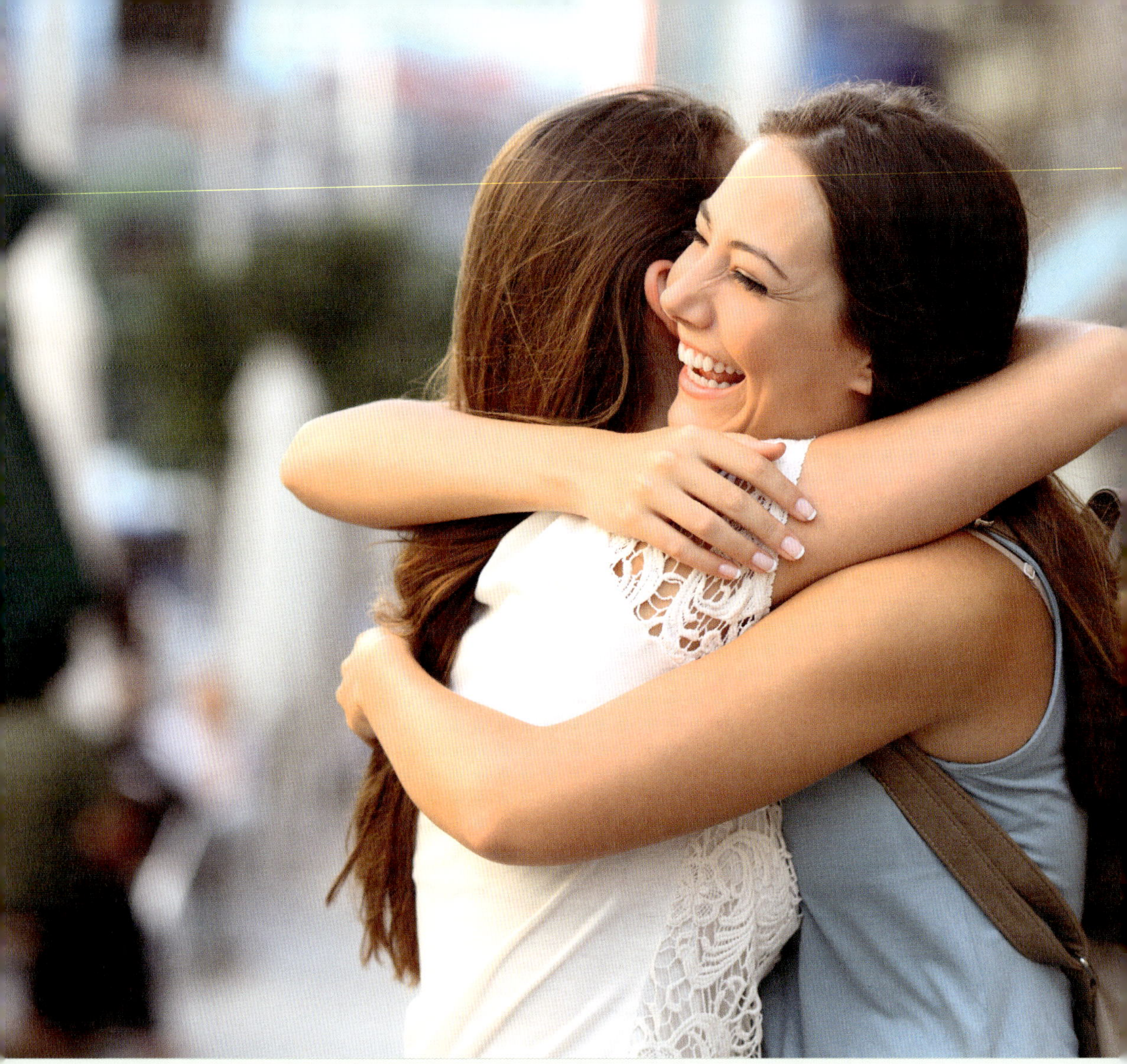

STÄRKE DEIN HERZ-CHAKRA

Selbsterfahrung und persönliche **Chakraarbeit**

Selbsttest

Mit diesem Test kannst du feststellen, wie stabil die Konstitution deines Herz-Chakras ist. Beachte jedoch bitte, dass du die Aussagen für dich generell und nicht bezogen auf den aktuellen Zustand beantwortest, der von situativen Ereignissen beeinflusst sein kann. Du kommst zu einem aussagekräftigen Resultat, wenn du für dich die Aussagen selbstkritisch nach dem folgenden Schlüssel beurteilst:

Aussagen	Punkte 1	2	3	4
Ich nehme mich gleich wichtig wie die anderen.	☐	☐	☐	☐
Ich kann Liebe annehmen.	☐	☐	☐	☐
Ich kann Hilfe geben.	☐	☐	☐	☐
Ich gehe anderen Lebewesen vertrauensvoll entgegen.	☐	☐	☐	☐
Ich zeige, wenn ich mich freue, verletzt oder traurig bin.	☐	☐	☐	☐
Ich bin innerlich ruhig.	☐	☐	☐	☐
Es fällt mir leicht, mich in andere einzufühlen.	☐	☐	☐	☐
Ich fordere viel von mir, kann aber auch erkennen, wann es zu viel wird.	☐	☐	☐	☐
Ich fühle mich mit Pflanzen, Tieren und anderen Menschen liebevoll verbunden.	☐	☐	☐	☐
Wertschätzung ist mir wichtig.	☐	☐	☐	☐
Ich bin achtsam mit mir selbst und mit anderen.	☐	☐	☐	☐
Ich kann verzeihen.	☐	☐	☐	☐
Mein Herz-Chakra-Wert				

Aussageschlüssel: **1** = gar nicht **2** = eher nicht **3** = im Großen und Ganzen ja **4** = ja, sehr

Testauswertung

Den Herz-Chakra-Wert ermittelst du, indem du die zwölf Einzelbewertungen zusammenzählst. Die maximale Punktzahl wäre demnach 48.
Je höher der Punktwert ist, auch im Vergleich zu den übrigen Chakren, desto stabiler ist die Konstitution deines Herz-Chakras.
Ein kraftvolles Herz-Chakra gibt mir die innere Ruhe, achtsam und liebevoll mit mir selbst, mit anderen Lebewesen und mit Situationen umzugehen.
Was du unternehmen kannst, um dein Herz-Chakra zu stärken, entnimmst du den folgenden Abschnitten.

Die ätherischen Öle der Bergamotte werden überwiegend bei der Parfumherstellung verwendet. Der erfrischende Duft stärkt das Herz-Chakra.

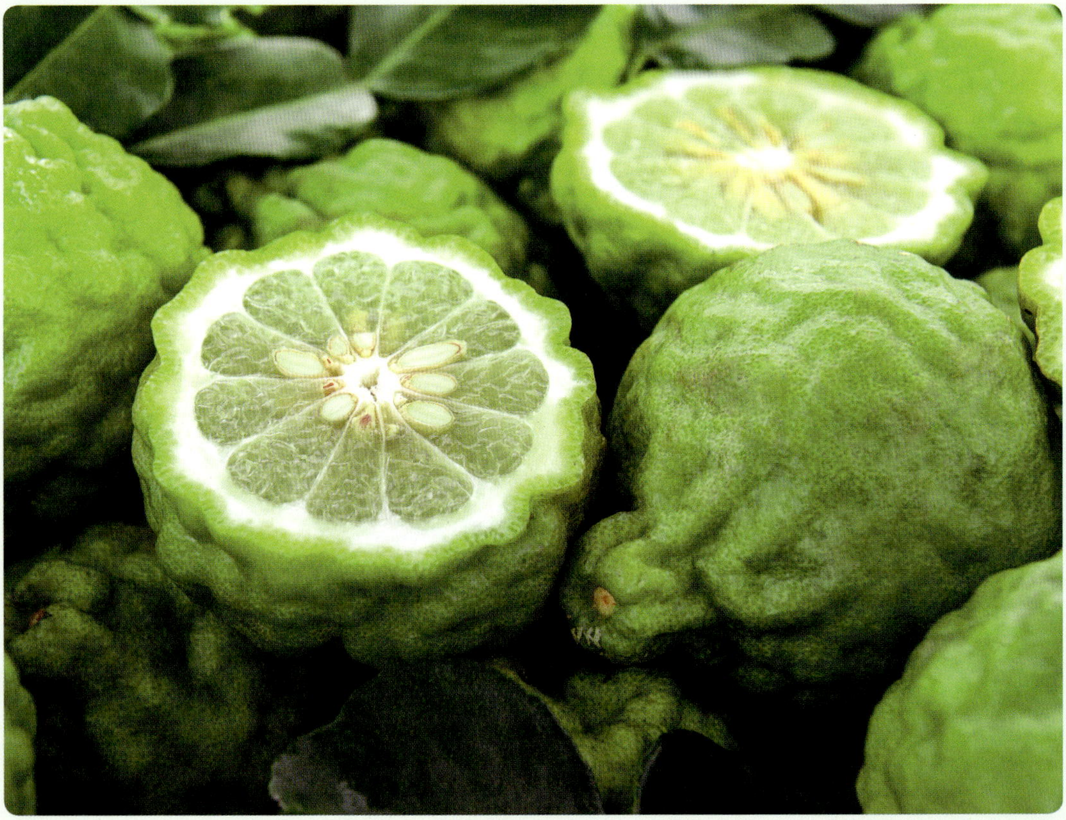

Selbsterfahrung

Eine gute Auskunft über die Konstitution deines Herz-Chakras erhältst du, wenn du die folgenden Fragen selbstkritisch beantwortest:

Sehe ich die Welt (Menschen, Pflanzen, Tiere, Ereignisse …) grundsätzlich mit den Augen der Liebe und Zuneigung, oder bin ich eher zurückhaltend, vorsichtig, kritisch?
Versuche dich an aktuelle oder vergangene Lebenssituationen zu erinnern, die im Zusammenhang mit der Lebensfrage: »Liebe ich mich selbst und kann ich diese Liebe weitergeben?« stehen oder standen.
Hast du dich bei dieser Frage immer ähnlich verhalten oder gibt es bestimmte wiederkehrende Verhaltensmuster?

> ***Beispiele***
> *Du überforderst dich immer wieder energiemäßig, bist hart gegenüber dir selbst.*
> *Du bist in der Begegnung mit anderen Menschen eher vorsichtig und brauchst Zeit, bis Vertrauen entsteht.*
> *Du bist dir gegenüber nachgiebig und wenig diszipliniert.*

Es stellt sich die Frage, ob ich in vielen Situationen automatisiert selbstachtsam oder selbstfordernd handle oder ob ich die Fähigkeit habe, nach meinen Kraftreserven mal so, mal anders zu entscheiden.
Tendenziell kann man sagen, dass jemand, der automatisiert handelt, sein Potenzial in Drucksituationen zu wenig nutzt, d. h., das Herz-Chakra ist eher starr-verschlossen oder überschießend (s. ab Seite 165).
Bist du in verschiedenen Situationen grundsätzlich eher liebend, entgegenkommend und anpassungsfähig oder eher der fordernde, kämpferische Mensch?

Die eine oder andere Art als Gewohnheit deutet wiederum darauf hin, dass jemand sein Potenzial zu wenig nutzt, d. h., dass sein Herz-Chakra eher starr-verschlossen oder überschießend ist (s. ab Seite 165).

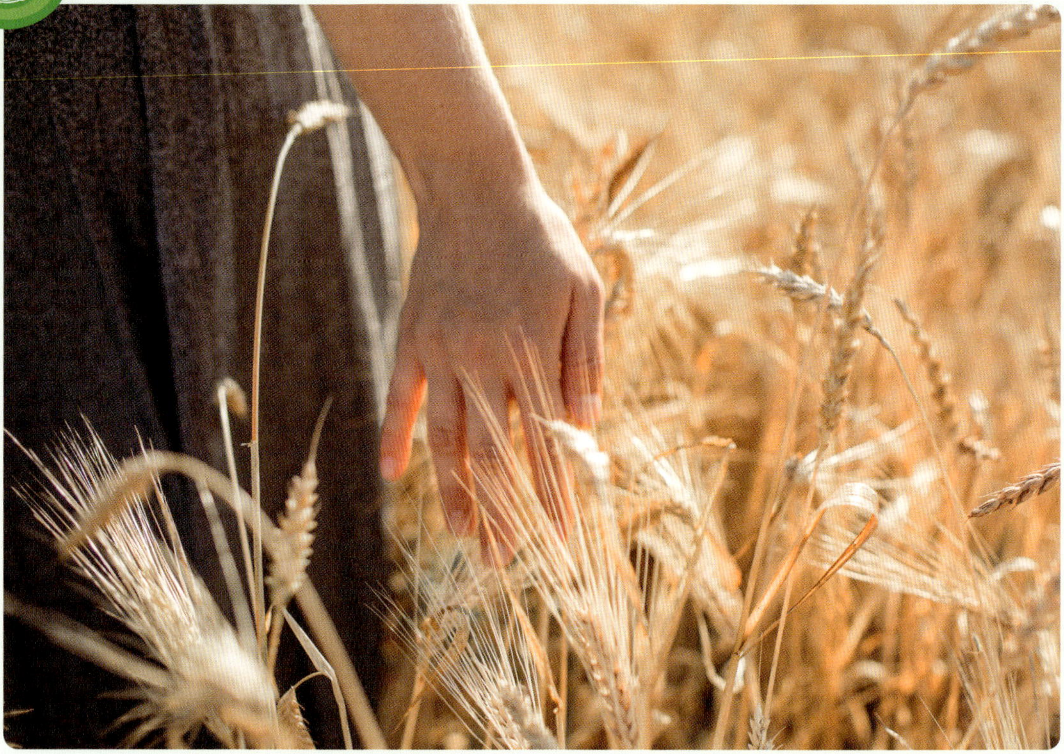

Das Potenzial entfaltet sich.

Veränderungswunsch

Möchtest oder musst du in diesem Chakra eine Veränderung anstreben? Pass auf, dass du nicht von einem Extrem ins andere fällst, denn das geschieht oft, weil man im Veränderungswunsch Gefahr läuft zu übertreiben. Bei der Chakraarbeit zielen wir darauf ab, die Chakren, im jetzigen Fall die Konstitution des Herz-Chakras, zu festigen, damit es mehr Druck aushält und flexibler reagieren kann. So kannst du unter Nutzung deines Potenzials bewusst – und nicht automatisiert – entscheiden, herzlich oder kämpferisch mit einer Situation umzugehen.

Schreibe deine Entwicklung auf

Wenn du dein Herz-Chakra kräftigen willst, mit welcher konkreten, persönlichen Zielsetzung tust du das? (Z. B. »Ich frage mich jeden Tag einmal,

was mir jetzt gerade guttäte, und setze dies auch um.«) Woran kannst du Fortschritte erkennen? (Z. B. »Jeden Abend schaue ich beim Zähneputzen in den Spiegel und frage mich: Habe ich mich heute gefragt, was mir guttut, und habe ich es umgesetzt?« Wenn die Häufigkeit der positiven Beantwortung steigt, ist Fortschritt zu erkennen.)
Anhand der Beurteilungsskala für Fortschritte (s. Seite 175) kannst du zuerst deine momentane Befindlichkeit zu deinem Thema beurteilen (z. B. Ich bin eher zu unnachgiebig mit mir und beurteile mich bei »3«). »0« bedeutet, dass du meilenweit von diesem Ziel entfernt bist und dass dies eine Schwäche von dir ist. »10« würde heißen, dass du das Ziel schon erreicht hast und dass dies eine Stärke von dir ist.
Wenn du eine Weile geübt hast, kannst du anhand dieser Skala subjektiv beurteilen, ob und wie viele Fortschritte du in Richtung »10« machst. Die Skala findest du am Ende dieses Abschnittes.

Chakra-Aktivierung

Energiearbeit Beobachte aufmerksam, welche Tätigkeiten, Orte, Menschen, Tiere, Pflanzen, Gegenstände oder welche Kunst dein Herz erfreuen. Richte deine Aufmerksamkeit vermehrt auf diese Aspekte, anstatt dich über unschöne Dinge oder Gegebenheiten zu ärgern. Wenn du zu kritischem Denken neigst und oft das Unschöne, Fehlende siehst, kannst du abends vor dem Zubettgehen drei Dinge in einem schönen Büchlein aufschreiben, die dir heute gefallen haben.

Körperübung Atme durch die Nase tief in dein Herz, halte die Hände seitlich an den oberen Beckenrand, um dich zu stützen. Beuge dich etwas zurück und mache die Brust weit für die Welt.

Mentale Arbeit Gehe offen, freundlich und liebevoll auf andere Lebewesen zu. Lächle. Betrachte sie als friedliche Verwandte, die es gut mit dir meinen, denn ihr gehört zusammen, weil wir alle eine göttliche Seele haben (s. dazu Seite 162 »Der göttliche Kern«). Mit dieser Übung kannst du beispielsweise die Angst vor Tieren überwinden.

Willensäußerung *(samkalpa)* »Ich schenke mir selbst Liebe, damit ich anderen Liebe geben kann!« Formuliere ein für dich stimmiges *samkalpa* mit ähnlichem Inhalt in deiner Sprache. Vergegenwärtige dir diesen Satz jedesmal, wenn du in einen Spiegel schaust, oder auch in der Meditation. Eine ganz gute Wirkung des *samkalpas* kannst du erreichen, wenn du es als Bildschirmschoner eingibst.

Meditation Meditiere täglich mindestens 5 Minuten. Nimm dabei bewusst das Herz-Chakra wahr. Es liegt beim Herzen in der Mitte des Brustraumes, hinter dem Brustbein. Lenke zum Schluss der Meditation die Aufmerksamkeit auf das Wurzel-Chakra, bevor du die Augen öffnest.

Atemübung Schließe mehrmals am Tag deine Augen und atme ins Herz-Chakra.

Farbe Umgib dich mit grüner Farbe oder achte im Alltag ganz besonders auf die Grüntöne (z. B. in der Natur, bei Stoffen, Kleidung und Bildern).

Töne Summe täglich mehrmals in dem Ton, der dein Herz-Chakra vibrieren lässt. Das musst du ein wenig ausprobieren, bis du den richtigen Summton findest. Dann kannst du in diesem Ton auch laut die Silbe »YAM« (ausgesprochen »yang« mit ganz weichem »g«) singen.

Düfte Räuchern, z. B. mit Beifuß, Kardamom oder Sweetgrass, auch »duftendes Mariengras« genannt. Als Duftöl: Bergamotte oder Lavendelöl.

Steine Du kannst Steine an dem Ort aufstellen, an dem du dich häufig aufhältst oder die du auch bei dir in einem Säcklein oder als Schmuck tragen kannst: grüne oder rosarote Steine, wie z. B. Jade, Malachit, Turmalin oder Rosenquarz.

Naturerfahrung Suche einen Ort auf, den du besonders magst, an dem du dich wohl fühlst, der deinem Herz guttut, und lasse diesen Kraftort auf dich wirken.

Selbstkontrolle

Kontrolliere anhand der Beurteilungsskala deine Fortschritte nach einer Woche. Wenn du dein Herz-Chakra nachhaltig behandeln und kräftigen willst, bestimme deinen Fortschritt immer jeweils nach einer weiteren Woche.

Beurteilungsskala für dein Herz-Chakra

Beurteilung	0	1	2	3	4	5	6	7	8	9	10
Ist-Zustand											
Kontrolle 1											
Kontrolle 2											

0 = Das ist eine Schwäche von mir. 10 = Das ist meine Stärke.

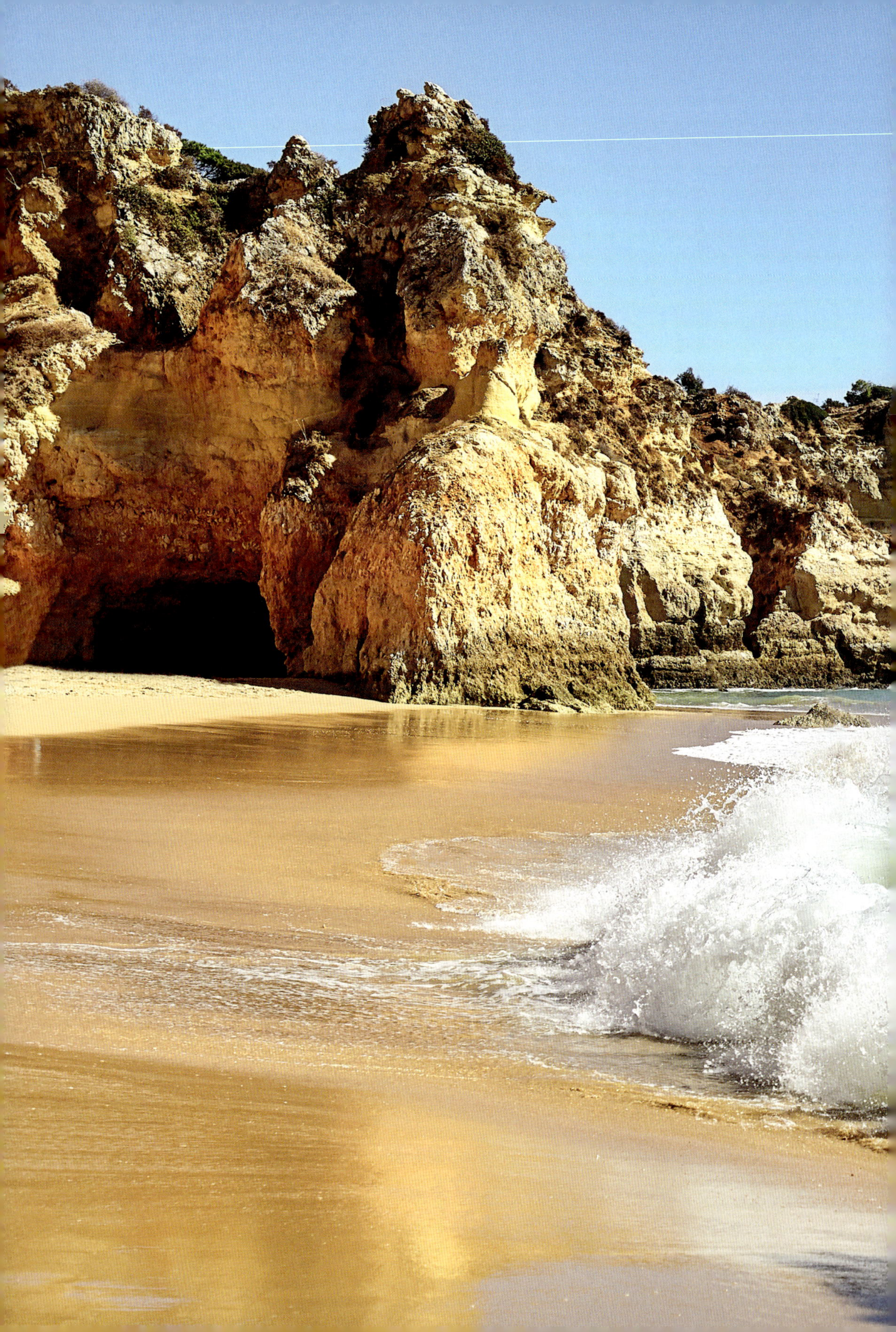

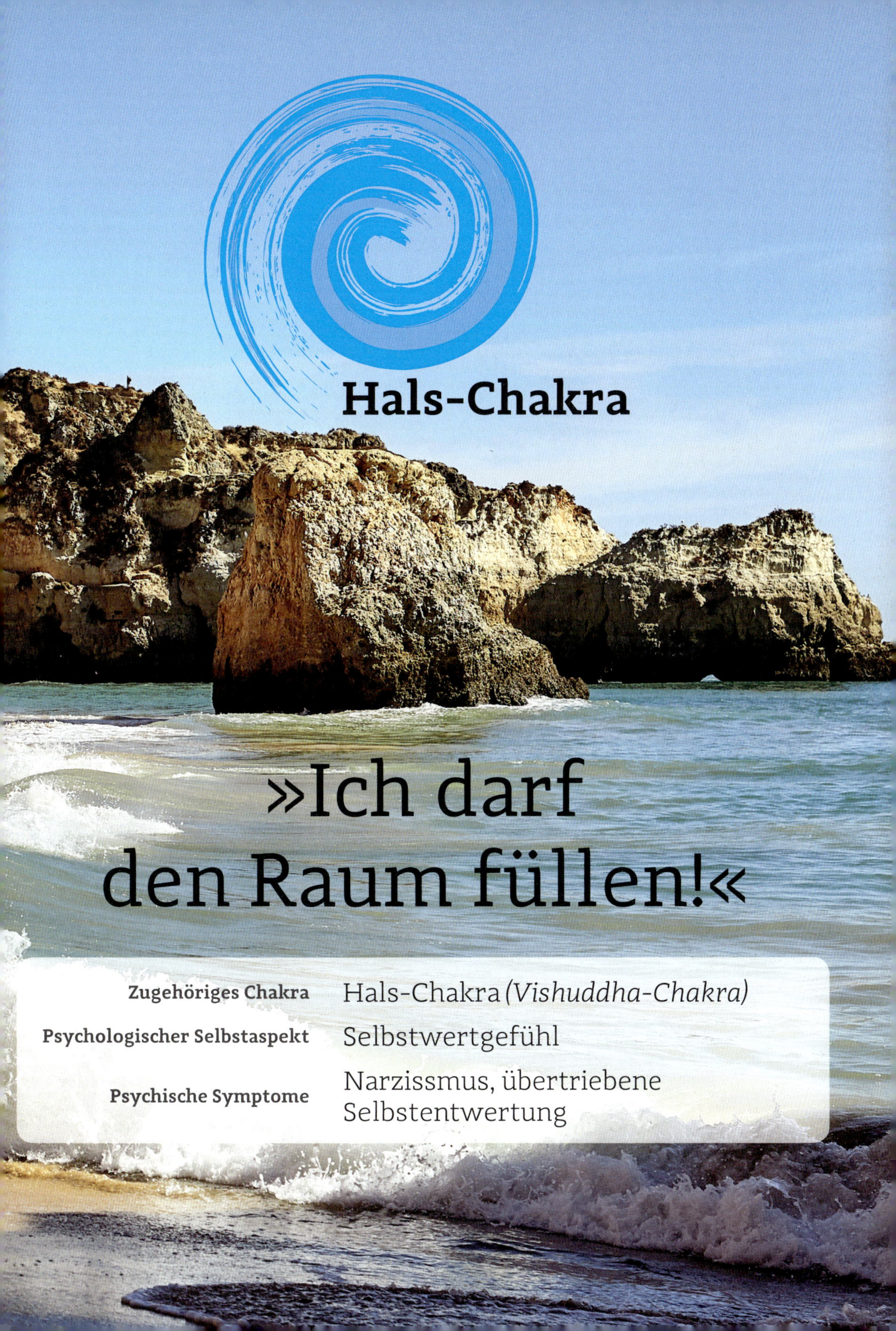

Hals-Chakra

»Ich darf den Raum füllen!«

Zugehöriges Chakra	Hals-Chakra *(Vishuddha-Chakra)*
Psychologischer Selbstaspekt	Selbstwertgefühl
Psychische Symptome	Narzissmus, übertriebene Selbstentwertung

DIE FÜNFTE LEBENSFRAGE

Wie gehe ich mit **Distanz und Nähe** um?

Die engste Stelle des zentralen, grobstofflichen Körpers beim Menschen ist der Hals. Hier muss alles hindurch: Luft, Nahrung, Getränke, zentrale Nervenbahnen, Blut, feinstoffliche Verbindungen zwischen dem Geist und dem grobstofflichen Körper und nicht zuletzt die Energie. Genau an der unteren Eingangspforte zu dieser engsten Stelle liegt das fünfte Chakra, das Hals- oder *Vishuddha*-Chakra.

Die engste Stelle

Psychologisch gesehen bestimmt das Hals-Chakra mit, wie der Geist und die Gefühle miteinander harmonieren, wie viel Raum ich mir und anderen gebe, wie ich mit meinen Emotionen umgehe und wofür ich mich in meinem Umfeld einsetze.

Es bringt mich als Person in Beziehung zu dem, was außerhalb von mir geschieht, und beeinflusst damit mein Selbstwertgefühl und mein Verhalten: »Kann ich mich natürlich verhalten? Kann ich zu mir stehen? Muss ich mich verstellen und besser darstellen, als ich bin? Oder muss ich mich zurückziehen, unauffällig machen, unterordnen, weil ich mich unterlegen fühle?«

An dieser Stelle findet auch der erste Schritt zur Öffnung gegenüber den feinstofflichen Aspekten der Welt, dem Nicht-Beweisbaren statt. Grobstofflich gesehen ist das Hals-Chakra mit der Schilddrüse in Verbindung und steuert u. a. den Wärmehaushalt und den energetischen Stoffwechsel mit. Daneben ist es auch am Wohlbefinden von Ohren, Nase und Hals beteiligt.

Das Selbstwertgefühl

Die Bewertung der eigenen Person ergibt das, was wir »Selbstwertgefühl« nennen. Dieses beeinflusst direkt meine Befindlichkeit und mein Verhalten. Psychologisch gesehen ist das Selbstwertgefühl eigentlich überlebenswichtig, denn mit einem guten Selbstwertgefühl fühle ich mich wohl

Der Türkis ist ein Hals-Chakra-Stein.

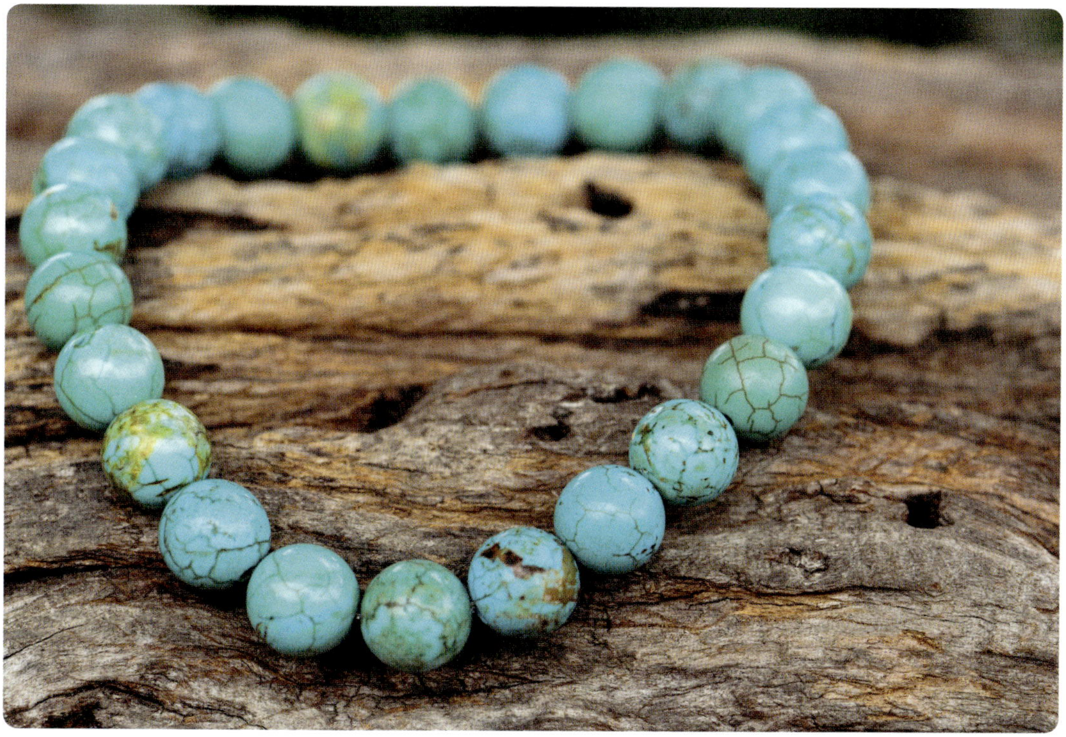

in meiner Haut, kann offen und natürlich auf die Welt und andere Menschen zugehen, während mich ein geschwächtes Selbstwertgefühl in meinem Verhalten so bestimmt, dass ich mich entweder zurückziehe oder mit allen Mitteln versuche, es zu schützen oder mit übertriebenen Mitteln aufzubauen, auch wenn dies auf Kosten von anderen geschieht.
Das Selbstwertgefühl ist keine konstante Größe, sondern situativ einem ständigen Auf und Ab unterworfen; d. h., es kann von einer Minute zur anderen wachsen oder schrumpfen, je nachdem, was gerade geschieht, je nachdem, ob ich gerade Erfolg habe oder Misserfolg. Allerdings haben Menschen grundsätzlich ein unterschiedlich stabiles Selbstwertgefühl, das mehr oder weniger sensibel reagiert, je nach der Konstitution des Hals-Chakras und dem Selbstbild, das durch vergangene Erfolgs- oder Misserfolgserfahrungen zustandegekommen ist oder je nach Identifikation mit dem wahren Selbst. Daraus entstehen unterschiedliche Bedürfnisse nach Bestätigung, Anerkennung und Wertschätzung.

Du bist einmalig, göttlich

Viele binden ihr Selbstwertgefühl an äußere Erfolge, Lob und Komplimente. Bekommst du viel Lob, erlebst du berufliche, sportliche oder private Erfolge, steigt dein Selbstwertgefühl, im umgekehrten Fall sinkt es. Somit wird das Selbstwertgefühl zu einer variablen, stark von außen abhängigen Größe, die stark von deiner Wahrnehmung, Selbstwahrnehmung und Bewertung abhängt.
Wenn es dir jedoch gelingt – in unüberheblicher Art und Weise –, deine Selbstbewertung auf deinem Selbstbild als einmaliges, göttliches Wesen aufzubauen, wirst du weniger für Selbstwertgefühl-Schwankungen anfällig sein. Hier wird auch die Verbindung zum Herz-Chakra sehr augenfällig. Nach vedischer Auffassung ist unsere Seele der göttliche Funke in unserem Herzen, also sind wir im tiefsten Kern alle göttlich, auch du!
Ein dauerhaft starkes Selbstwertgefühl baut sich also weniger auf Erfolgserlebnissen als vielmehr auf der Identifikation mit unserem wahren Selbst auf. Ein schwaches Selbstwertgefühl bezeichnen wir als Min-

derwertigkeitsgefühl: Ich fühle mich – zu Recht oder zu Unrecht – unerwünscht, als Störfaktor, anderen unterlegen oder einer Aufgabe nicht gewachsen.
Wie bereits beschrieben, hat das Selbstwertgefühl stark mit der Wahrnehmung und Einschätzung einer Situation und der Wahrnehmung von mir selbst zu tun. »Fühle ich mich akzeptiert, einer Sache gewachsen? Überschätze ich mich, weil ich aus dem vielleicht überreagierenden Solarplexus-Chakra eine übertriebene Selbstsicherheit habe? Überspiele ich meine Schwächen, weil ich mir keine Blöße geben will? Solche Sichtweisen führen zu einer verzerrten Selbstwahrnehmung im Sinn von Selbstüber- oder -unterschätzung. Die Selbstwahrnehmung stellt jedoch die Grundlage für unseren Selbstausdruck dar, die Art und Weise, wie ich auftrete, wie ich mit Situationen umgehe, wie ich mich ausdrücke, und für meine Kreativität.

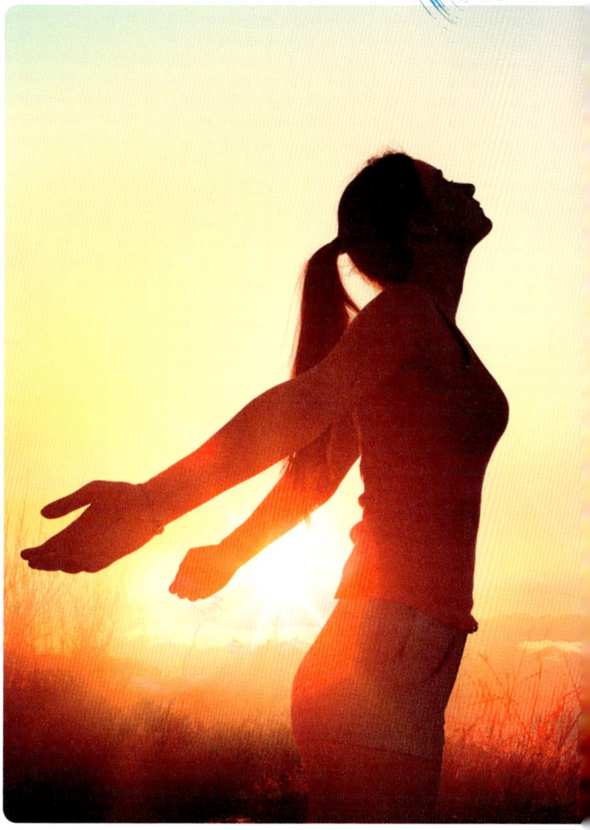

Ein gesundes Selbstwertgefühl wächst von innen heraus.

Distanz und Nähe

Das Hals-Chakra wird – bezeichnenderweise an der engsten Stelle des zentralen Körpers liegend – auch als das »Raum-Chakra« bezeichnet. Hier befinden wir uns in der zweiten physikalischen Dimension – dem Raum (die erste ist die Zeit, die wir beim zweiten Chakra behandelt haben). Im Hinduismus ist Vishnu (übersetzt: »der Allgegenwärtige«) der Gott des Raums. In den Veden liest man:

> *Des Vishnu Heldentaten will ich nun verkünden, der die irdischen Räume durchmessen hat, der die obere Wohnstätte stützte, nachdem er dreimal ausgeschritten war, der Weitschreiter.*
>
> **(Rigveda 1.154)**

> *Dieser Vishnu hat diese Erde ausgeschritten zum Landbesitz für Manu (den Menschen), um ihm gefällig zu sein. Ansässig wurden dessen besitzlose Leute. Er, der gute Geburt gibt, schuf weite Wohnstatt.*
>
> **(Rigveda 7.100)**

Beim Raum-Chakra dreht es sich um die für den Menschen zentrale Frage von Distanz und Nähe, welche in direktem Zusammenhang mit dem Selbstwertgefühl ist. Das Dilemma von Distanz und Nähe ist eng verwandt mit dem Thema Stabilität und Wechsel des zweiten Chakras, welches dem zweiten der drei wichtigsten Götter des Hinduismus, Gott Shiva, zugeteilt ist. Bei beiden Dimensionen geht es um Grundängste des Menschen, die mehr oder weniger bewusst in jedem schlummern. Das Thema Distanz und Nähe ist eng verbunden mit den gegensätzlichen Ängsten vor Isolation und vor Autonomieverlust. So ist es faszinierend und amüsant festzustellen, dass offenbar in der mehr als 4.000 Jahre alten hinduistischen Philosophie und Religion die eher moderne Darstellung der Raumzeit in der Relativitätstheorie anfangs des 20. Jahrhunderts bereits vorweggenommen wurde.
Das Modell von Distanz und Nähe zeigt auf, dass bei der Frage »Wie nahe lasse ich ein anderes Lebewesen, ein Ereignis oder eine Situation an mich herankommen?« oder »Wie distanziert verhalte ich mich?« im Hintergrund immer auch Ängste mitspielen. Beim Bedürfnis nach Distanz mischt sich – bei jedem anders und in unterschiedlicher Stärke – die Angst vor Isolation ein. Beim Bedürfnis nach Nähe spielt im Hintergrund die Angst vor dem Autonomieverlust, dem Verlust der Freiheit mit.
Plakative Beispiele, bei denen die Ängste in unterschiedlichen Fällen auch unterschiedlich stark wahrgenommen werden:

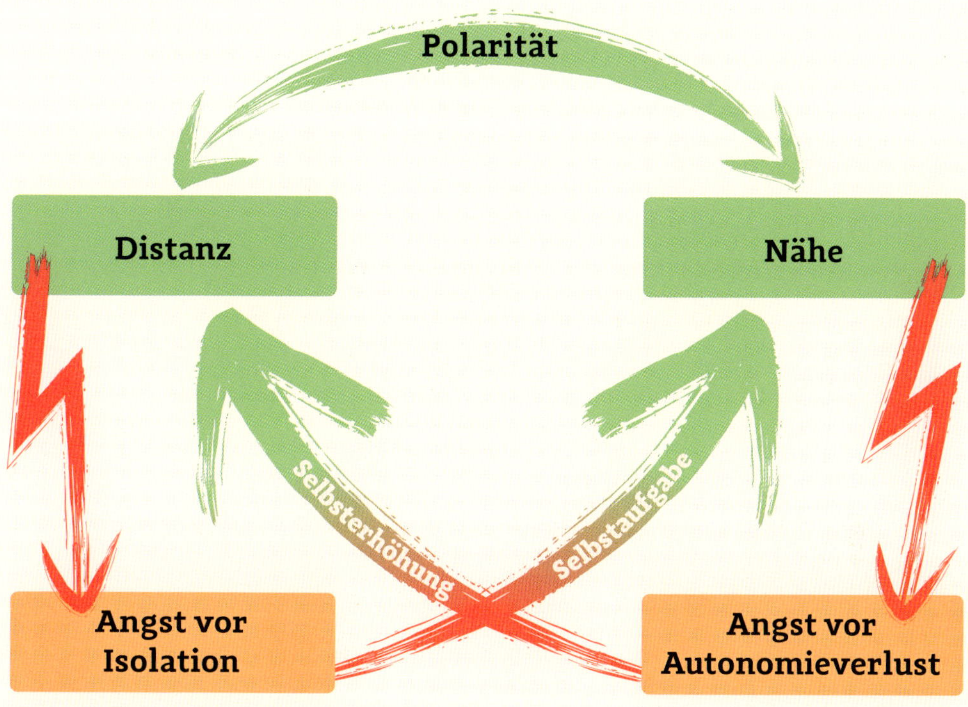

Die Grundformen der Angst nach Fritz Riemann

Beispiel Angst vor Isolation

- *Wenn ich gegenüber einer Gruppe von Menschen, die alle einer Meinung sind, eine andere Meinung äußern möchte, wird diese Angst als Gruppendruck spürbar. Mit der abweichenden Meinung isoliere ich mich.*
- *Wenn eine Partnerin/ein Partner stirbt oder eine Beziehung in die Brüche geht, wird automatisch die Angst vor Isolation wach.*

Beispiel Angst vor Autonomieverlust

- *Wenn ich »ja« sage zu einem Projekt, bedeutet dies automatisch Verpflichtung und damit Nähe. Dabei stelle ich fest, dass ich dadurch ein Stück Autonomie einbüße.*
- *Wenn jemand eine Beziehung eingeht, büßt er/sie automatisch ein Stück Autonomie ein.*

Sowohl Isolation als auch Autonomieverlust werden von Menschen als bedrohlich erlebt. Die Angst vor Isolation hat damit zu tun, dass der Mensch in den ersten Lebensmonaten auf Gedeih und Verderb darauf angewiesen ist, dass er gehegt, gefüttert und gepflegt wird. Diese Urerfahrung wirkt grundsätzlich prägend und besetzt das Gefühl von Isolation im Grunde genommen mit der Angst vor dem Sterben. Die Angst vor Autonomieverlust kommt aus dem fundamentalen Bedürfnis nach Wachstum, Freiheit, Selbstbestimmung und unabhängiger Entwicklung heraus. Nochmals sei betont, dass diese Ängste und Bedürfnisse mehr oder weniger unbewusst auftreten und dass sie von Mensch zu Mensch in unterschiedlicher Ausprägung vorhanden sind und wahrgenommen werden.

Das Spiel von Selbstaufgabe und Selbsterhöhung

Ein erprobtes Mittel, der Angst vor Isolation zu entfliehen, ist die Selbstaufgabe. Ich unterordne mich, äußere meine Bedürfnisse nicht und werde so »pflegeleicht«, das heißt »geschätzt«. Man mag mich, weil ich flexibel, anpassungsfähig und hilfsbereit bin. Solange ich das bin, gehöre ich – zum Preis der Selbstaufgabe – dazu. Wenn mir auf der anderen Seite alles ein wenig zu eng wird, ich die Sache oder die Menschen nicht an mich herankommen lassen möchte oder kann, habe ich die Möglichkeit, mich selbst zu erhöhen, mich über den anderen oder die Sache zu stellen, mich abzugrenzen: Wichtigtuerei, Arroganz oder verbale Abgrenzung (z. B. »Das ist nicht mein Problem«) sind hier die Möglichkeiten.
Aus diesen Ausführungen entnehmen wir, dass die Frage von Distanz und Nähe für den Menschen und seine Gesundheit von grundlegender Bedeutung ist. Es ist eine der sieben Lebensfragen, die während des ganzen Lebens immer wieder auftaucht und beantwortet werden muss.
Auch bei dieser Lebensfrage ist es wiederum von der Konstitution und dem momentanen Zustand des Hals-Chakras abhängig, ob ich der Situation entsprechend mein Potenzial optimal einsetzen, bewusst, angstfrei und offen mit Distanz und Nähe umgehen kann oder ob ich automatisiert, nach eingeübten, automatisierten Mustern handle und in Spiele von Selbstaufgabe oder Selbsterhöhung verfalle.

Selbstwertgefühl – Distanz und Nähe

Wie hängen nun Selbstwertgefühl und der Umgang mit Distanz und Nähe zusammen? Mit einem starken Selbstwertgefühl darf ich es mir erlauben, mich einer Sache zu stellen, eine ehrliche Beziehung einzugehen, mich frei von Selbstzweifeln zu engagieren, mich zu zeigen, wie ich bin, Fehler oder Schwächen offenlegen zu können und die Dinge an mich herankommen zu lassen. Alles das bedeutet Nähe. Gleichzeitig ist es mir mit einem starken Selbstwertgefühl auch möglich, mich ehrlich und unverletzend abzugrenzen, mich zurückziehen zu können, wenn es mir zu viel wird. So kann ich auch meinen ehrlichen Standpunkt und meine Meinung auf eine unaufgeregte Art und Weise vertreten.
Mit schwachem Selbstwertgefühl nimmt der Mensch schnell einmal eine Schutzhaltung ein, denn – wie wir schon eingangs erwähnt haben – ist

Wenn du besondere Aufmerksamkeit auf ein Chakra lenkst, kannst du dieses aktivieren.

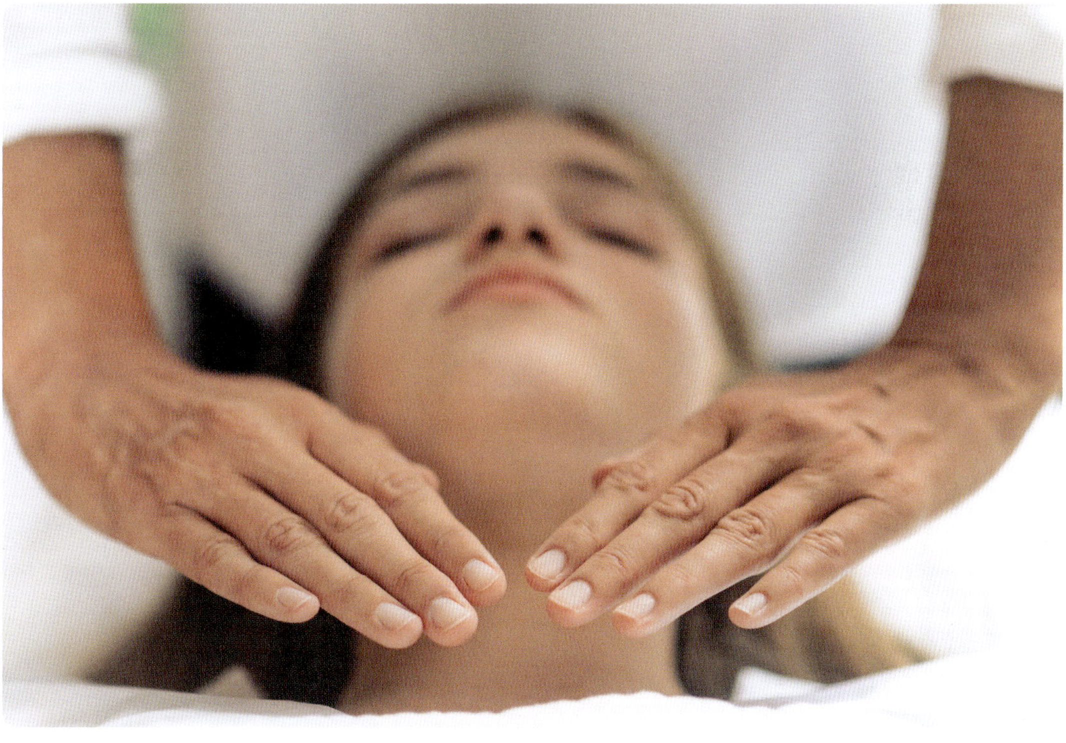

das Selbstwertgefühl geradezu überlebenswichtig, weshalb es, wenn es eh schon schwach ist, geschützt werden muss. Wenn ich mich schützen muss, grenze ich mich ab, lasse nichts an mich herankommen, fühle mich schnell einmal angegriffen und verteidige mich auf eine mehr oder weniger aggressive und destruktive Weise. Die andere Möglichkeit ist, dass ich mich eben nicht abgrenzen kann, schnell verletzt, überfordert bin, mich verletzen lasse und manipulierbar werde. Das sichtbarste Zeichen dafür ist die übertrieben aufgeregte Art von Reaktionen.

Beispiele für Rückzug

- *Unterwürfiges Verhalten*
- *Unsicherheit, gehemmtes, scheues Verhalten*
- *Sich nicht trauen, die Hilfe anderer in Anspruch zu nehmen*

Die bewusste Wahl von Nähe und Distanz

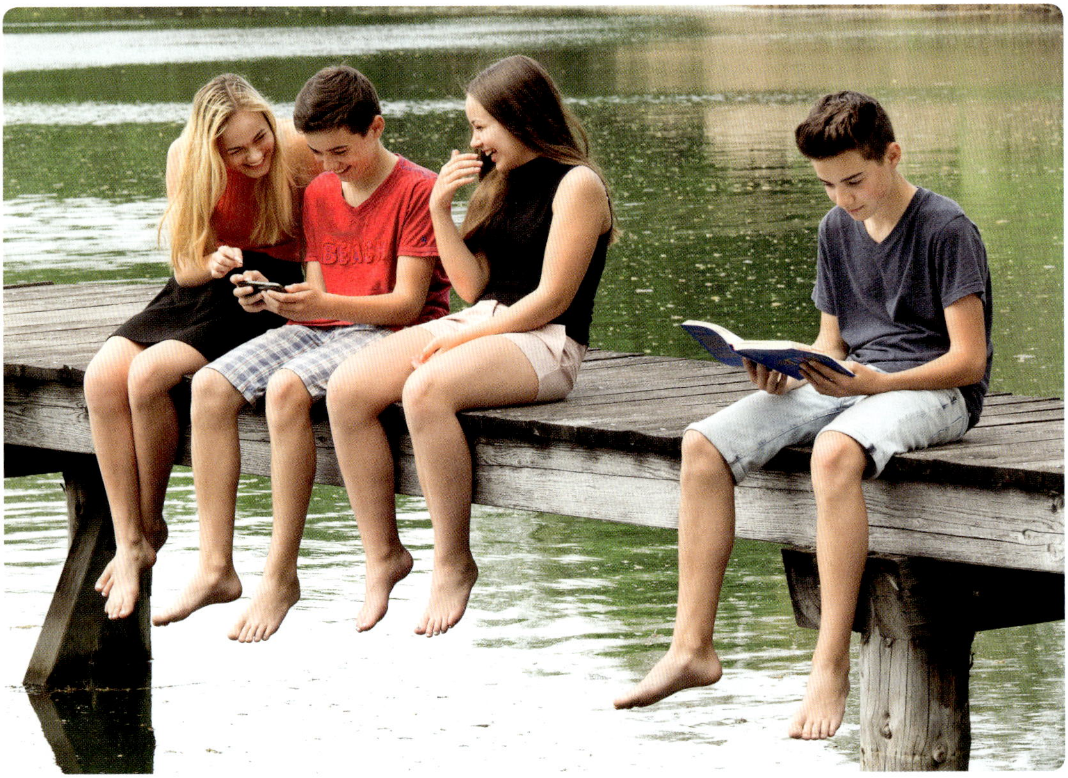

Beispiele für Schutzverhalten

- *Empfindliche, abwehrende oder verteidigende Reaktion auf Kritik, weil diese für das Selbstwertgefühl bedrohlich ist*
- *Fehler bei anderen sehen*
- *Distanziertes Verhalten, keine Angriffsfläche bieten*
- *Sich absichern und nur noch das tun, was Erfolg verspricht*
- *Die Kontrolle über alles behalten*
- *Die Oberhand gewinnen und nicht abgeben*

Beispiele für übertriebenen Aufbau des Selbstwertgefühls

- *Angeberei, Narzissmus*
- *Lügen*
- *Andere schlechtmachen*

Das aktive, offene Hals-Chakra

Mit aktivem und offenem Hals-Chakra kann ich der Welt offen gegenübertreten, mich frei, natürlich und ehrlich verhalten. Ich darf Schwächen, aber auch Stärken zeigen, Gefühle, Gedanken und meine Meinung äußern. Ich werde dadurch auf eine natürliche Art und Weise nahbar und möglicherweise angreifbar. Mit dem starken Hals-Chakra bin ich vertrauensvoll, dass mir etwas nicht so schnell etwas anhaben kann und dass ich mich im Notfall auch zur Wehr setzen kann.

Das ist auch der Schlüssel, um auf andere Menschen eingehen zu können, sich für sie zu interessieren, ihnen zuzuhören und sie zu verstehen. Ich kann vorerst einmal meine Anliegen und Themen zurückhalten und die Perspektive meines Gegenübers einnehmen. Das heißt: Ich gebe anderen den Raum, jedoch nicht unbegrenzt. Perspektivenwechsel bedeutet nicht, dass ich mit meinem Gegenüber einverstanden bin – ich versuche lediglich, sie oder ihn zu verstehen. Auf diese Weise kann ich mich auch überzeugen und inspirieren lassen. Ich betrachte andere Meinungen nicht gerade als Kriegserklärung, sondern als Möglichkeit, meinen Horizont zu erweitern.

Auf der anderen Seite gibt mir diese entspannte Haltung auch die Möglichkeit, mich klar, ehrlich, kurz, einfach und verständlich auszudrücken und die Sache auf den Punkt zu bringen. Bedürfnisse, Ängste, Werthaltungen, Intuitionen dürfen ausgesprochen werden. Zudem ermöglicht es mir, mich spontan zu verhalten, zu improvisieren, meine Ideen und kreativen Impulse zuzulassen und einzubringen.

Das blockierte Hals-Chakra

Das blockierte Hals-Chakra hat wiederum denselben Effekt wie bei allen anderen Chakren, wenn diese blockiert sind: Ich verhalte mich nicht situationsadäquat und kann mein eigentliches Potenzial nicht ausschöpfen. Das heißt, ich verhalte mich automatisiert, meist unbewusst nach alten, eingeprobten Mustern und Gewohnheiten, die im Falle vom blockierten Hals-Chakra Rückzug, Sich-Verbergen und Unsicherheit oder dann Kontrolle und Schutzhaltung heißen. Ein blockiertes Hals-Chakra führt beim Lebensthema »Beziehungen« häufig zu einem schematischen Verhalten: Jemand sucht die Nähe, weil er sich einsam fühlt. Kaum hat er die Nähe, distanziert er sich wieder, weil er sich eingeengt fühlt und den Verlust seiner Freiheit befürchtet. Dann befällt ihn wieder die Angst vor Isolation. Dieses unendliche Kreisen im weiter oben dargestellten Modell (s. Seite 183) können wir letztlich als Beziehungsunfähigkeit bezeichnen.

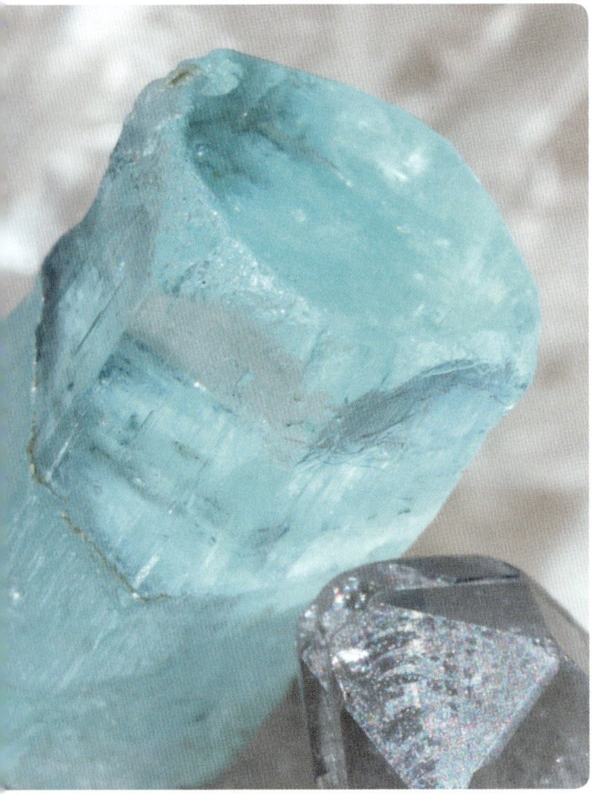

Der Aquamarin ist ein Hals-Chakra-Stein.

Minderwertigkeitsgefühle, Angst, sich auszudrücken, Redehemmungen, Auftrittshemmungen, Eifersucht gehören ebenfalls in dieses Kapitel. Der Satz: »Mir hat es den Hals zugeschnürt« drückt sprichwörtlich aus, an welcher Stelle sich das Problem abspielt.
Ebenso kann – wie schon beim überschießenden Herz-Chakra – die Scheu vor Konflikten auf ein geschlossenes oder empfindliches Hals-Chakra zurückgeführt werden, genauso wie die Angst vor Zurückweisung oder die Zurückhaltung, wenn es darum geht, sich für etwas zu verpflichten oder sich festzulegen.
Verspannungen im Schulter-/Nackenbereich und Kiefer können ebenso körperliche Manifestationen eines geschlossenen Hals-Chakras sein wie Schluckprobleme, Heiserkeit, Atemwegs- und Kieferhöhlenerkrankungen.

Das überschießende Hals-Chakra

Mit überschießendem Hals-Chakra ist zu viel Energie da. Aktionen und Reaktionen werden übertrieben: Auffallende Selbstdarstellung, Rededrang, übermäßige, eventuell sogar unkontrollierte Reaktionen, übersteigerte Erzählungen, den anderen und sich selbst etwas vorgaukeln, was gar nicht ist, bis hin zu Rechthaberei und Lügen sind die Folge. Sie alle lassen auf eine Selbstwertproblematik schließen.
Die Raumthematik äußert sich darin, dass diese Menschen zu viel Platz einnehmen, anderen wenig bis gar keinen Raum lassen, sie mit ihren Geschichten zutexten. Da ist wenig Interesse am Anderen. Hauptsache, man hat eine Zuhörerin oder einen Zuhörer, der hoffentlich auch noch applaudiert.
Natürlich ist es mit überschießendem (wie auch mit blockiertem) Hals-Chakra schwer möglich, sich selbst richtig einzuschätzen. Schnell einmal kommt es dabei zur Selbstüberschätzung, während bei geschlossenem Hals-Chakra eher das Unterlegenheits- oder Minderwertigkeitsgefühl aufkommt.

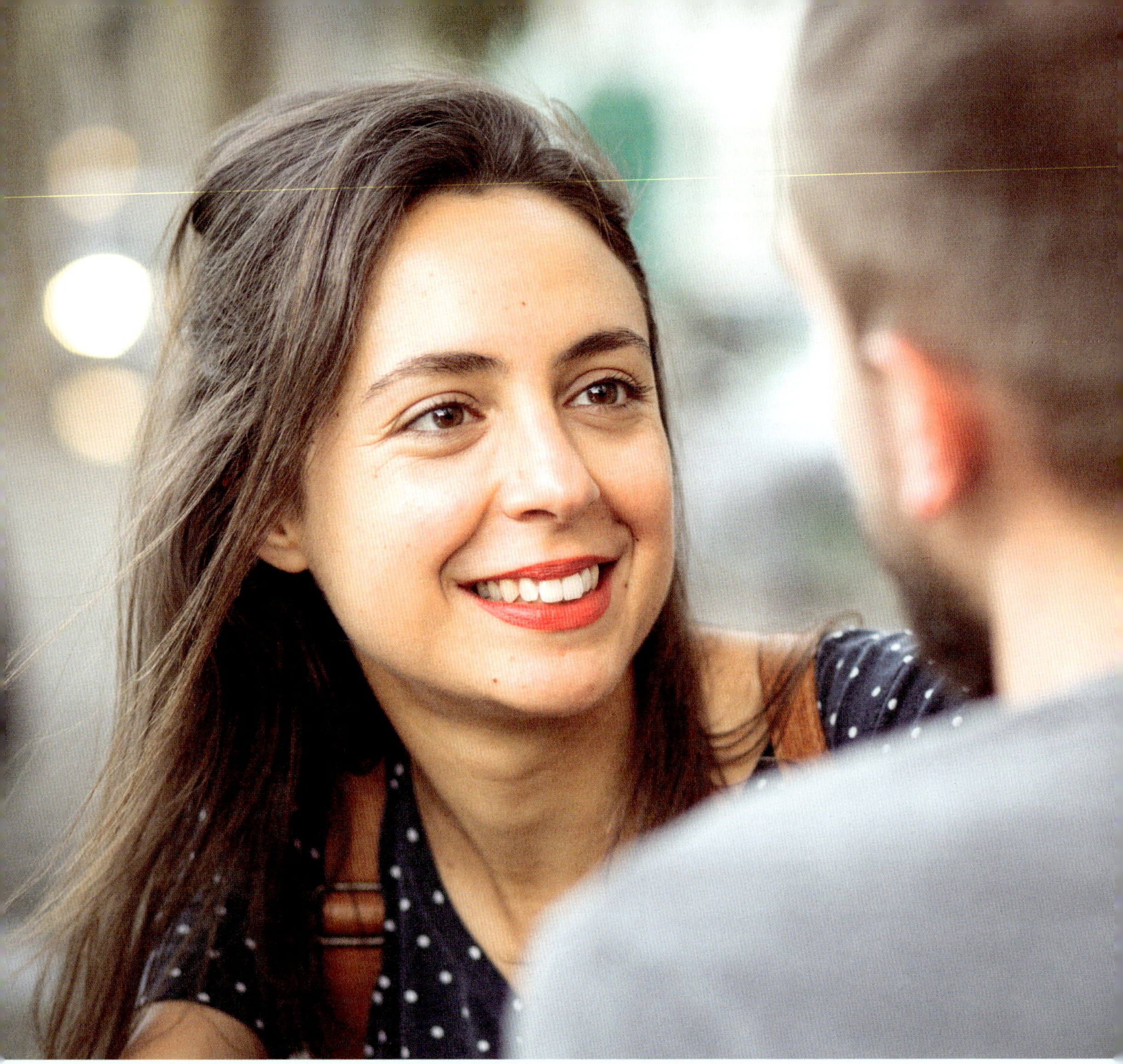

STÄRKE DEIN HALS-CHAKRA

Selbsterfahrung und persönliche **Chakraarbeit**

Selbsttest

Mit diesem Test kannst du feststellen, wie stabil die Konstitution deines Hals-Chakras ist. Beachte jedoch bitte, dass du die Aussagen für dich generell und nicht bezogen auf den aktuellen Zustand beantwortest, der von situativen Ereignissen beeinflusst sein kann. Du kommst zu einem aussagekräftigen Resultat, wenn du für dich die Aussagen selbstkritisch nach dem folgenden Schlüssel beurteilst:

Aussagen	Punkte 1	2	3	4
Ich kann gut »nein« sagen.	☐	☐	☐	☐
Ich zeige meine Gefühle.	☐	☐	☐	☐
Ich freue mich darüber, meine Fähigkeiten zeigen zu dürfen.	☐	☐	☐	☐
Ich kann gut allein sein.	☐	☐	☐	☐
Ich höre gern zu.	☐	☐	☐	☐
Ich schätze die Nähe von Freundinnen und Freunden.	☐	☐	☐	☐
Kritik kann ich gut annehmen und bin bereit, mein Verhalten zu ändern.	☐	☐	☐	☐
Ich bin ehrlich zu mir selbst.	☐	☐	☐	☐
Ich kann mich gut abgrenzen.	☐	☐	☐	☐
Ich fühle mich grundsätzlich willkommen.	☐	☐	☐	☐
Ich kann andere Meinungen gelten lassen.	☐	☐	☐	☐
Ich kann mich gut ausdrücken.	☐	☐	☐	☐
Mein Hals-Chakra-Wert				

Aussageschlüssel: **1** = gar nicht **2** = eher nicht **3** = im Großen und Ganzen ja **4** = ja, sehr

Testauswertung

Den Hals-Chakra-Wert ermittelst du, indem du die zwölf Einzelbewertungen zusammenzählst. Die maximale Punktzahl wäre demnach 48.
Je höher der Punktwert ist, auch im Vergleich zu den übrigen Chakren, desto stabiler ist die Konstitution deines Hals-Chakras.
Ein starkes Hals-Chakra unterstützt dich dabei, authentisch, ehrlich und offen zu kommunizieren. Du kannst Anderen Raum geben und hast es nicht nötig, dich aufzuspielen. Dies lässt für alle mehr Raum für Wachstum.
Was du unternehmen kannst, um dein Hals-Chakra zu stärken, entnimmst du den folgenden Abschnitten.

Beziehung heißt: Ich teile meinen Raum.

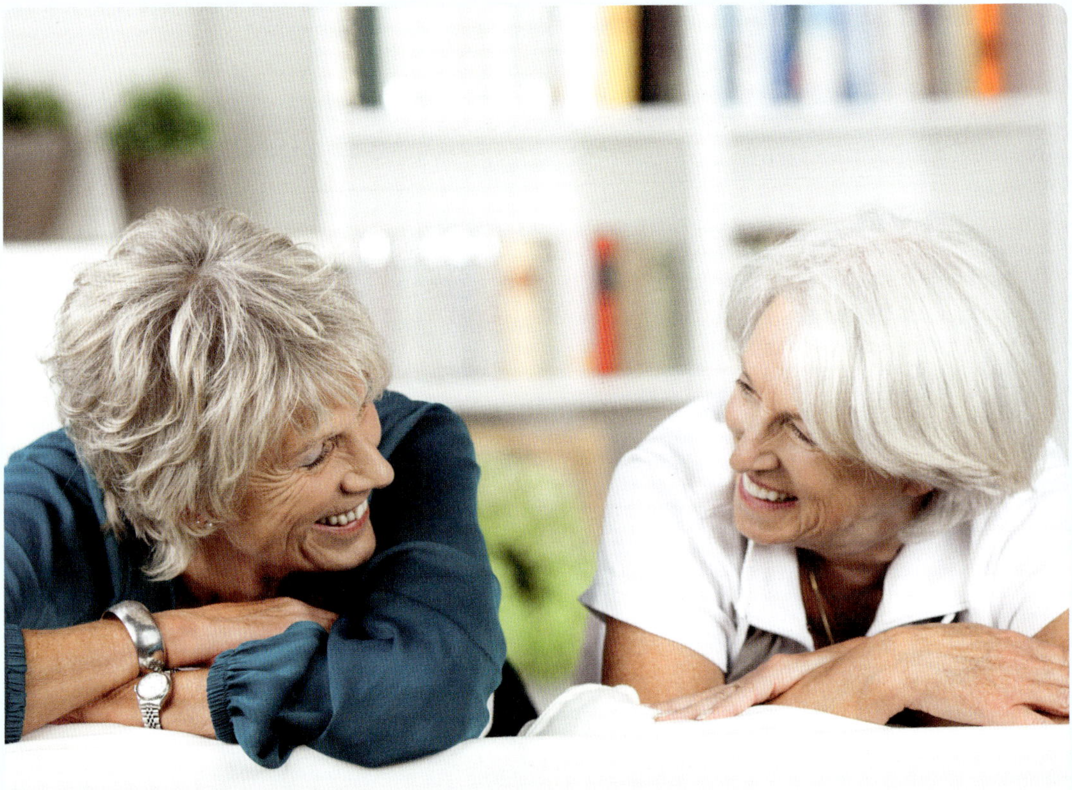

Selbsterfahrung

Eine gute Auskunft über die Konstitution deines Hals-Chakras erhältst du, wenn du die folgenden Fragen selbstkritisch beantwortest:

Versuche dich an aktuelle oder vergangene Lebenssituationen und dein Verhalten zu erinnern, die im Zusammenhang mit der Lebensfrage »Wie gehe ich mit Distanz und Nähe um?« stehen oder standen.
Hast du bei dieser Frage immer ähnlich entschieden oder gibt es bestimmte wiederkehrende Verhaltensmuster? Oder bist du jemand, der sich nach seinen Fähigkeiten und Kraftreserven mal so, mal anders verhält?

Tendenziell kann man sagen, dass jemand, der automatisiert handelt, sein Potenzial in Drucksituationen zu wenig nutzt, d. h., dass sein Hals-Chakra eher starr-verschlossen oder überschießend ist (s. ab Seite 188).

Setzt du dich in verschiedenen Situationen eher in Szene oder ziehst du dich eher zurück?

Sich in Szene setzen oder sich zurückzuziehen als Gewohnheit deutet wiederum darauf hin, dass du dein Potenzial zu wenig nutzt, denn es gibt durchaus Situationen, in denen das eine oder andere Verhalten erfolgreicher wäre. Wenn das so ist, deutet das darauf hin, dass dein Hals-Chakra eher starr-verschlossen oder überschießend ist (s. ab Seite 188).

Veränderungswunsch

Möchtest oder musst du im Hals-Chakra eine Veränderung anstreben? Pass auf, dass du nicht von einem Extrem ins andere fällst, denn das geschieht oft, weil man im Veränderungswunsch Gefahr läuft zu übertreiben. Bei der Chakraarbeit zielen wir darauf ab, die Chakren, im jetzigen Fall die Konstitution des Hals-Chakras, zu festigen, damit es mehr

Druck aushält und flexibler reagieren kann. So kannst du dich unter Nutzung deines Potenzials bewusst – und nicht automatisiert – in Szene setzen oder dich zurückziehen.

Schreibe deine Entwickung auf

Wenn du dein Hals-Chakra kräftigen willst, mit welcher konkreten, persönlichen Zielsetzung tust du das? Woran kannst du Fortschritte erkennen?
Anhand der Beurteilungsskala für Fortschritte (s. Seite 196) kannst du zuerst deine momentane Befindlichkeit zu deinem Thema notieren (z. B. »Ich bin in der Regel eher scheu und zurückhaltend« und gebe mir den Wert »3«. Oder »Ich habe oft Rededrang und merke erst hinterher, dass ich der anderen Person wenig Raum gab«, und gebe mir deshalb den Wert »3«). »0« bedeutet, dass du meilenweit von diesem Ziel entfernt bist und dass dies eine Schwäche von dir ist. »10« würde heißen, dass du das Ziel schon erreicht hast und dass dies eine Stärke von dir ist.
Wenn du eine Weile geübt hast, kannst du anhand dieser Skala subjektiv beurteilen, ob und wie viele Fortschritte du in Richtung »10« machst.
Die Skala findest du am Ende dieses Abschnittes.

Chakra-Aktivierung

Energiearbeit Entspanne dich mehrmals täglich bewusst im Halsbereich und stelle dir vor, dass sich der Halsraum vergrößert und mehr Energie hindurchfließt.

Körperübung Mache deinen Nacken lang, indem du mit dem Zeigefinger dein Kinn in Richtung Hals-Chakra begleitest. In dieser Haltung verharrst du etwa 10 Sekunden lang und wiederholst die Übung mindestens dreimal. Dabei bleibst du in deiner Wahrnehmung beim Hals-Chakra und richtest deine ganze Aufmerksamkeit darauf.

Mentale Arbeit Beobachte im Zusammensein mit anderen Menschen, wie viel Raum (Zeit) du einnimmst und wie viel Raum (Zeit) du anderen gibst. Stimmt das für dich und für die andere Person oder willst du für deine Zukunft etwas ändern? Stelle Fragen und höre bei der Antwort genau zu, ehe du antwortest oder nachfragst. Das gibt Ruhe ins Gespräch und eine gute Raumaufteilung.

Willensäußerung *(samkalpa)* »Meine Sprache ist ehrlich – mein Ohr ist offen.« Vergegenwärtige dir diesen Satz jedes Mal, wenn du in einen Spiegel schaust, oder auch in der Meditation. Eine sehr gute Wirkung des *samkalpas* kannst du erreichen, wenn du es als Bildschirmschoner eingibst.

Meditation Meditiere täglich mindestens 5 Minuten. Nimm dabei bewusst das Hals-Chakra wahr. Es liegt direkt unterhalb des Kehlkopfs im Halsgrübchen. Lenke zum Schluss der Meditation die Aufmerksamkeit auf das Wurzel-Chakra.

Atemübung Schließe mehrmals am Tag deine Augen und atme im Aufrechtsitzen bewusst ins Hals-Chakra. Bei jedem Einatmen stellst du dir vor, dass das Hals-Chakra ganz sanft mehr Raum bekommt, um sich auszudehnen. Mit diesem Raum darfst du dir die Erlaubnis geben, deine Meinung und deine Bedürfnisse frei zu äußern.

Farbe Umgib dich mit hellblauer Farbe und achte im Alltag auf diese Farbe (z. B. Himmel, hellblaue Kleidung, Blumen) und nimm sie bewusst in dein Hals-Chakra auf.

Töne Summe täglich mehrmals in dem Ton, der dein Hals-Chakra vibrieren lässt. Du musst ein wenig üben, bis du den richtigen Summton findest. Dann singe in diesem Ton laut die Silbe »HAM« (ausgesprochen »hang« mit ganz weichem »g«).

Düfte Räuchern, z. B. mit Weihrauch, Lavendel, Sandelholz, Minze. Als Duftöl kannst du Eukalyptus- oder Salbeiöl in deine Duftlampe geben.

Steine Du kannst Steine an dem Ort aufstellen, an dem du dich häufig aufhältst oder die du auch bei dir in einem Säcklein oder als Schmuck tragen kannst, z. B. Türkis, Aquamarin oder Saphir.

Naturerfahrung Gehe nach draußen und begib dich in verschiedene Situationen: in die freie Natur, auf einen Hügel, in einen Wald, in eine Einkaufsstraße, wo viele Menschen sind. Werde dir ab und zu bewusst, wie groß dein Raum jetzt gerade ist, schließe ganz kurz die Augen und verbinde deinen Eindruck mit dem Hals-Chakra.

Selbstkontrolle

Kontrolliere anhand der Beurteilungsskala deine Fortschritte nach einer Woche. Wenn du dein Hals-Chakra nachhaltig behandeln willst, bestimme deinen Fortschritt immer jeweils nach einer weiteren Woche.

Beurteilungsskala für dein Hals-Chakra

Beurteilung	0	1	2	3	4	5	6	7	8	9	10
Ist-Zustand	☐	☐	☐	☐	☐	☐	☐	☐	☐	☐	☐
Kontrolle 1	☐	☐	☐	☐	☐	☐	☐	☐	☐	☐	☐
Kontrolle 2	☐	☐	☐	☐	☐	☐	☐	☐	☐	☐	☐

0 = Das ist eine Schwäche von mir. 10 = Das ist meine Stärke.

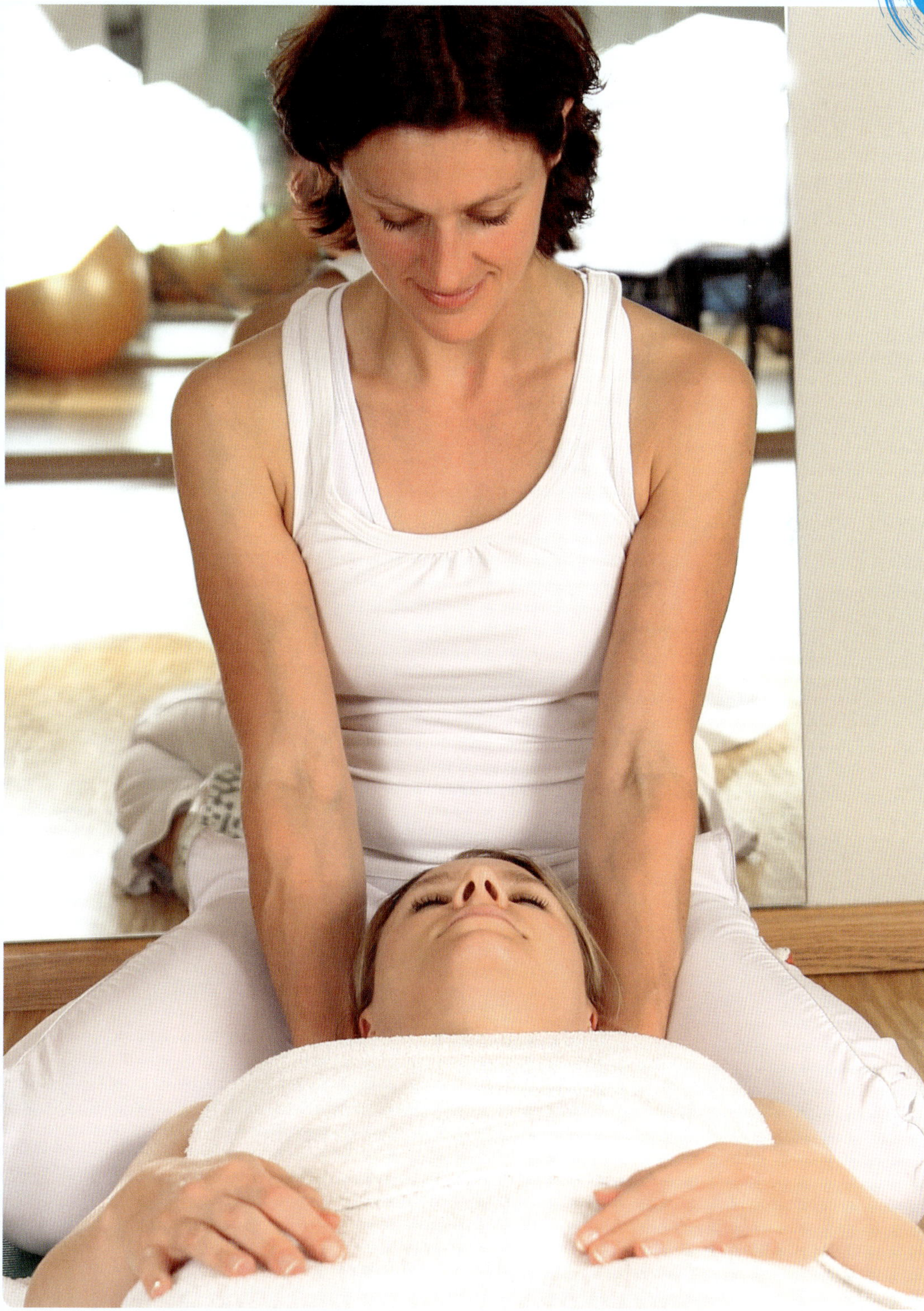

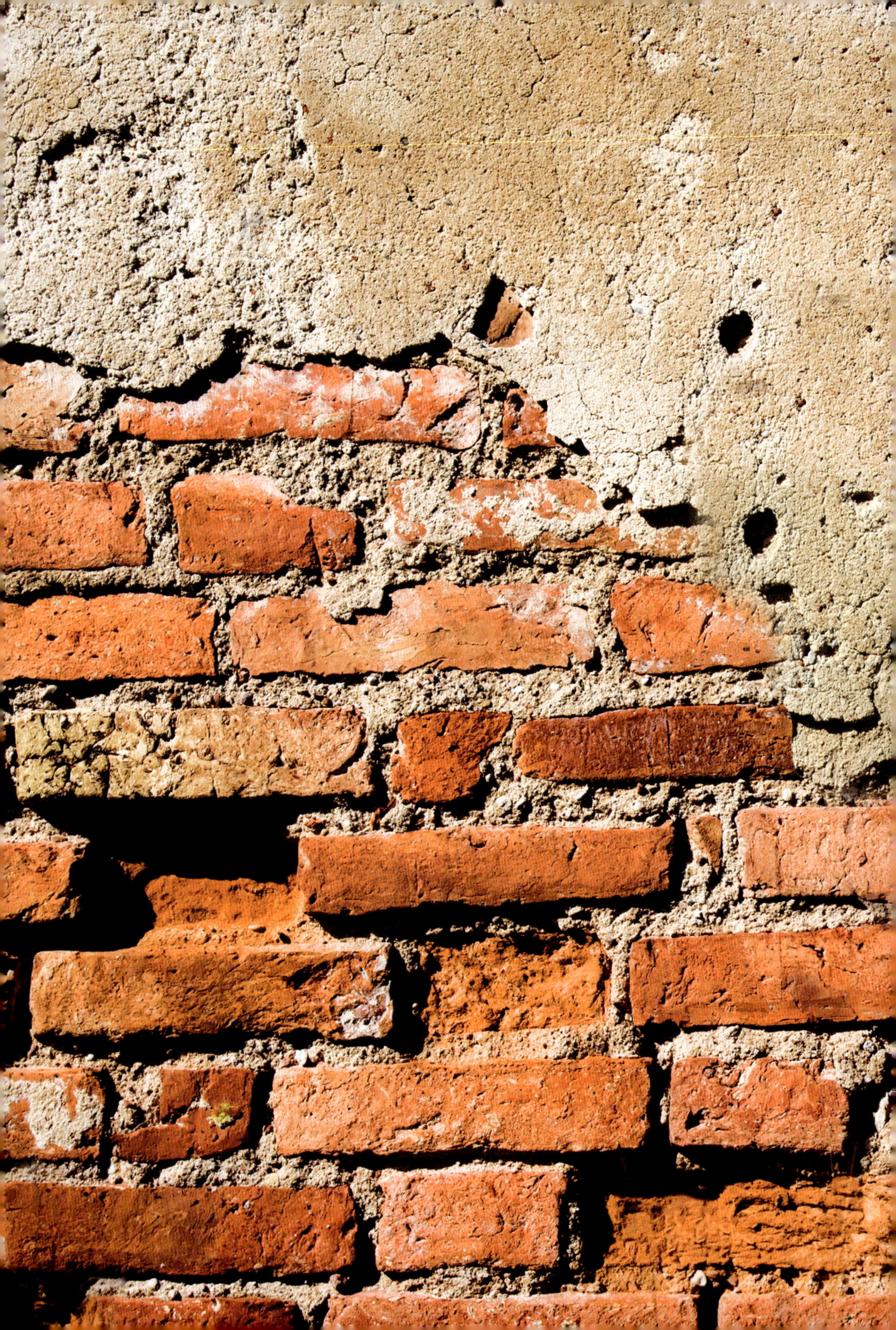

Stirn-Chakra

»Ich darf mich von alten Mustern befreien!«

Zugehöriges Chakra	Stirn-Chakra *(Ajna-Chakra)*
Psychologischer Selbstaspekt	Selbstbefreiung
Psychische Symptome	Zwänge

DIE SECHSTE LEBENSFRAGE

Vertraue ich **meiner Intuition?**

Das Stirn-Chakra (*Ajna*-Chakra) ist der Ort, wo sich die drei wichtigsten feinstofflichen Energiebahnen *ida*, *pingala* und *shushumna* treffen (s. Seite 45). Es ist ein wichtiger Sammelplatz feinstofflicher Energie, auch »Drittes Auge« genannt, welches uns energetisch unterstützt, dass wir schauen, sehen, wahrnehmen. Die feinstoffliche Energie hilft uns, weiter, tiefer, mit offenem, aufmerksamem Blick für uns selbst, aber auch für das Leben durch unsere Zeit und unseren Raum zu gehen.
Auf diese Weise erweitern wir die Wahrnehmung über das physisch Reale hinaus, was uns erlaubt, spirituelle Erfahrungen zu machen, unsere Intuition und allfällig hellsichtige Fähigkeiten zu entwickeln. Das Stirn-Chakra ermöglicht uns die Einsicht, dass auch wir selbst mehr sind als unser grobstofflicher Körper. Es lässt unseren Geist erwachen.

Das Dritte Auge

Die Lage dieses Chakras und auch die beobachtete Wirkung bei der Aktivierung des Stirn-Chakras legt die Vermutung nahe, dass seine feinstoffliche Energie das Zusammenspiel der verschiedenen Hirnareale, insbesondere das Areal zwischen rechter und linker Hirnhemisphäre, unterstützt.

Somit wäre es von entscheidender Bedeutung für die optimale Nutzung unseres Gehirnpotenzials und vor allem auch der damit verbundenen Intuition.
Mit dem Dritten Auge verbinden wir das Sehen, das Erkennen, die Vorstellungskraft und die Weitsicht. Wir schauen nach außen, aber auch nach innen und erkennen eigene Denk- und Verhaltensmuster. Gerade diese Selbstreflexion ist der Grundstein für Selbsterkenntnis und die Entscheidung, ob du weiterhin auf dieselbe Art und Weise denken und handeln möchtest, dieselben Werte weiter pflegen oder ob du dich weiterentwickeln, möglicherweise von selbstauferlegten oder äußeren Grenzen befreien möchtest. Dies meine ich, wenn ich von Selbstbefreiung rede.

Intuition und Selbstreflexion

Intuition ist eine Eingebung, ein Gedanke, der quasi aus dem Nichts aufsteigt, also eine Botschaft aus tieferen Bewusstseinsschichten. Sie ist ein sehr komplexer Vorgang, bei dem wir durch ein Gemisch von Assoziationen zu persönlichen Gedächtnisinhalten, Gefühlen, kulturellen Aspekten und kollektiven, archetypischen Verknüpfungen sehr schnell Muster erkennen und komplexe Zusammenhänge erfassen können.
Intuition ist, weil sie so schnell ist, lebensnotwendig und – in einer immer komplexer und temporeicher werdenden Welt – immer mehr von unerlässlicher Bedeutung wird. Sie befähigt uns zu Reaktionen und Entscheidungen, zu denen unser Verstand schon wegen seiner Langsamkeit und der überfordernden Datenfülle gar nicht mehr in der Lage ist.

> ***Beispiel***
> *Ein Unternehmensleiter muss entscheiden, ob er eine Millioneninvestition in seine Bauten und technischen Anlagen für die Erweiterung seiner Firma macht oder ob er auf dem bescheideneren bisherigen Niveau mit einfacheren Anpassungen weiterarbeiten will. Mithilfe seines Verstandes kann er das wirtschaftliche Geschehen der letzten Monate nachvollziehen und mit seiner Logik, seiner Sachkenntnis, vielen Wirt-*

> *schaftsdaten und Kennzahlen eine zukünftige Entwicklung abschätzen. Schon hier ist jedoch die Zuverlässigkeit der Prognose in Frage gestellt, denn Geschehnisse wie das Aufkommen einer bedrohlichen Pandemie oder Wirtschaftskrise, welche die Wirtschaft lahmlegt oder langfristig befeuert, lassen sich mit allen Kennzahlen und Wirtschaftsinformationen nicht voraussagen. Schnell einmal ist er – genau genommen – bei seiner folgenreichen Entscheidung überfordert und muss letztlich, ob er dies wahrhaben will oder nicht, seiner Intuition – seinem »Gefühl«, wie er sagt – vertrauen.*

Intuition und Logik

Selbstverständlich kann die Intuition auch falsch sein. Es können vorschnelle Entschlüsse fallen, denn die Intuition hat schnell einmal die Tendenz, Fehlendes durch erfundene oder wünschbare »Tatsachen« zu füllen, und konstruiert Zusammenhänge, die möglicherweise gar nicht stimmen. Leider merken wir immer erst hinterher, wenn wir falschlagen.

Also wäre es fahrlässig, sich nur auf die Intuition zu verlassen und den logischen Sachverstand beiseite zu legen. Aber genauso falsch kann es sein, sich nur an beweisbare Sachverhalte und die lineare Logik zu klammern, denn das Leben und der Mensch sind nicht linear, sondern unendlich rückgekoppelt. Dieser dynamischen Hochkomplexität können wir mit einfachem, linearem Denken niemals gerecht werden.

Selbstreflexion

Nur wer sich über das Zustandekommen seiner Entscheidungen und seines Verhaltens Gedanken macht, kann den Ausgleich zwischen rational-logischem Denken, dem Analysieren einerseits und dem Zulassen intuitiver Impulse andererseits herstellen.

In unserem Zusammenhang sprechen wir daher von der Fähigkeit zur Selbstreflexion, das Nachdenken und Nachempfinden über sich selbst, welches ein Leben lang die Voraussetzung für das Lernen und Verändern darstellt.

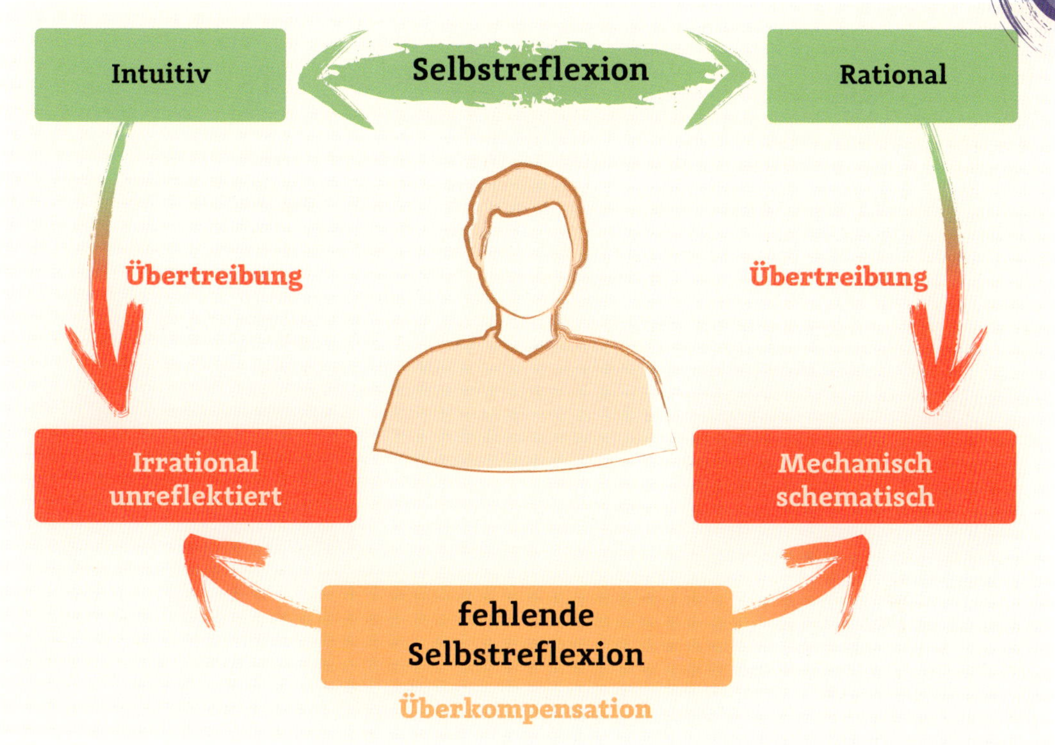

Das Spannungsfeld zwischen Intuition und Rationalität anhand des Wertequadrates von Nicolai Hartmann

Wer dies nicht tut, kann je nach persönlicher Prägung einseitig intuitiv oder einseitig rational funktionieren und schnell einmal in Übertreibungen abgleiten, weil ihm die ausgleichende und ergänzende Korrektur fehlt. Der »Nur-Intuitive« verhält sich unreflektiert, zufallsgeleitet und irrational, während der »Nur-Rationale« alles aus der Optik des Logischen, Mechanistisch-Schematischen sieht. Er vergisst, dass vieles – und vor allem der Mensch – nicht-logisch ist, denn sonst würden wir uns beispielsweise nicht küssen, wenn wir uns lieben, weil dies – gelinde gesagt – aus logisch-analytischer Sicht komplett unhygienisch ist. In der oben gezeigten Abbildung sind diese Zusammenhänge dargestellt.
Für den Ausgleich zwischen Intuition und Rationalität ist ein offenes, gut funktionierendes Stirn-Chakra gefragt, welches uns zur Selbstreflexion befähigt. Damit verhindert es, dass wir ins irrationale, unreflektierte oder ins rein mechanistisch-schematische Denken und Handeln abgleiten.

Selbststeuerung

Die Selbstreflexion – und damit die Wirkung des Stirn-Chakras – führt jedoch weiter: »Kann ich mich selbst beobachten? Darf ich mich und mein Verhalten auf eine konstruktive Weise hinterfragen? Kann ich mein Denken, meine Emotionen beobachten und letztlich auch beeinflussen?«
Dies sind alles wichtige Aspekte der Sozialkompetenz – der Fähigkeit, Beziehungen konstruktiv zu gestalten – und Grundlagen für die Selbststeuerung. Im Zusammenwirken mit dem zweiten Chakra, dem Sacral- oder *Svadhisthana*-Chakra, welches u. a. das Fließenlassen unterstützt, geht es hier auch darum, ob ich bereit bin, mich von meinen selbst auferlegten Begrenzungen zu befreien, damit sich neues Potenzial entfalten kann.

Intelligenz

In der yogisch-ayurvedischen Psychologie* ist die Intelligenz (Sanskrit: *buddhi)* die Instanz der Psyche, die intuitiv, im Kontakt zu den übergeordneten Naturgesetzen, zwischen dem, was gesund ist, und dem, was Lust macht, unterscheidet. Die Intelligenz, so wie wir sie hier verstehen, ist eine unvoreingenommene, am Phänomen ausgerichtete Wahrnehmung und Beurteilung. Sie kann gut mit Nicht-Erklärbarem leben, was letztlich die Quelle der Spiritualität ist.
Mit Spiritualität meinen wir den Glauben an, das Vertrauen in und die Akzeptanz von etwas, das über unserer unmittelbaren Sinneswahrnehmung steht und eine Wirkung hat. Wir orientieren uns dabei am Phänomen, das sich nicht durch wissenschaftliche Untersuchung beweisen und erklären lässt.
Das, was wir in unserer Kultur landläufig »Intelligenz« nennen, ist etwas anderes, nämlich die intellektuelle Funktion der Psyche (Sanskrit: *manas*), unser bewusstes Denken, die Kreativität, das Gedächtnis, das Faktenwissen, die Fähigkeit, Schlüsse zu ziehen, die Lernfähigkeit usw. Der Intellekt orientiert sich am Erklärbaren, an der mit unseren Sinnesorganen wahr-

** Crittin, J.-P.: Ayurvedische Psychologie*

nehmbaren, feststofflichen Welt. Aus yogisch-ayurvedisch-psychologischer Sicht entstammen diesem Bereich auch die Gefühle, weil sie stark mit der Art unserer geistigen Auseinandersetzung mit der Welt und dem individuellen Gedächtnis verbunden sind.

Das Zusammenspiel von Intelligenz und Intellekt

Nochmals möchte ich ausdrücklich festhalten, dass nur das Zusammengehen von Intelligenz und Intellekt zu erfolgreichem, nichtspekulativem, aber auch nicht zu stark vereinfachendem Denken und Handeln führt. Genau da spielt das Stirn-Chakra eine entscheidende Rolle. Ist es offen und aktiv, unterstützt es diese geistige Kooperation. Ist es geschlossen, inaktiv oder hyperaktiv, kann die Balance ins eine oder ins andere Extrem kippen. Diese Zusammenhänge erklären wir weiter unten.

Kreativität kommt aus dem Zusammenspiel von Sacral- und Stirn-Chakra.

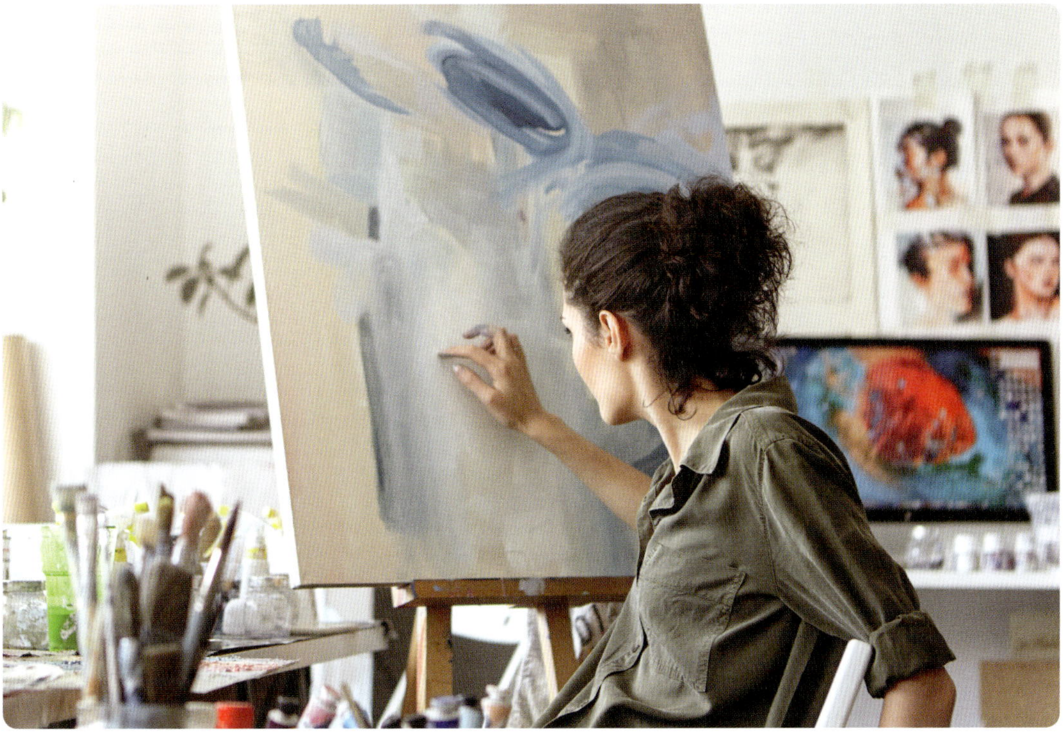

Alte Muster und Glaubenssätze

Im Verlaufe eines Lebens bilden sich aus der Lebenserfahrung und den Beeinflussungen, denen jede Person ausgesetzt ist, bestimmte sehr persönliche Überzeugungen, Meinungen unrl Wertungen. Diese crlcichtern uns zwar das Leben, weil sie uns Orientierung geben, stellen aber auch Begrenzungen dar.

> ***Beispiel***
> *Aus der eigenen Bewertung meiner Zeichnungen, die mir hässlich erscheinen, wenn ich sie mit Werken von Picasso vergleiche, und aus den Erfahrungen, dass in der Vergangenheit eigentlich niemand meine Zeichnungen mochte, am wenigsten meine Kunstlehrer, entsteht die innere Überzeugung »Ich kann nicht zeichnen«. Ein solcher Glaubenssatz hindert mich daran, es zu versuchen. Er setzt mir Grenzen, die ich mir jedoch selbst auferlegt habe.*

Auf diese Weise und sicher noch etwas subtiler und unbewusster häufen sich im Verlauf eines Lebens Glaubenssätze an: »Ich muss perfekt sein«, »Ich darf keine Fehler machen«, »Mich müssen alle gernhaben«, »Ich bin für alles verantwortlich«, sind nur einige solcher Glaubenssätze, die z. T. unbewusst sind, aber mein Verhalten mehr oder weniger beeinflussen. Ebenso verhält es sich mit Wertungen aus sehr persönlichen, ethischen, moralischen, kulturellen, religiösen, politischen oder philosophischen Hintergründen. Automatisch und oft weitgehend unbewusst bewerte ich damit Menschen, Gegebenheiten, Situationen und Ereignisse, indem ich sie mit meinen inneren Vorstellungsmustern vergleiche. »Das passt in mein Bild – das passt nicht in mein Bild.«

Erkennst du deine Muster?

Aus diesen Aspekten und persönlichen Vorlieben heraus entstehen bei jedem Menschen Verhaltensmuster, eine bestimmte Art der Reaktion auf Ereignisse, Menschen oder Situationen. Je erfolgreicher jemand damit ist, desto mehr verfestigen sich diese Muster. Dabei ist die Frage, was als »erfolgreich« bezeichnet wird, sehr individuell und nicht unbedingt auch gesund und wachstumsfördernd. Wenn jemand beispielsweise das Muster hat, sich anzupassen und zu allem »Ja« zu sagen, um in Ruhe gelassen zu werden, geht dies auf Kosten der eigenen Persönlichkeitsentwicklung. Der Erfolg ist, dass man in Ruhe gelassen wird, der Preis ist die entgangene Entfaltung der Persönlichkeit.

Ob Glaubenssätze oder Muster gut sind oder schlecht, ist nicht die Frage, sondern vielmehr, ob jemand seine Muster erkennt, ob sie ihm oder ihr bewusst sind und ob er sie hinterfragen darf und sogar durchbrechen kann. Ein offenes Stirn-Chakra trägt dazu bei, dass ich mich bewusst wahrnehmen, solche Glaubenssätze und Muster erkennen, in Frage stellen und damit auch bewusst verändern kann.

Das aktive, offene Stirn-Chakra

Ein aktives, offenes Stirn-Chakra versorgt den Geist mit feinstofflicher Energie, damit ich mein geistiges Potenzial nutzen kann, indem ich es durch Intuition schaffe, Zusammenhänge zwischen tiefer liegender und bewusster Information zu schaffen. Ich finde auch die Verbindung zwischen scharfsinnigem rationalem Denken und den intuitiven Eingebungen. So verhindere ich das Abgleiten in die Extreme bei der Beurteilung von Situationen, Menschen und mir selbst. Vor allem aber kann ich unterscheiden und beurteilen, in welchen Momenten die Intuition gegenüber dem rationalen Denken mehr oder weniger Platz bekommen darf.

Hellsichtigkeit, Einfühlsamkeit, Weitsichtigkeit und Selbstreflexion basieren auf einem aktiven, offenen Stirn-Chakra, dem Sinn für unerklärbare Phänomene, Kreativität und visionäre Gedanken.

Die mit dem Stirn-Chakra zusammenhängende Bereitschaft und die Fähigkeit zur Selbstreflexion ist eine Voraussetzung, dass ich auch in der Lage bin, alte Muster zu durchbrechen und durch neue, konstruktivere zu ersetzen, also mich grundsätzlich auf einsichtbasierte Art und Weise verändern zu können.

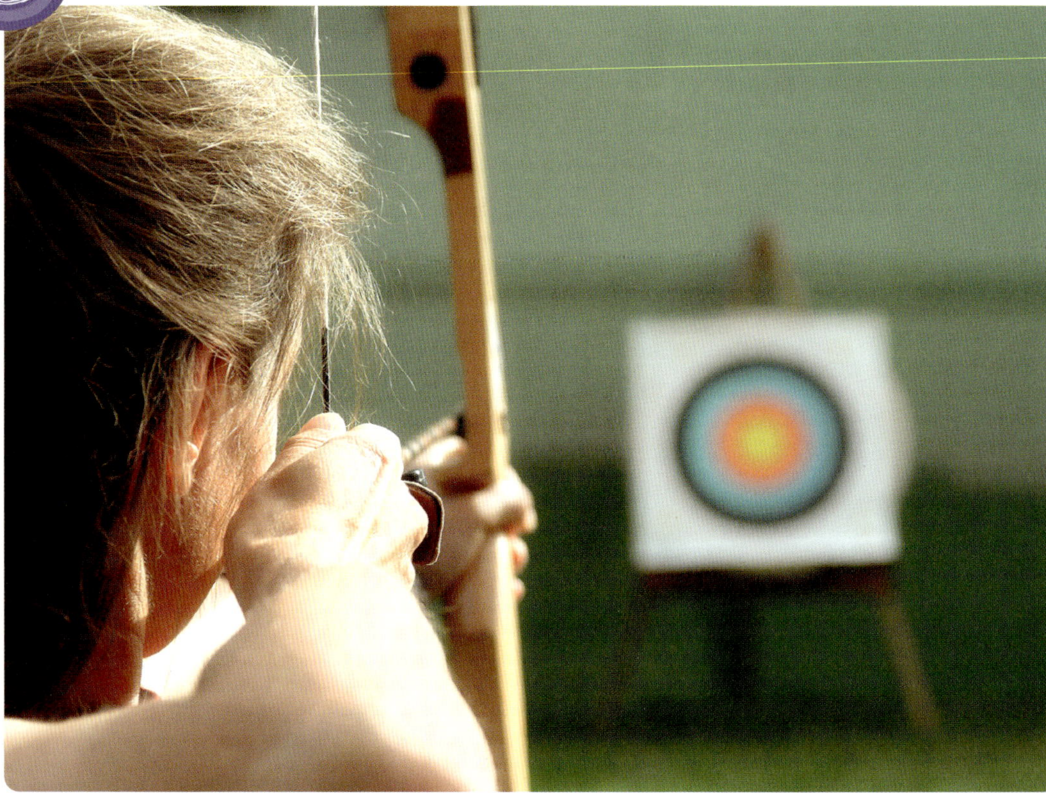

Beim Bogenschießen ohne technische Hilfe ist Intuition gefragt.

Das blockierte Stirn-Chakra

Das blockierte Stirn-Chakra veranlasst jemanden, seine gewohnten Muster ablaufen zu lassen. Flexibilität im Denken geht verloren, und so verharrt der Mensch entweder im streng logisch-rationalen Denken und Verhalten, außerstande, etwas, was sich nicht erklären und beweisen lässt, gelten zu lassen. Oder auf der anderen Seite bleibt er in einer irrationalen, diffusen, gefühlshaften, möglicherweise magischen Sichtweise stecken, auch wenn in einer Situation nüchternes, sachliches Denken gefragt wäre. Wir könnten dies in einem Satz ausdrücken: »Starrheit im Umgang mit der Welt.«

Sätze wie: »Das war schon immer so« oder »Ich bin so, wie ich bin« drücken aus, dass jemand nicht bereit oder unfähig ist, etwas bei sich oder in seinem Verhalten zu verändern.

Etwas ganz Typisches für blockierende Stirn-Chakren sind Gedankenleere, »Löcher in die Luft starren« und im Extremfall Denkblockaden, wie sie bei Prüfungsstress oft anzutreffen sind. Ebenso auch das mangelnde Vertrauen in die innere Stimme und deshalb die Suche nach äußerer Information, obschon man eigentlich genau wüsste, was richtig wäre.

Das überschießende Stirn-Chakra

Im Gegensatz dazu führt das überschießende Stirn-Chakra zur geistigen Instabilität und damit zu unsicherem Urteilsvermögen. Nicht selten entwickelt man z. T. wilde Phantasien, lebt in einer realitätsfremden Welt der Einbildungen, die manchmal auch Ängste erzeugt, vor allem dann, wenn jemand nicht genügend verwurzelt ist (erstes Chakra).

Weiter kann ein überschießendes Stirn-Chakra auf der einen Seite zu esoterischen oder – auf der anderen Seite – zu intellektuellen Höhenflügen verleiten, zu Gedankenflut und zu Gedankenkreisen, wie wir das aus schlaflosen Nächten kennen.

Aus esoterischen Übertreibungen können dann wilde Verschwörungstheorien, übertriebene Deutungen von Zeichen wie Träumen, Wetter- oder Naturphänomenen entstehen. Auf der anderen Seite schließen blinde Wissenschaftsgläubigkeit und Beweisbarkeitszwänge jegliches Glauben, Staunen und unvoreingenommenes Wahrnehmen von Phänomenen aus.

Großen Anteil an den weit verbreiteten Konzentrationsstörungen, Aufmerksamkeitsdefiziten und dem unruhigen Geist spreche ich dem überschießenden Stirn-Chakra zu.

Auf der grobstofflichen Seite sehe ich Zusammenhänge zwischen Kopfschmerzen, Migräne und Schwindel und einem überschießenden Stirn-Chakra, welches ja Unruhe im Geist bewirkt.

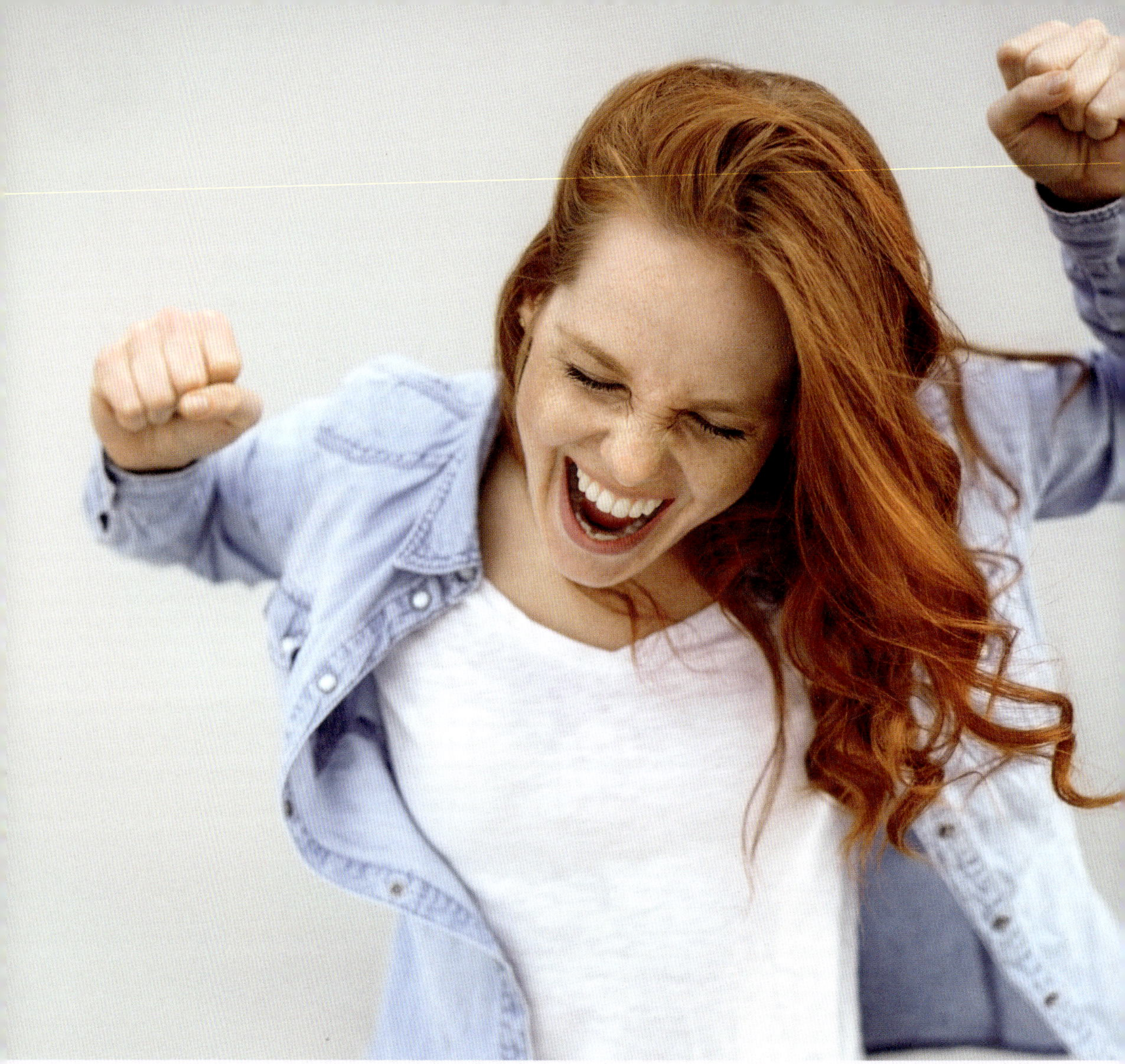

STÄRKE DEIN STIRN-CHAKRA

Selbsterfahrung und persönliche **Chakraarbeit**

Selbsttest

Mit diesem Test kannst du feststellen, wie stabil die Konstitution deines Stirn-Chakras ist. Beachte jedoch bitte, dass du die Aussagen für dich generell und nicht bezogen auf den aktuellen Zustand beantwortest, der von situativen Ereignissen beeinflusst sein kann. Du kommst zu einem aussagekräftigen Resultat, wenn du für dich die Aussagen selbstkritisch nach dem folgenden Schlüssel beurteilst:

Aussagen	**Punkte**	**1**	**2**	**3**	**4**
Ich vertraue meiner Intuition, aber nicht blind.		☐	☐	☐	☐
Ich glaube an übersinnliche Wahrnehmung.		☐	☐	☐	☐
Ich hinterfrage mein Verhalten und bin bereit, es zu verändern.		☐	☐	☐	☐
Ich brauche nicht für alles eine Erklärung.		☐	☐	☐	☐
Ich habe ein feines Gespür für das, was mir guttut und was nicht.		☐	☐	☐	☐
Ich kann mich gut konzentrieren.		☐	☐	☐	☐
Ich habe eine gute Menschenkenntnis.		☐	☐	☐	☐
Einfühlsamkeit (Empathie) ist eine Stärke von mir.		☐	☐	☐	☐
Ich finde Logik und Intuition gleich wichtig.		☐	☐	☐	☐
Meine Träume sind oft intensiv und farbig.		☐	☐	☐	☐
Ich mache mir oft Gedanken über das, was auf der Welt geschieht.		☐	☐	☐	☐
Ich habe ein gutes und klares Vorstellungsvermögen.		☐	☐	☐	☐
Mein Stirn-Chakra-Wert					

Aussageschlüssel: **1** = gar nicht **2** = eher nicht **3** = im Großen und Ganzen ja **4** = ja, sehr

Testauswertung

Den Stirn-Chakra-Wert ermittelst du, indem du die zwölf Einzelbewertungen zusammenzählst. Die maximale Punktzahl wäre demnach 48.
Je höher der Punktwert ist, auch im Vergleich zu den übrigen Chakren, desto stabiler ist die Konstitution deines Stirn-Chakras.
Ein starkes Stirn-Chakra ermöglicht es dir, deine Intuition besser wahr- und ernst zu nehmen. Du kannst Wahrnehmungen und Phänomene – nicht unkritisch – annehmen, auch wenn es dafür keine Erklärungen gibt, was dir ermöglicht, auch deine persönlichen Grenzen zu erweitern.
Was du unternehmen kannst, um dein Stirn-Chakra zu stärken, entnimmst du den folgenden Abschnitten.

Selbsterfahrung

Eine gute Auskunft über die Konstitution deines Stirn-Chakras erhältst du, wenn du die folgenden Fragen selbstkritisch beantwortest:

***Versuche dich an aktuelle oder vergangene Lebenssituationen und Entscheidungen zu erinnern, die im Zusammenhang mit der Lebensfrage: »Kann ich meiner Intuition vertrauen?« stehen oder standen.
Hast du bei dieser Frage immer ähnlich entschieden oder gibt es bestimmte wiederkehrende Muster?***

> ***Beispiel***
> *Bei wichtigen Entscheidungen brauchen viele Menschen die Sicherheit einer genauen und vielseitigen Analyse der Situation, während andere spontan ihrer Intuition vertrauen. Beides sind feste Verhaltensmuster. Keines ist besser als das andere!*

Die Frage ist vielmehr, ob du – je nach Fragestellung – manchmal so und anders vorgehst, um zu einer Entscheidung zu kommen. Wir gehen hier jedoch nicht von Notsituationen und Notfallentscheidungen aus,

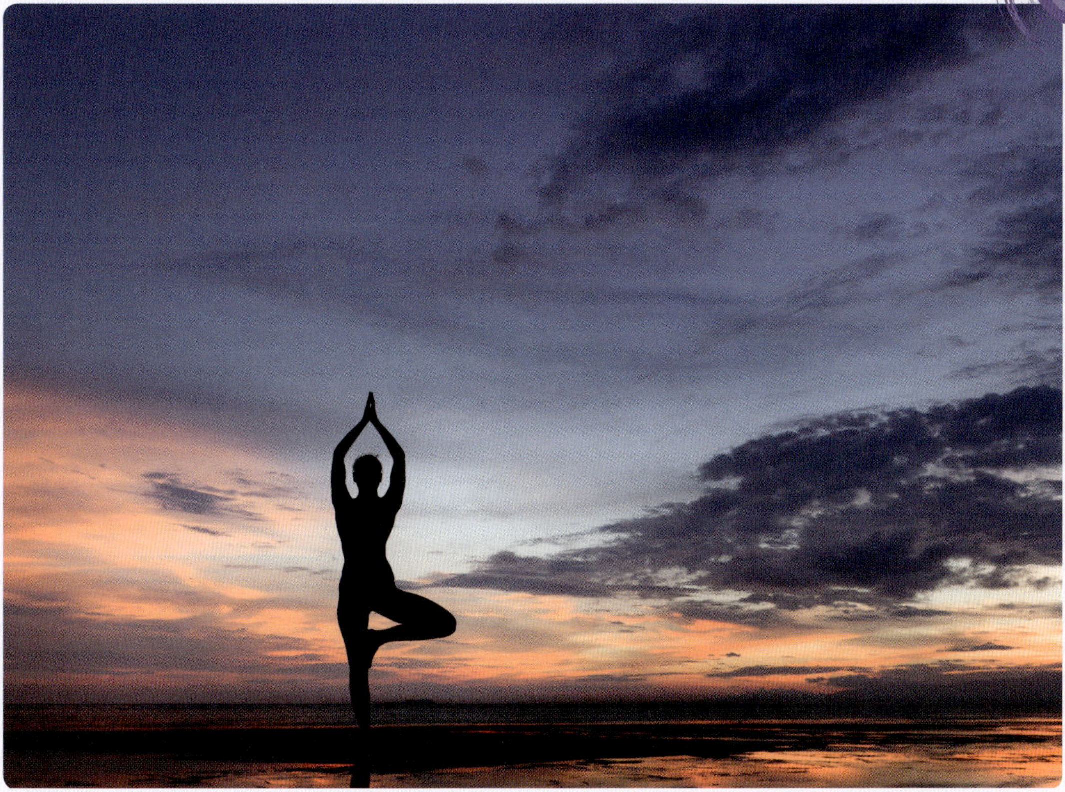

Diese Yogaübung stärkt das Stirn-Chakra und es fällt leichter, alte Muster abzulegen.

bei denen die Zeit drängt und die selbstverständlich automatisiert oder intuitiv ablaufen müssen, sondern von Begebenheiten, die mit weniger Zeitdruck und Stress verbunden sind, wie z. B. beim Kauf eines Kleides, Autos oder beim Eingehen auf eine Beziehung, bei der Entscheidung zu heiraten, ein Haus oder eine Wohnung zu kaufen. Tendenziell kann man sagen, dass jemand, der automatisiert, intuitiv oder rational handelt, sein Potenzial in der Entscheidungssituation zu wenig nutzt (s. ab Seite 208).

Bist du eher jemand, der gern alles im Voraus plant, oder lässt du lieber der Sache ihren Lauf?

Planen oder Geschehenlassen als Gewohnheit deutet wiederum darauf hin, dass du dein Potenzial zu wenig nutzt, d. h., dass dein Stirn-Chakra eher starr-verschlossen oder überschießend ist (s. ab Seite 208).

Veränderungswunsch

Möchtest oder musst du im Stirn-Chakra eine Veränderung anstreben? Pass auf, dass du nicht von einem Extrem ins andere fällst, denn das geschieht oft, weil man im Veränderungswunsch Gefahr läuft zu übertreiben. Bei der Chakraarbeit zielen wir darauf ab, die Chakren, im jetzigen Fall die Konstitution des Stirn-Chakras, zu festigen, damit es mehr Druck aushält und flexibler reagieren kann. So kannst du unter Nutzung deines Potenzials bewusst – und nicht automatisiert – entscheiden, deine Intuition mehr oder weniger spielen zu lassen.

Schreibe deine Entwicklung auf

Wenn du dein Stirn-Chakra kräftigen willst, mit welcher konkreten, persönlichen Zielsetzung tust du das? Woran kannst du Fortschritte erkennen? Anhand einer Beurteilungsskala für Fortschritte (s. Seite 217) kannst du zuerst deine momentane Beurteilung zu deinem Thema festhalten (z. B. Ich kann mich schlecht konzentrieren und beurteile mich bei »3«). »0« bedeutet, dass du meilenweit von diesem Ziel entfernt bist und dass dies eine Schwäche von dir ist. »10« würde heißen, dass du das Ziel schon erreicht hast und dass dies eine Stärke von dir ist.
Wenn du eine Weile geübt hast, kannst du anhand dieser Skala subjektiv beurteilen, ob und wie viele Fortschritte du in Richtung »10« machst. Die Skala findest du am Ende dieses Abschnittes.

Chakra-Aktivierung

Energiearbeit Zünde eine Kerze an, setze dich davor und starre mit offenen Augen, so lange, wie du ohne zu blinzeln kannst, auf die Flamme. Wenn du es nicht mehr aushältst, schließe die Augen und schaue auf das Bild der Flamme, die sich hinter den Augendeckeln abbildet, bis sie verschwindet. Dann wiederhole, das steigert deine Konzentrationsfähigkeit.

Körperübung Stelle dich entspannt auf ein Bein, halte beide Hände, die sich berühren, über dem Kopf, winkle das andere Bein an, sodass dein Fuß den Unterschenkel oder das Innenknie berührt. Versuche so dein Gleichgewicht zu behalten und vergiss nicht, durch die Nase zu atmen. Im Yoga nennen wir diese Figur »Baum«. Sie unterstützt das Gleichgewicht und die Konzentrationsfähigkeit.

Mentale Arbeit Gehe an der frischen Luft auf einen Spaziergang und überlege dir, welche deiner drei Eigenschaften oder Verhaltensweisen du bei dir ändern möchtest. Überlege dir auch, wie du das am besten hinkriegst. Besprich anschließend mit einer Person, die dir nahesteht, wie du das ändern könntest und wie dir diese Person am besten dabei helfen könnte.

Willensäußerung *(samkalpa)* »Ich vertraue meiner Intuition.« Vergegenwärtige dir diesen Satz jedesmal, wenn du in einen Spiegel schaust, oder auch in der Meditation. Eine sehr gute Wirkung des *samkalpas* kannst du erreichen, wenn du es als Bildschirmschoner eingibst.

Meditation Meditiere täglich mindestens 5 Minuten. Lenke dabei deine Aufmerksamkeit in die Mitte deines Kopfes und versuche, dir ein helles Licht vorzustellen. Lenke zum Schluss der Meditation die Aufmerksamkeit auf das Wurzel-Chakra, bevor du die Augen öffnest.

Atemübung Mache mehrmals am Tag die Übung »Wechselatmung«. Du findest sie auf der folgenden Seite.

Farbe Achte im Alltag darauf, wo du überall die Farbe Indigo (Dunkelblau) siehst (z. B. Früchte (Zwetschgen), Blumen, Stoffe, Kleidung (Bluejeans), Himmel), und nimm diese Farbe in dich auf.

Übung für die Wechselatmung

Für dein Stirn-Chakra mache mehrmals am Tag diese Atemübung in mehreren Durchgängen. Man nennt sie im Yoga *anuloma-viloma.*

- Setze dich mit geschlossenen Augen gerade hin (auf einem Stuhl mit beiden Füßen auf dem Boden oder im Lotossitz auf einem Kissen).
- Schließe mit dem rechten Daumen das rechte Nasenloch.
- Atme durch das linke Nasenloch ein, bis die Lungen zu ca. ¾ gefüllt sind. Dabei geht der Bauch nach vorne.
- Schließe ganz kurz beide Nasenlöcher mit Daumen und Ringfinger und halte die Luft an.
- Öffne nun das rechte Nasenloch und atme durch dieses langsam aus, bis die Lungen praktisch leer sind.
- Atme nun durch das rechte Nasenloch ein. Die Lungen zu ¾ mit Luft füllen. Das linke Nasenloch bleibt dabei durch den Ringfinger geschlossen.
- Schließe ganz kurz beide Nasenlöcher mit Daumen und Ringfinger und halte die Luft an.
- Gib nun das linke Nasenloch frei und atme durch dieses langsam aus, bis die Lungen praktisch leer sind.
- Fang wieder von vorne an. Übe mehrmals täglich, jeweils ca. 5 Minuten.

Töne Summe täglich mehrmals in dem Ton, der dein Stirn-Chakra vibrieren lässt. Das musst du ein wenig ausprobieren, bis du den richtigen Summton findest. Dann kannst du in diesem Ton auch laut die Silbe »OM« singen.

Düfte Räuchern, z. B. getrocknete Malven- oder Lavendelblüten, aktiviert das Stirn-Chakra. Pfefferminz oder Zitrone entfalten als Duftöl ihre Wirkung auf das Chakra.

Steine Du kannst dir Steine an dem Ort aufstellen, an dem du dich häufig aufhältst oder die du auch bei dir in einem Säcklein oder als Schmuck tragen kannst, z. B. Amethyst oder Lapislazuli. Den Amethyst solltest du im Raum an einem lichtgeschützten Ort aufstellen. Bei zu viel Licht verblasst der Stein und verliert seine Kraft.

Naturerfahrung Erklimme einen Ort, wo du Weitsicht hast. Schaue zuerst die Dinge oder Lebewesen an, die ganz nahe bei dir sind, und lasse dann Schritt für Schritt deinen Blick immer mehr in die Ferne schweifen, bis zu fernen Orten im Universum, die du gar nicht mehr sehen kannst. Lasse deine Phantasie spielen.

Selbstkontrolle

Kontrolliere anhand der Beurteilungsskala deine Fortschritte nach einer Woche. Wenn du dein Stirn-Chakra nachhaltig behandeln willst, bestimme deinen Fortschritt immer jeweils nach einer weiteren Woche.

Beurteilungsskala für dein Stirn-Chakra

Ist-Zustand	☐	☐	☐	☐	☐	☐	☐	☐	☐	☐	☐
Beurteilung	**0**	**1**	**2**	**3**	**4**	**5**	**6**	**7**	**8**	**9**	**10**
Kontrolle 1	☐	☐	☐	☐	☐	☐	☐	☐	☐	☐	☐
Kontrolle 2	☐	☐	☐	☐	☐	☐	☐	☐	☐	☐	☐

0 = Das ist eine Schwäche von mir. 10 = Das ist meine Stärke.

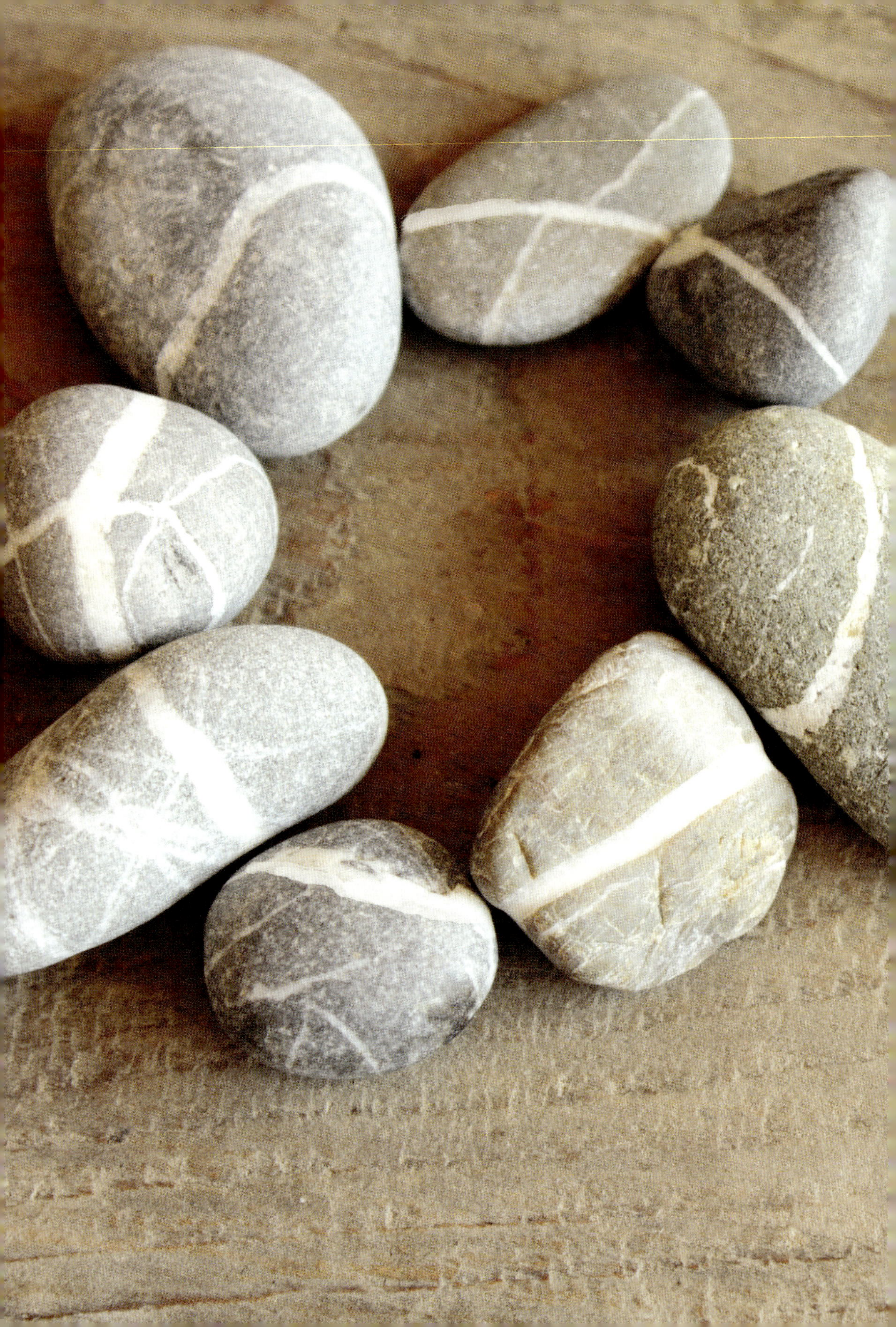

Kronen-Chakra

»Ich bin mit allem verbunden!«

Zugehöriges Chakra	Kronen-Chakra *(Sahasrara-Chakra)*
Psychologischer Selbstaspekt	Selbstauflösung
Psychische Symptome	Egoismus

DIE SIEBTE LEBENSFRAGE

Fühle ich mich mit der Welt verbunden?

Ein ganz besonderes Chakra ist das Kronen-Chakra, denn es sitzt erstens nicht wie alle übrigen sechs Hauptchakren im grobstofflichen, sondern im feinstofflichen Körper. Zweitens kann es nicht überschießen, sondern sich nur mehr oder weniger öffnen.

Das *Sahasrara*-Chakra sitzt wie eine Krone über dem höchsten Punkt des grobstofflichen Körpers in der ersten feinstofflichen Hülle, also etwa einen Zentimeter über dem Kopf. Es liegt direkt über der Fontanelle, der dünnsten Schicht des Schädels, die beim Säugling noch offen liegt und sich erst verschließt, wenn er endgültig auf der Erde angekommen ist und sozusagen den Draht zum göttlichen Universum abgeschnitten hat. Im Kronen-Chakra wohnt, nach tantrisch-yogischer Sicht, wie wir das bereits auf Seite 27 beschrieben haben, Shiva, die männliche Gottheit. Wenn sich unser Kronen-Chakra ganz öffnet, haben wir den Kontakt zum Universum neu gefunden und sind wieder in unserer wahren Heimat angekommen.

Das kosmische Bewusstsein

Über das oberste Chakra kann ich mich mit dem Kosmos verbinden und dessen Energie aufnehmen. Aus dieser tiefen Verbindung kann die Verschmelzung mit dem Universum stattfinden, bei der sich die Trennung zwischen mir, dem Wahrnehmenden, und den Objekten der Wahrnehmung auflöst. Ich bin ein Teil des Ganzen und das Ganze ist ein Teil von mir. Dies bezeichne ich als kosmisches Bewusstsein.

Der Kontakt zu den übergeordneten Naturgesetzen, zur kosmischen, göttlichen Intelligenz, der sich bereits im Stirn-Chakra angebahnt hat, intensiviert sich über das offene Kronen-Chakra. Ich kann so noch hellsichtiger, noch intuitiver, dabei sicherer und spiritueller werden.

Im Kronen-Chakra endet die zentrale, feinstoffliche Energiebahn *shushumna*. Wenn das Kronen-Chakra offen, somit der männliche Pol Shiva aktiviert ist, kann die Energie in hoher Intensität vom untersten weiblichen Pol, *kundalini shakti* genannt, der im Wurzel-Chakra sitzt, durch alle offenen Chakren fließen. Unser feinstoffliches Energiesystem ist voll aktiviert. Im Yoga ist das der achte und letzte Pfad: *samadhi*, die Verwirklichung des Selbst, die Erleuchtung. Mein egozentrisches Ich ist zum universellen Ich geworden.

Ich nutze mein ganzes Potenzial

Durch den Aufstieg der weiblichen Kraft, *kundalini*, wird das gesamte Potenzial eines Menschen aktiviert, weil alle Chakren miteinander verbunden und aktiv sind. Mein ganzes Potenzial kann sich ohne Hindernisse manifestieren. *kundalini* hat den Rückweg zu Shiva im Sinne der »Tantrischen Reise«, wie wir sie ab Seite 27 beschrieben haben, geschafft. Ist jedoch das Wurzel-Chakra blockiert, kann diese unge-

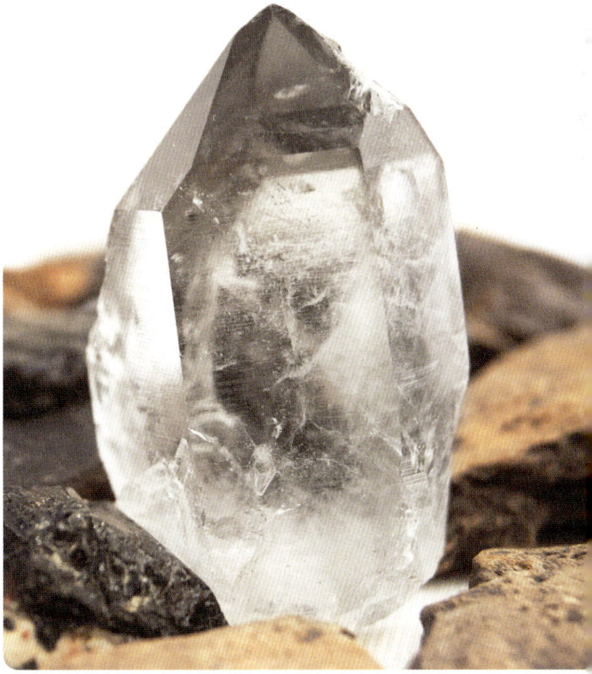

Bergkristall ist der Kronen-Chakra-Stein.

hinderte Nutzung des Potenzials gefährlich werden, weil dem geöffneten, voll aktivierten Kronen-Chakra die Erdung fehlt. So kann es vorkommen, dass die ganze aufgestiegene Energie zuoberst staut, was sich in maximaler Euphorie, Realitätsverlust, unkontrollierten Wahnvorstellungen, Gefühlsüberflutungen und überreizten Stimmungen manifestieren kann. Wir sprechen dann von einem »*kundalini*zustand«.

Damit dies – bei allem Wunsch nach geöffneten Chakren und freiem Energiefluss – nicht passiert, schenken wir bei allem, was wir mit den Chakren tun, immer dem Wurzel-Chakra und der Erdung besondere Aufmerksamkeit. Die Energie darf aufsteigen, letztlich soll sie aber auch immer wieder dorthin zurückkehren, woher sie gekommen ist.

Selbstauflösung und interdependentes Denken und Handeln

Wenn ich realisiere, dass ich ein Teil des Ganzen bin und das Ganze ein Teil von mir ist, lösen sich meine Grenzen auf. Mein Ego (Sanskrit: *ahamkara*) schrumpft zugunsten einer tieferen Schicht meiner Psyche, der Intelligenz (Sanskrit: *buddhi*), welche auf intuitive Weise mit den Gesetzen der Natur, der göttlichen Weisheit verbunden ist. Wie wir bereits beschrieben haben, befähigt mich die vom Ego ungestörte Intelligenz zu unterscheiden, was für mich aktuell gut ist, von dem, was mir gerade Lust macht. Für mich ist in jedem Moment gerade das gut, was mein Wachstum unterstützt. Alles, was gesund ist und einen Nährboden hat, wächst. Ist die Intelligenz durch ein übermächtiges Ego und/oder den in unserer Gesellschaft überbewerteten Intellekt dominiert, was bei uns bei der Mehrheit der Menschen der Fall ist, wird der Kontakt zu den Gesetzen der Natur behindert. Wir funktionieren nach dem Lustprinzip: »Ich will möglichst gut, bequem, erfolgreich leben, weil das Lust macht.« »Ich selbst stehe im Zentrum meiner Aufmerksamkeit und ich muss dafür sorgen, dass es mir gut geht.« Oder wir leben mit dem rationalen Prinzip, bei dem die Trennung der eigenen Person von der übrigen Welt offensichtlich ist. Dem rationalen Prinzip liegt die logische Erklärbarkeit, das Ursache-Wirkungs-Denken, zugrunde.

Interdependenz

Wie oben beschrieben, lösen sich die Grenzen beim geöffneten und aktiven Kronen-Chakra auf. Mein Ego hat seine Dominanz aufgegeben, die Trennung zwischen mir und der übrigen Welt ist dem starken Gefühl der allumfassenden Zusammengehörigkeit gewichen. Es hat eine Befreiung vom Selbst stattgefunden, welche ich als »Selbstauflösung« bezeichne. Nun ist die Welt eine andere geworden. Ich bin ein wichtiger Teil des riesigen Puzzles, gleich wichtig wie alle anderen Teile. Dies bedeutet, dass ich Verantwortung für das Ganze übernehme, mitverantwortlich denke und handle, dass ich einsehe, dass es nicht egal ist, wie ich denke und handle, weil ich nur ein »Tropfen im Ozean« bin. Aus dieser Einsicht heraus entstammt die wahre Haltung der Interdependenz: Wir sind gegenseitig alle voneinander abhängig wie die einzelnen Glieder eines Mobiles. Bewegt

Wenn ich mich bewege, bewege ich die Welt

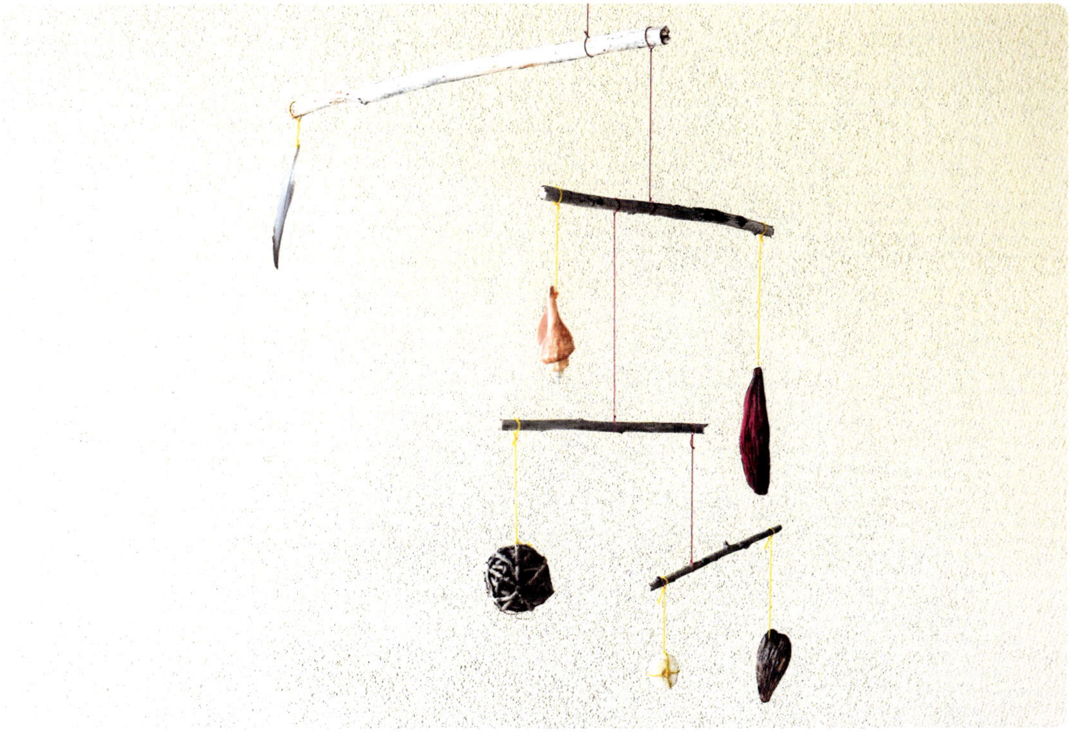

sich ein Teil des Mobilés, bewegen sich auch die anderen Teile und organisieren sich wieder neu. Viele Menschen wissen zwar mittlerweile, dass wir interdependent sind, denn sie bekommen es durch vieles, was auf dieser Welt geschieht, immer wieder zu spüren. Trotzdem denken und handeln sie egozentrisch oder – wenn es ihnen keinen Nachteil bringt – sogar altruistisch. Daran sehen wir genau den Unterschied zwischen dem einfachen »Wissen« und der tiefer liegenden »Einsicht«, die mich innerlich verpflichtet, interdependent zu sein. Die Frage, was es mir bringt, steht gar nicht mehr zur Debatte.

Die Chakren beeinflussen sich gegenseitig

Wo Menschen noch am ehesten ein Stück weit real erleben, dass sie Teil des Ganzen sind und das Ganze ein Teil von ihnen ist, sehen wir an den Beispielen einer Partnerschaft, einer Familie, eines Unternehmens: »Ich bin Teil der Partnerschaft, der Familie, des Unternehmens – die/der PartnerIn, die Familie, das Unternehmen ist auch Teil von mir.« Interdependenz, wie wir es hier jedoch verstehen, geht eben noch weiter.
Die Selbstauflösung geschieht dann, wenn mein Kronen-Chakra, wie alle übrigen Chakren, offen und aktiv ist. In diesen Momenten können wir interdependent sein, weil dies auf einer sehr tiefen Einsicht beruht. Wir können diese Momente erreichen, wenn wir aufmerksam mit unseren Chakren arbeiten, darauf hinwirken, dass sie offen und aktiv sein dürfen, bis hinauf zum Kronen-Chakra. Selbstverständlich werden sich im Laufe des Lebens die Chakren immer mal wieder verschließen, blockieren, auch wieder öffnen, denn das Chakrensystem ist lebendig und reagiert auf das, was gerade außen und in mir selbst geschieht.

Interdependenz wird zur Einsicht

Zusammenfassend sehen wir, dass Egozentrik in unserer Welt weit verbreitet ist. Das Handeln vieler Menschen ist egoistisch, auf den eigenen Vorteil ausgerichtet oder rational, einem einengenden Verstand verpflichtet. Findet die »Selbstauflösung« wie eben beschrieben statt, wird die Egozen-

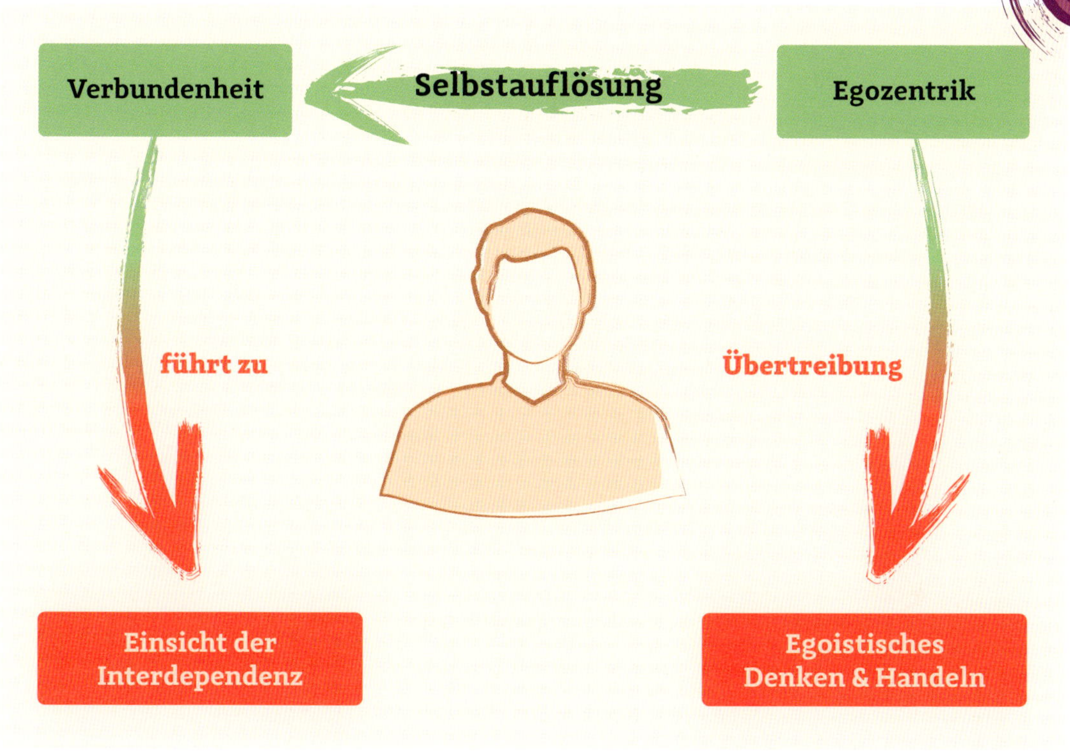

Von der Egozentrik zur Einsicht der Interdependenz, der gegenseitigen Abhängigkeit.

trik vom Gefühl der allumfassenden Verbundenheit abgelöst. Das Erlebnis des Verbundenheitsgefühls, wie es aus dem aktivierten und offenen Kronen-Chakra entsteht, ist die Basis der Einsicht der gegenseitigen Abhängigkeit, welche Voraussetzung dafür ist, dass wir aus tiefem Herzen heraus interdependent denken und handeln. Ist das interdependente Denken und Handeln zwar intellektuell verstanden worden und wissen wir, dass wir gegenseitig abhängig sind, kann es schnell wieder in egoistisches Denken und Handeln umschlagen. Einsicht geht tiefer und ist mehr als nur Wissen. In der oben stehenden Abbildung sind diese Zusammenhänge dargestellt.

Das aktive, offene Kronen-Chakra

Das aktive, offene Kronen-Chakra lässt mich meine Verbindung zum Ganzen spüren, was die Verwirklichung des Selbst unterstützt. Carl R. Rogers,

der bekannte Psychologe, spricht in einem ganz anderen Zusammenhang davon, »das zu sein, was man in Wahrheit ist«*.
Ich erfahre die grenzenlose, unbeschränkte, alles umfassende Zusammengehörigkeit. Grenzenlos beinhaltet dann auch die Verbindung zur geistigen, spirituellen Welt, in der meine Ängste einem tiefen inneren Frieden und Vertrauen Platz machen.
Mit offenem Kronen-Chakra kann ich vertrauensvoll, in friedvoller Absicht auf andere, auch auf Tiere, zu- und mit ihnen konstruktiv umgehen. Ebenso vertrauensvoll kann ich auch herausfordernde Situationen annehmen, mein Potenzial entfalten und nach meinen Möglichkeiten bewältigen. Es geschieht genau das Gegenteil von dem, was üblicherweise abläuft, wenn ich in herausfordernden und gefährlichen Situationen Ängste entwickle, welche die Entfaltung meines Potenzials einschränken.

Das geschlossene Kronen-Chakra

Mit geschlossenem Kronen-Chakra verbleibt der Mensch in der getrennten Realitätswahrnehmung: »Hier bin ich, dort bist du und dort sind die Gegenstände, die die Welt bedeuten.« Gerne richtet jemand sein Leben so ein, dass es für ihn möglichst bequem, gesichert und erfolgreich verläuft. Man orientiert sich danach, was gerade Lust macht, was erklärbar oder beweisbar ist und was Gewissheit bringt. Damit setzt man sich Grenzen und entfaltet kaum neue Möglichkeiten.
Es handelt sich um eine recht sachliche logisch-analytische Denk- und Lebensgewohnheit, die es jemandem auch verbaut, spirituell zu sein, zu glauben, was nicht beweisbar ist. Der logisch-analytische, lineare Ansatz, das »Warum«, zielt in die Vergangenheit oder im folgerichtigen Denken in die Zukunft. Beides verhindert oft die Wahrnehmung des »Hier und Jetzt«. Aus dem gewohnten Alltagstrott können logischerweise grundsätzliche Fragen entstehen: »Wohin soll das führen?« »Was hat das Leben für einen Sinn?« Da kann schon mal das ungute Gefühl aufkommen, dass man ein völlig unbedeutendes, überflüssiges Leben führt, und die resignative Versuchung, sich einfach ziellos treiben zu lassen.

** Rogers, Carl. R.: Die Entwicklung der Persönlichkeit*

Tagträume, wie ein sinnvolles Leben sein müsste, unrealistische Vorstellungen und Phantasien können eine Flucht aus so trostlosen Empfindungen darstellen, wobei sich dadurch am Leben nichts ändert. Ich bringe – mit aller Vorsicht vor unhaltbaren Interpretationen – folgende Phänomene mit einem geschlossenen Kronen-Chakra in Verbindung:

- Geistige Erschöpfung, geistige Leere, Orientierungslosigkeit
- Isolation
- Schlafstörungen

Kein überschießendes Kronen-Chakra

Wie eingangs schon erwähnt, kann das Kronen-*(Sahasrara-)*Chakra nicht überschießen. Es kann nur mehr oder weniger offen und aktiv sein. Es ist aber möglich, dass die Verwurzelung einer Person ungenügend ist, dass ihr Wurzel-Chakra blockiert oder in starker Unterfunktion ist. Dann fehlt der Gegenpol zum aktiven, offenen Kronen-Chakra und die ganze feinstoffliche Energie staut sich im Kopf. Das kann möglicherweise zu einem mehr oder weniger starken Realitätsverlust führen, zu esoterischen Schwärmereien bis hin zu wahnhaften Vorstellungen und Verwirrtheit.

Der Kreis muss geschlossen sein

Aus chakrapsychologischer Sicht bringt in einem solchen Fall die Stärkung des Wurzel-Chakras Entspannung. Überhaupt will ich betonen, wie wichtig es ist, dass die Chakren von unten nach oben gestärkt werden und dass wir erst mit dem Kronen-Chakra zu arbeiten beginnen, wenn wir den starken, stabilen »Unterbau« haben. Zudem ist es mir wichtig, dass bei der Chakra-Selbstarbeit und bei der Chakra-Therapie der Reihe nach vom Wurzel-Chakra zum Kronen-Chakra gearbeitet wird und dass vor allem am Schluss einer Übungs- oder Therapie-Sequenz der energetische Kreis vom Kronen-Chakra zum Wurzel-Chakra wieder geschlossen wird! Der geschlossene Energiekreis verhindert, dass sich zu viel Energie im Kopf staut, führt zur Erdung und damit zur Entspannung.

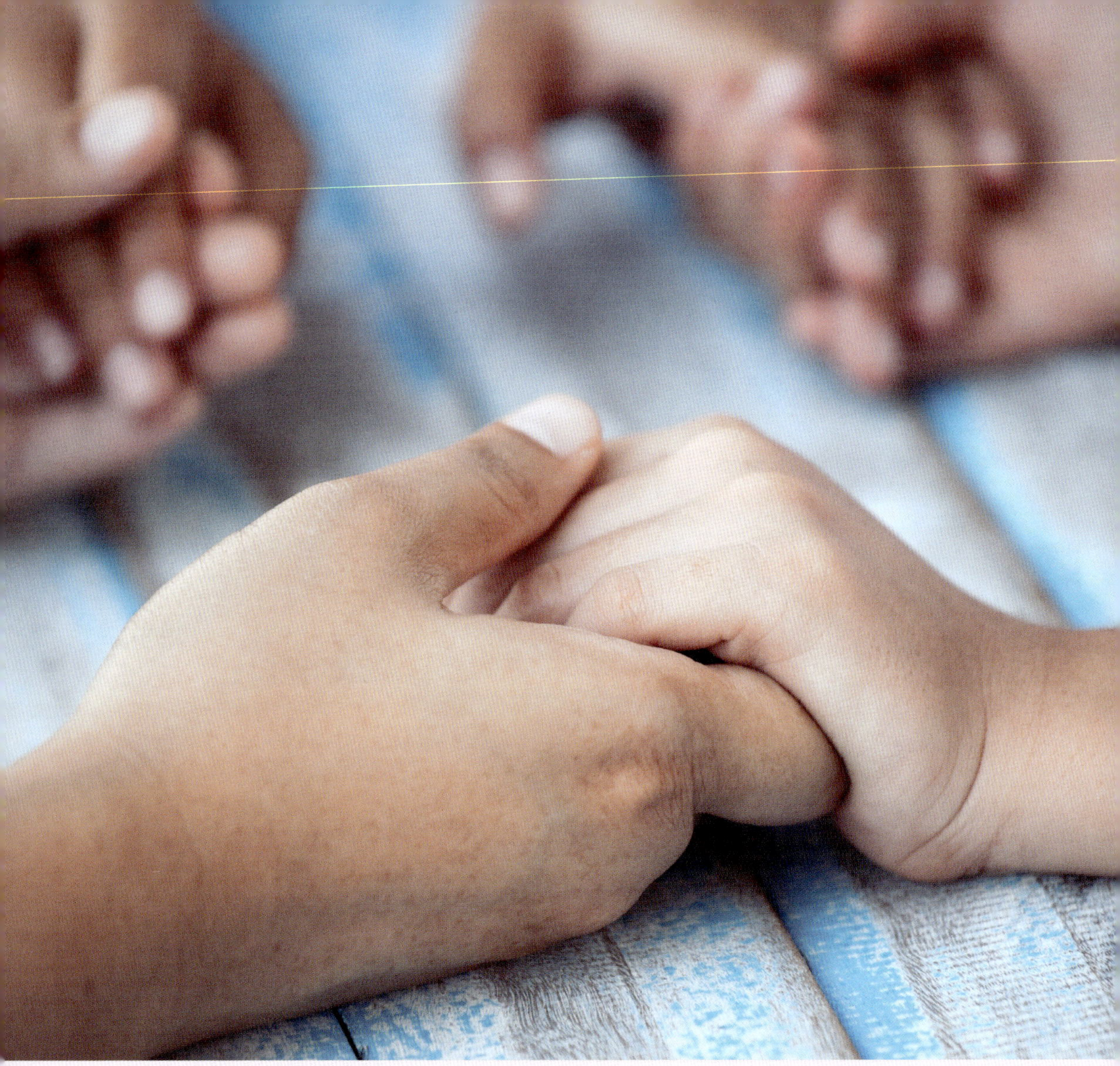

STÄRKE DEIN KRONEN-CHAKRA

Selbsterfahrung und persönliche **Chakraarbeit**

Selbsttest

Mit diesem Test kannst du feststellen, wie stabil die Konstitution deines Kronen-Chakras ist. Beachte jedoch bitte, dass du die Aussagen für dich generell und nicht bezogen auf den aktuellen Zustand beantwortest, der von situativen Ereignissen beeinflusst sein kann. Du kommst zu einem aussagekräftigen Resultat, wenn du für dich die Aussagen selbstkritisch nach dem folgenden Schlüssel beurteilst:

Aussagen	Punkte 1	2	3	4
Ich fühle mich mit anderen und allem verbunden.	☐	☐	☐	☐
Ich bin im inneren Frieden.	☐	☐	☐	☐
Ich brauche nicht für alles eine logische Begründung.	☐	☐	☐	☐
Ich bin ein intuitiver Mensch.	☐	☐	☐	☐
Ich glaube, dass mein Denken und Handeln eine Wirkung in der Welt hat.	☐	☐	☐	☐
Mir ist der Sinn meines Lebens klar.	☐	☐	☐	☐
Mir ist Besitz nicht wichtig.	☐	☐	☐	☐
Ich finde den inneren Frieden beim Meditieren und tue das gerne.	☐	☐	☐	☐
In der Regel identifiziere ich mich mit etwas, wozu ich ja gesagt habe, und fühle mich als Teil dessen.	☐	☐	☐	☐
Ich fühle mich grundsätzlich mitverantwortlich und unternehme etwas, um das, was läuft, zu beeinflussen.	☐	☐	☐	☐
Ich vertraue in die göttliche Macht.	☐	☐	☐	☐
Ich kann mich mit meinen Stärken und Schwächen annehmen.	☐	☐	☐	☐
Mein Kronen-Chakra-Wert				

Aussageschlüssel: **1** = gar nicht **2** = eher nicht **3** = im Großen und Ganzen ja **4** = ja, sehr

Testauswertung

Den Kronen-Chakra-Wert ermittelst du, indem du die zwölf Einzelbewertungen zusammenzählst. Die maximale Punktzahl wäre demnach 48. Je höher der Punktwert ist, auch im Vergleich zu den übrigen Chakren, desto stabiler ist die Konstitution deines Kronen-Chakras.
Die gezielte Arbeit mit dem Kronen-Chakra sorgt in erster Linie für einen tiefen inneren Frieden. Dies schärft dein Verbundenheitsgefühl mit allem und dein Bewusstsein für die gegenseitige Abhängigkeit (Interdependenz). Du nimmst dich weniger egozentrisch als Einzelperson wahr, sondern in der Verbindung und der Mitverantwortung.
Was du unternehmen kannst, um dein Kronen-Chakra zu stärken, entnimmst du den folgenden Abschnitten.

Bei stabilem Kronen-Chakra fühle ich: »Ich bin mit allem verbunden.«

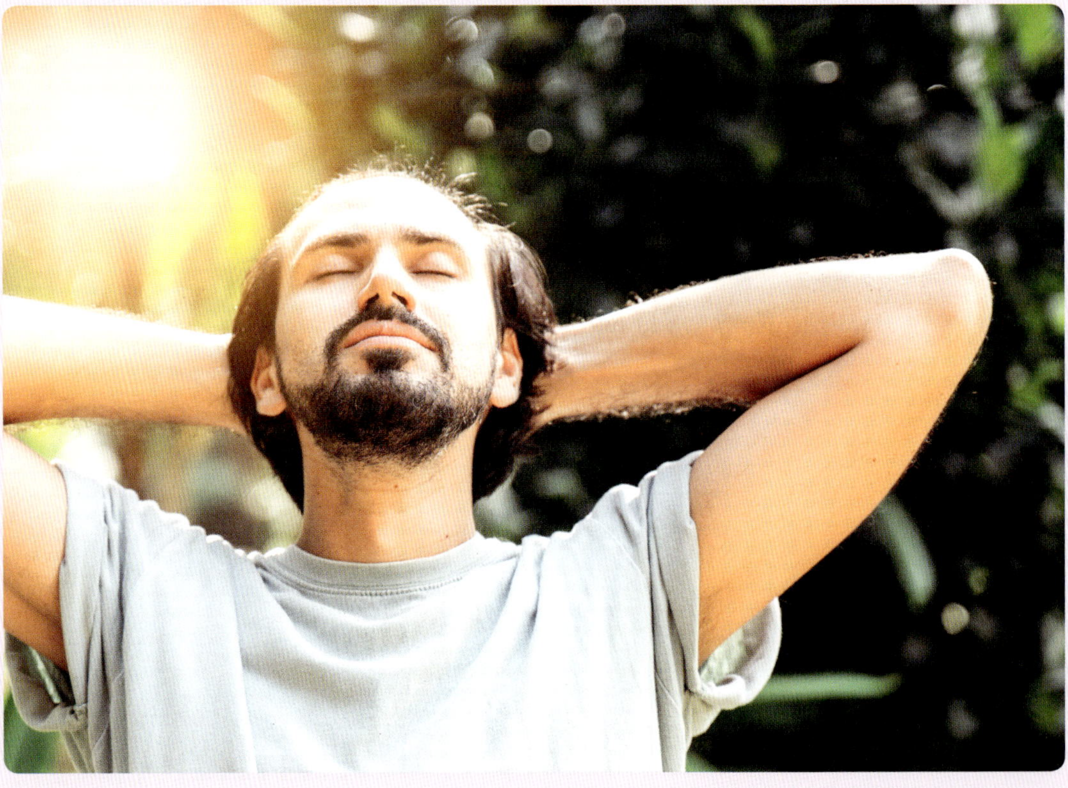

Selbsterfahrung

Eine gute Auskunft über die Konstitution deines Kronen-Chakras erhältst du, wenn du die folgenden Fragen selbstkritisch beantwortest:

- ***Fühlst du dich mit der Welt verbunden und mitverantwortlich für das, was geschieht?***
- ***Fühlst du dich als Teil des Ganzen und erlebst du das Ganze als Teil von dir?***
- ***Ist dir klar, was der Sinn deines Lebens ist?***

Wenn du diese drei Fragen mit »Ja« beantworten kannst, scheinst du ein stabiles Kronen-Chakra zu besitzen. Das heißt nicht, dass es auch immer aktiv und offen ist. Es ist aber in der Lage, sich zu öffnen und immer länger offen zu bleiben, wenn deine Chakren in Harmonie sind und du im inneren Frieden bist.

Veränderungswunsch

Möchtest du in diesem Chakra eine Veränderung anstreben?
Pass auf, dass du nicht von einem Extrem ins andere fällst, von der Einsicht der Verbundenheit zur Egozentrik, denn das kann geschehen, weil man im Veränderungswunsch Gefahr läuft zu übertreiben. Bei der Chakraarbeit zielen wir darauf ab, die Chakren, im jetzigen Fall die Konstitution des Kronen-Chakras, zu festigen, damit es mehr Druck aushält und flexibler reagieren kann. So kannst du auch in anspruchsvollen Situationen eine interdependente Einstellung bewahren.

Schreibe deine Entwicklung auf

Wenn du dein Kronen-Chakra kräftigen willst, mit welcher konkreten, persönlichen Zielsetzung tust du das? Woran kannst du Fortschritte erkennen?

Anhand einer Beurteilungsskala für Fortschritte (s. Seite 234) kannst du zuerst deine momentane Befindlichkeit zu deinem Thema beurteilen (z. B. »Ich neige schnell dazu, egoistisch zu werden«, und beurteile mich bei »3«). Wenn du eine Weile geübt hast, kannst du anhand dieser Skala subjektiv beurteilen, ob und wie viele Fortschritte du in Richtung »10« machst. »0« bedeutet, dass du meilenweit von diesem Ziel entfernt bist und dass dies eine Schwäche von dir ist. »10« würde heißen, dass du das Ziel schon erreicht hast und dass dies eine Stärke von dir ist. Die Skala findest du am Ende dieses Abschnittes.
Lasse dich dabei nicht durch Einzelerlebnisse blenden. Schnell sehen wir zwar intellektuell ein, dass Interdependenz wichtig ist und auch in Teams zu guten Ergebnissen führt. Genauso schnell holt uns aber auch wieder der alte Egoismus ein, den wir ja von klein auf antrainiert bekommen haben.

Chakra-Aktivierung

Energiearbeit Schließe mehrmals am Tag kurz die Augen, lenke deine Aufmerksamkeit zum höchsten Punkt des Kopfes und versuche dir vorzustellen, dass du dich dort öffnest, dich mit dem Kosmos verbindest und von dort Energie aufnimmst.

Körperübung Lege dir etwas Angenehmes, z. B. ein leichtes Sandsäckchen, auf den höchsten Punkt deines Kopfes, nehme den Lotossitz oder einfachen Schneidersitz ein. Konzentriere dich auf den höchsten Punkt des Kopfes. Stelle dir vor, dass Energie von oben in dich hineinfließt.

Mentale Arbeit Lebe bewusst und mehrheitlich im »Hier und Jetzt«. Beobachte deinen Geist. Gewöhne ihn daran, sich mehr mit der Gegenwart zu befassen als mit der Vergangenheit oder der Zukunft.

Willensäußerung *(samkalpa)* »Ich bin ein Teil des Ganzen – das Ganze ist ein Teil von mir.« Vergegenwärtige dir diesen Satz jedesmal, wenn du in einen Spiegel schaust, oder auch in der Meditation. Eine sehr gute Wirkung des *samkalpas* kannst du erreichen, wenn du es als Bildschirmschoner aufsetzt.

Meditation Meditiere täglich 10 Minuten. Nimm dabei bewusst das Kronen-Chakra wahr. Es liegt einen Zentimeter über dem höchsten Punkt des Kopfes. Erfahre dabei deine Verbundenheit mit allem und deinen tiefen inneren Frieden. Lenke zum Schluss der Meditation die Aufmerksamkeit auf das Wurzel-Chakra, bevor du die Augen öffnest.

Atemübung Schließe mehrmals am Tag deine Augen. Atme durch die Nase ein und aus. Lenke in der Vorstellung deinen Einatem ins oberste Chakra. Den langsamen Ausatem verfolgst du, bis die ganze Luft durch die Nase ausgeatmet ist. Dies wiederholst du rhythmisch, solange es dir guttut.

Farbe Umgib dich mit weißer Farbe, kleide dich ab und zu bewusst weiß, achte im Alltag auf die weiße Farbe (z. B. Blumen, Kleidung, Stoffe, weiße Wände, Schnee) und stelle dabei eine Aufmerksamkeitsverbindung zum Kronen-Chakra her.

Töne Suche einen absolut ruhigen Raum oder Ort im Freien (was zwar schwierig ist) und höre bewusst die Ruhe. Als Alternative dazu kannst du auch Ohrstöpsel oder abdichtenden Gehörschutz verwenden, die allerdings den Nachteil haben, dass sie dich deine inneren Geräusche stärker wahrnehmen lassen (z. B. Ohrgeräusche).

Düfte Räuchern, z. B. mit Weihrauch, Myrrhe oder Sandelholz, aktiviert das Kronen-Chakra. Als Duftöl eignen sich Johanniskrautöl oder das Öl des Weihrauchs.

Steine Du kannst dir Steine an dem Ort aufstellen, an dem du dich häufig aufhältst oder die du auch bei dir in einem Säcklein oder als Schmuck tragen kannst: z. B. Diamant oder Bergkristall.

Naturerfahrung Besteige einen Berg oder Hügel, von dem aus du am nächsten beim Himmel bist. Genieße diese Nähe zum Universum und verbinde dich innerlich mit ihm.

Selbstkontrolle

Kontrolliere anhand der Beurteilungsskala deine Fortschritte nach einer Woche. Wenn du dein Kronen-Chakra nachhaltig behandeln willst, bestimme deinen Fortschritt immer jeweils nach einer weiteren Woche.

Beurteilungsskala für dein Kronen-Chakra

Beurteilung	0	1	2	3	4	5	6	7	8	9	10
Ist-Zustand	☐	☐	☐	☐	☐	☐	☐	☐	☐	☐	☐
Kontrolle 1	☐	☐	☐	☐	☐	☐	☐	☐	☐	☐	☐
Kontrolle 2	☐	☐	☐	☐	☐	☐	☐	☐	☐	☐	☐

0 = Das ist eine Schwäche von mir. 10 = Das ist meine Stärke.

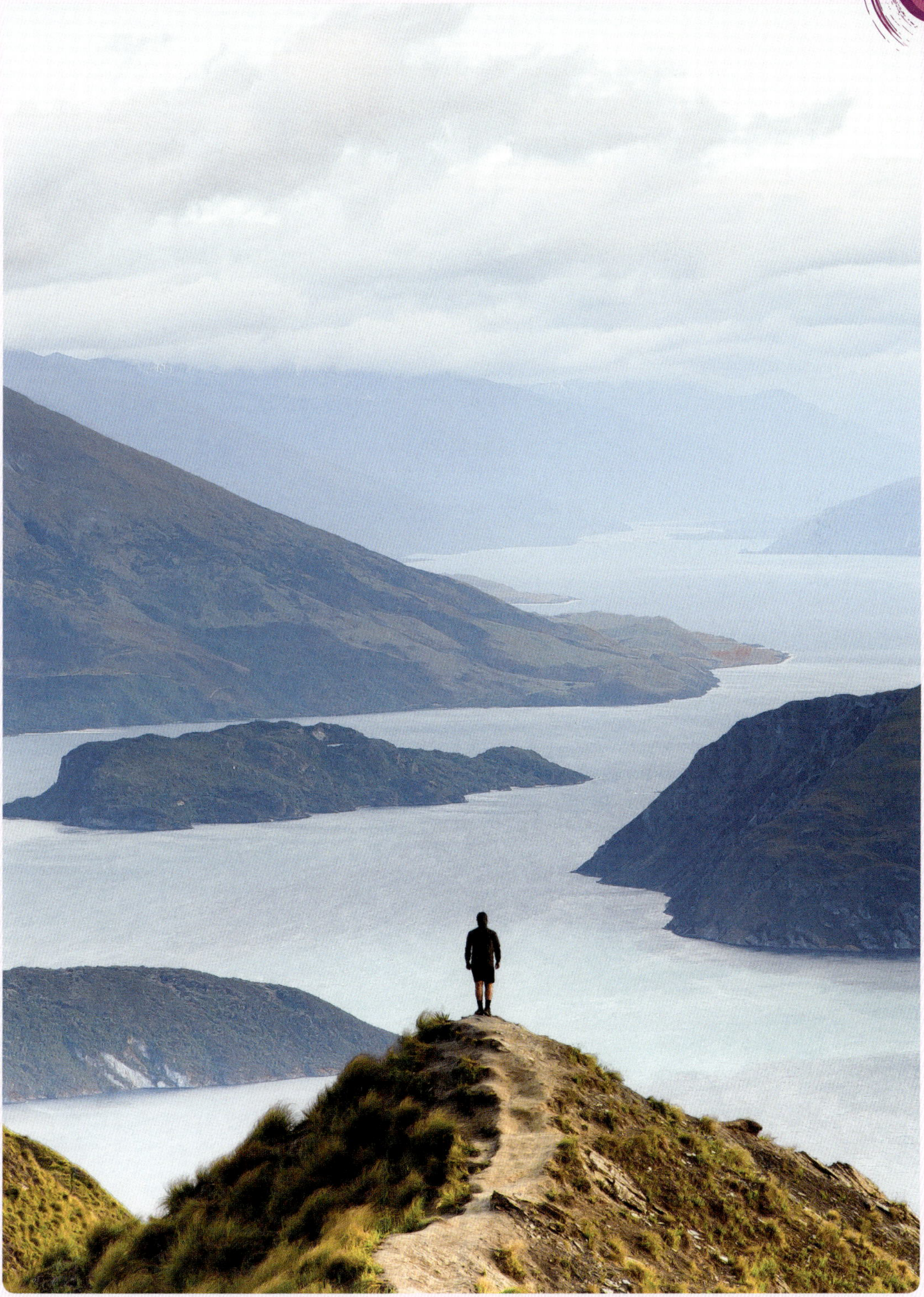

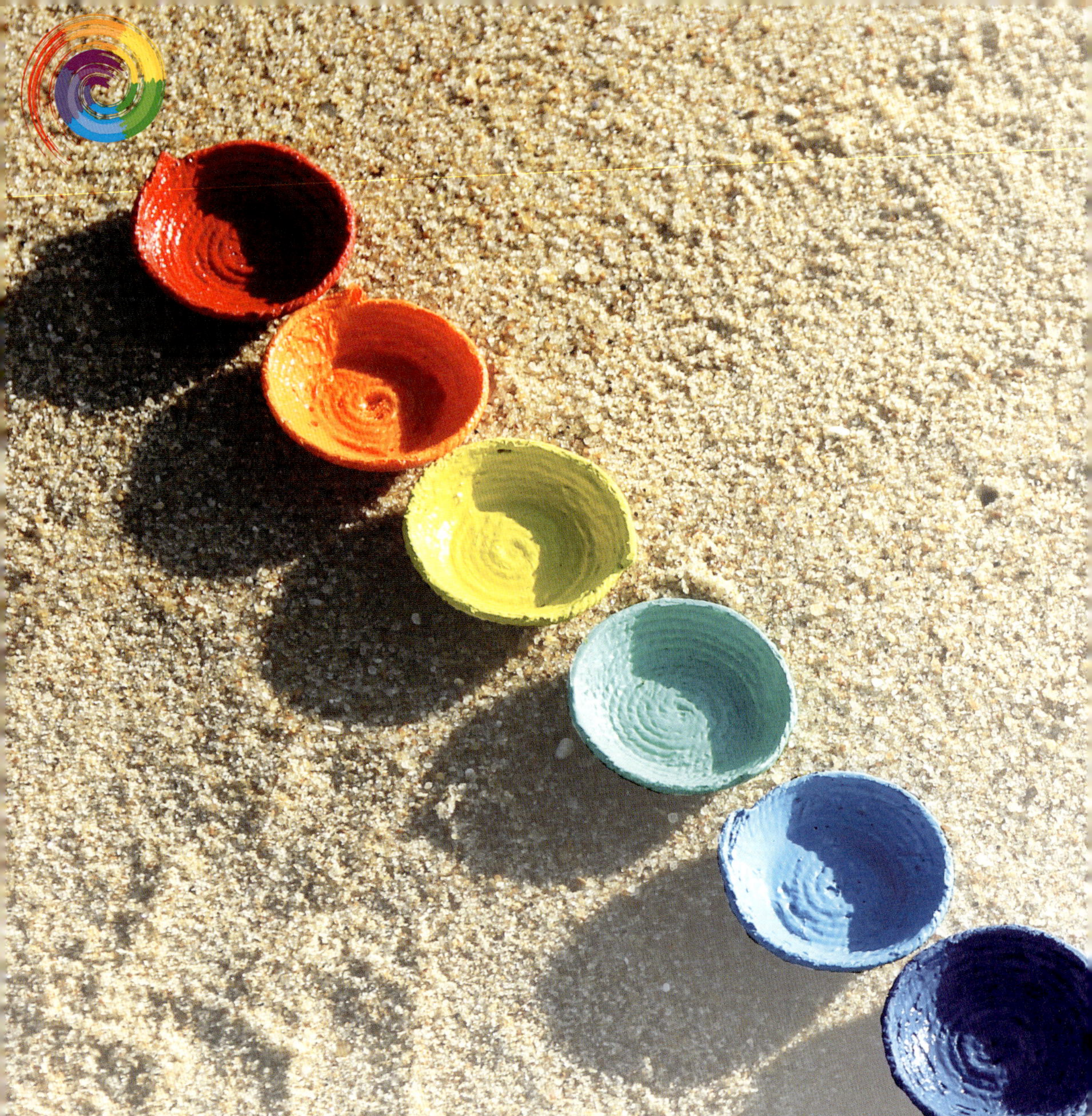

AUSWERTUNG ALLER CHAKREN-SELBSTERFAHRUNGSTESTS

Meine Chakren-Werte im Überblick

Indem du deine Chakren-Werte aus allen Selbsttests in die nachfolgende Tabelle einträgst, erhältst du einen Überblick über die Konstitutionsverteilung in deinem Chakrensystem. Daraus kannst du auch herauslesen, welche Chakren von dir mehr Aufmerksamkeit erfordern, damit du dein Potenzial besser nutzen kannst und damit dein System in Balance kommt.

Chakra	mein Wert
Wurzel-Chakra *(Muladhara-Chakra)*	
Sacral-Chakra *(Svadhisthana-Chakra)*	
Solarplexus-Chakra *(Manipura-Chakra)*	
Herz-Chakra *(Anahata-Chakra)*	
Hals-Chakra *(Vishuddha-Chakra)*	
Stirn-Chakra *(Ajna-Chakra)*	
Kronen-Chakra *(Sahasrara-Chakra)*	
Mein Gesamt-Chakren-Wert	

Ich schlage vor, dass du deine einzelnen Chakra-Werte folgendermaßen interpretierst:

Chakren-Werte 12 – 20 weisen auf eine schwache Chakrakonstitution hin.
Chakren-Werte 21 – 29 weisen auf eine anfällige Chakrakonstitution hin.
Chakren-Werte 30 – 39 weisen auf eine stabile Chakrakonstitution hin.
Chakren-Werte 40 – 48 weisen auf eine besonders starke Chakrakonstitution hin.

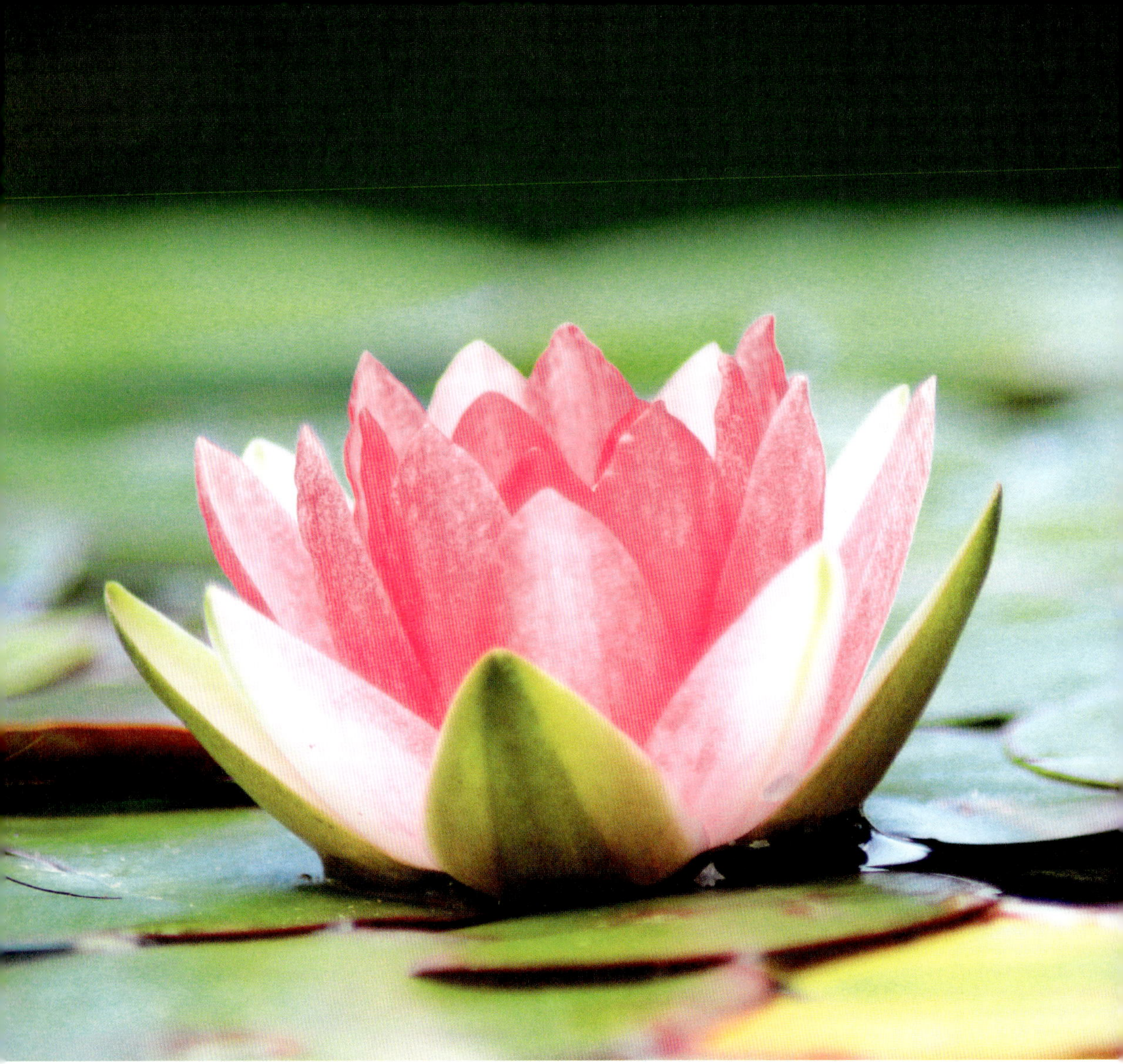

ZUSAMMENFASSUNG

Die Chakren **stärken**

Chakren sind wie Lotosblüten

Chakren verhalten sich grundsätzlich wie Lotosblüten: Wird es dunkel, verschließen sie sich und ziehen sich ins Wasser zurück. Wird es hell, tauchen sie wieder auf und öffnen sich. Ebenso verschließen sich die Chakren, wenn es für jemanden druckvoll, bedrohlich und unangenehm wird, oder sie öffnen sich, wenn die Situation als angenehm und freundlich erlebt wird.
Im Speziellen ist die Konstitution der Chakren, wie wir gesehen haben, durch entwicklungsbedingte Umstände unterschiedlich. Das heißt, dass Chakren mit einer schwächeren Konstitution empfindlicher reagieren und länger brauchen, bis sie sich wieder öffnen und aktiv werden, als stabilere Chakren.

Aufmerksamkeit öffnet die Chakren

Geschlossene Chakren werden – wie wir schon mehrfach betont haben – inaktiv, d. h., sie erfüllen ihre energetische Arbeit ungenügend oder gar nicht, während offene Chakren den grobstofflichen Körper und den Geist mit feinstofflicher Energie versorgen. Dies ermöglicht uns dann, unser Potenzial vollumfänglich zu nutzen und uns mit den sieben Lebensfragen so differenziert auseinanderzusetzen, dass die daraus gewonnenen Antworten uns in unserem Wachstum optimal unterstützen.
Mit den Übungen, die jeweils am Ende der sieben Chakren-Kapitel beschrieben sind, können wir die Chakren trainieren, stabiler machen und stärken. Allerdings helfen diese Übungen nur, wenn sie über eine längere Zeit regelmäßig praktiziert werden.

KAPITEL 6

Chakraarbeit für Wohlbefinden und Gesundheit

Die folgende Tabelle zeigt vereinfacht auf, welches Chakra du bei welchen grobstofflichen (körperlichen) und feinstofflichen Phänomenen stärken kannst. Eine Chakra-Selbstbehandlung ersetzt jedoch keinesfalls eine seriöse Diagnose und Therapie durch eine Fachperson oder Medikamente. Sie kann aber die Wirkung solcher Maßnahmen wirkungsvoll unterstützen, indem sie die Selbstheilungskräfte aktiviert.
In der professionellen Chakratherapie gehen wir differenzierter vor, indem wir nach bestimmten Regeln z. T. benachbarte Chakren und das ganze Chakren-System in die Chakraarbeit miteinbeziehen.

Die Chakra-Selbstbehandlung

Grundsätzlich ist es bei der Chakra-Selbstbehandlung günstig, wenn du zuerst meditativ durch alle Chakren hindurchgehst, bei jedem Chakra eine gewisse Zeit verweilst und nach dem Verweilen im obersten Chakra mit der Aufmerksamkeit langsam auf der Rückseite des Kopfes und des Körpers hinuntergleitest wie ein langsames Wassertröpfchen, bis du beim Steißbein angekommen bist. Von dort aus geht die Reise zum untersten Chakra, wo du wieder ein Weilchen verweilst.

Diese Chakrareise dient dazu, die Chakren miteinander zu verbinden und das Chakrensystem zu harmonisieren, damit die Energie möglichst frei fließen kann.
Im zweiten Schritt der Selbstbehandlung gehst du mit deiner Aufmerksamkeit – entsprechend den Angaben in der nachfolgenden Tabelle – zu den angegebenen Chakren und verweilst dort mindestens 5 Minuten, bevor du anschließend langsam die Augen wieder öffnest.

Phänomen	Chakra
Ängste, Panik	**Erstes Chakra:** Wurzel-Chakra *(Muladhara-Chakra)*. Sich mit der Erde zu verbinden festigt das Vertrauen allgemein, das Selbstvertrauen im Besonderen.
Atembeschwerden*	**Viertes Chakra:** Herz-Chakra *(Anahata-Chakra)*. Direkter Einfluss auf das Herz-Kreislauf- und Atemsystem.
Aufregungszustände	**Erstes Chakra:** Wurzel-Chakra *(Muladhara-Chakra)*, um durch Erdung Ruhe einzubringen.
Äußere Geschlechtsorgane	**Erstes Chakra:** Wurzel-Chakra *(Muladhara-Chakra)*. Stärkt das Selbstvertrauen, was Ängste und Verkrampfungen vermindert.
Beckenbodenprobleme	**Erstes Chakra:** Wurzel-Chakra *(Muladhara-Chakra)*. Die Aufmerksamkeit auf diesen Bereich unterstützt ein physiotherapeutisches Beckenbodentraining ideal.
Bipolare Krankheit, manische Depression (Euphorie im Wechsel mit Depression)*	**Alle Chakren**, insbesondere das Herz-Chakra *(Anahata-Chakra)*, fördert die Ausgeglichenheit und die Selbstwahrnehmung. **Erstes Chakra:** Das Wurzel-Chakra unterstützt Stabilität.
Blasenentzündung*	**Zweites Chakra:** Sacral-Chakra *(Svadhisthana-Chakra)*. Einerseits kühlt das wässrige Chakra die Entzündung und zum anderen steht das zweite Chakra in direkter Verbindung zu der Blase, die somit Aufmerksamkeit bekommt und sich nicht durch Schmerzen Aufmerksamkeit schaffen muss.
Blockaden	**Zweites Chakra:** Sacral-Chakra *(Svadhisthana-Chakra)*, unterstützt das Loslassen, die Entspannung, das Fließenlassen und damit das Selbstbewusstsein.

Phänomen	Chakra
Burnout*	**Alle Chakren** zum energetischen Ausgleich. **Erstes Chakra:** Wurzel-Chakra *(Muladhara-Chakra)*, damit die – ohnehin schon knappe – Energie nicht nach unten abfließt. **Drittes Chakra:** Solarplexus-Chakra *(Manipura-Chakra)*, um die Energiegewinnung zu aktivieren.
Durchfall	**Erstes Chakra:** Wurzel-Chakra *(Muladhara-Chakra)*. Reguliert die Verdickung des Stuhls.
Einsamkeitsgefühl (Empty - Nest - Syndrom)	**Viertes Chakra:** Herz-Chakra *(Anahata-Chakra)*. Das wahre Selbst als geistige Heimat entdecken. **Siebtes Chakra:** Kronen-Chakra *(Sahasrara-Chakra)*, sich als Teil des Ganzen und das Ganze als Teil von einem selbst sehen.
Entscheidungs-probleme	**Drittes Chakra:** Solarplexus-Chakra *(Manipura-Chakra)*, weil es das Übernehmen von Verantwortung und die Entscheidungskraft unterstützt.
Geistige Erschöpfung	**Siebtes Chakra:** Kronen-Chakra *(Sahasrara-Chakra)*, weil es den Geist öffnet und neue Einsichten zulässt.

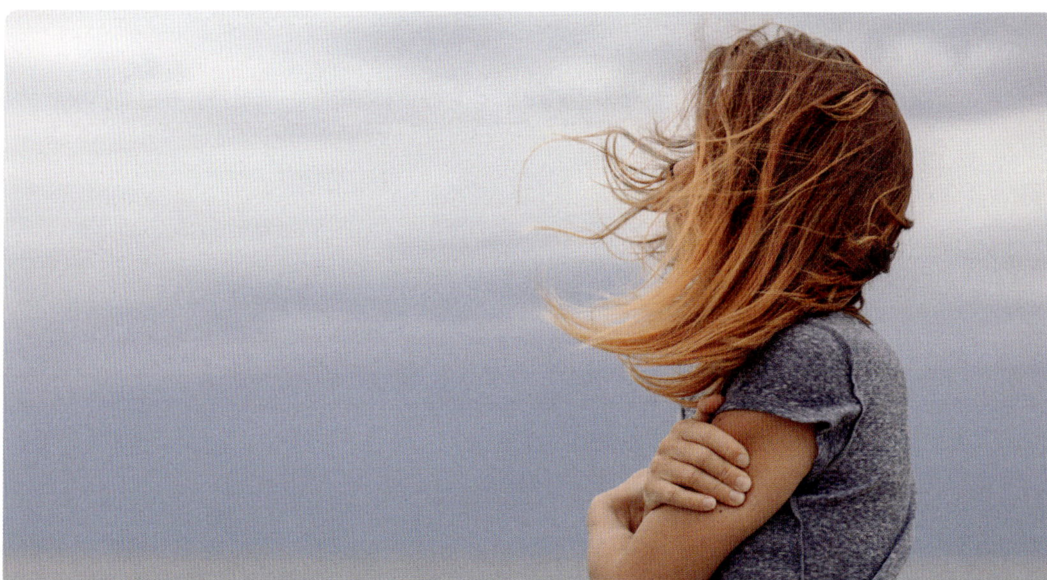

Du kannst vieles tun, um dein Wohlbefinden zu verbessern.

Phänomen	Chakra
Geistige Leere	**Siebtes Chakra:** Kronen-Chakra *(Sahasrara-Chakra)*, weil es den Geist öffnet und neue Einsichten zulässt.
Halsschmerzen, Heiserkeit	**Fünftes Chakra:** Hals-Chakra *(Vishuddha-Chakra)*. Entspannung im Kehlkopfbereich. Es entsteht mehr Raum.
Hautprobleme	**Alle Chakren** zur Stabilisierung des Gesamtsystems. **Erstes Chakra:** Wurzel-Chakra *(Muladhara-Chakra)*. Wird traditionellerweise mit der Gesundheit der Haut in Verbindung gebracht. **Zweites Chakra:** Sacral-Chakra *(Svadhisthana-Chakra)*: Bringt Kühlung und sorgt für Feuchtigkeitsregulation.
Herz-Kreislauf-Krankheiten*	**Viertes Chakra:** Herz-Chakra *(Anahata-Chakra)*. Direkter Einfluss auf das Herz-Kreislauf- und Atemsystem.
Hitzewallungen	**Alle Chakren:** Ausgleich, Harmonisierung **Erstes Chakra:** Wurzel-Chakra *(Muladhara-Chakra)*. Hitzewallungen fallen häufig in die zweite Resonanzzeit des ersten Chakras. Neues Selbstvertrauen. **Zweites Chakra:** Sacral-Chakra *(Svadhisthana-Chakra)*. Das wässrige Chakra bringt Kühlung. **Drittes Chakra:** Solarplexus-Chakra *(Manipura-Chakra)*. Das Feuerchakra kann im Wärmehaushalt ausgleichend wirken, wenn es geöffnet ist.
Immunsystem	Bei Erwachsenen **drittes Chakra:** Solarplexus-Chakra *(Manipura-Chakra)*. Dieses versorgt die Milz, das größte lymphatische Organ beim Menschen, mit feinstofflicher Energie. Die Milz versorgt den Blutkreislauf mit B- und T-Lymphozyten, welche bei der Immunabwehr eine entscheidende Rolle spielen. Bei Kindern **viertes Chakra:** Herz-Chakra *(Anahata-Chakra)*, weil dieses Chakra in einer engen Verbindung zur Thymusdrüse steht, Letztere ist – im Kindesalter – ein wichtiger Teil des Immunsystems.
Innere Geschlechtsorgane und Menstruationsbeschwerden	**Zweites Chakra:** Sacral-Chakra *(Svadhisthana-Chakra)*. Hilft beim Loslassen, bei der Entspannung.
Innere Unruhe	**Erstes Chakra:** Wurzel-Chakra *(Muladhara-Chakra)*. Erden bringt Beruhigung.

Phänomen	Chakra
Konzentrationsstörungen	**Sechstes Chakra:** Stirn-Chakra *(Ajna-Chakra)*, zur Festigung der geistigen Stabilität.
Kopfschmerzen, Migräne	**Erstes Chakra:** Wurzel-Chakra *(Muladhara-Chakra)*, zur Erdung **Sechstes Chakra:** Stirn-Chakra *(Ajna-Chakra)*.
Mangelndes Selbstvertrauen	**Erstes Chakra:** Wurzel-Chakra *(Muladhara-Chakra)*. Erdet, was Stabilität und Vertrauen verleiht.
Minderwertigkeitsgefühle	**Viertes Chakra:** Herz-Chakra *(Anahata-Chakra)*. Die unüberhebliche Sicht von sich als einmaliges, göttliches Wesen gibt Stabilität im Selbstwert. **Fünftes Chakra:** Hals-Chakra *(Vishuddha-Chakra)*, gibt die freie Wahl zwischen Raum für sich in Anspruch nehmen und Raum geben.
Orientierungslosigkeit	**Erstes Chakra:** Wurzel-Chakra *(Muladhara-Chakra)*, zur Erdung **Sechstes Chakra:** Stirn-Chakra *(Ajna-Chakra)*, zur Festigung der geistigen Stabilität. **Siebtes Chakra:** Kronen-Chakra *(Sahasrara-Chakra)*, es ermöglicht eine neue Sicht für sich selbst und die Welt als Einheit.
Prostataprobleme	**Erstes Chakra:** Wurzel-Chakra *(Muladhara-Chakra)*. Die Aufmerksamkeit aktiviert das Vertrauen und die Selbstheilungskräfte.
Psycho-Traumata*	Im Anschluss an eine erfolgreiche psychologische Traumabehandlung im Akutzustand durch ausgebildete PsychotherapeutInnen können in einer zweiten Phase durch Chakraarbeit mit allen Chakren sämtliche Selbstaspekte, die durch ein Psychotrauma blockiert wurden, wieder aktiviert werden. Meines Erachtens ist gerade bei einer Traumabehandlung Körperarbeit unerlässlich.
Redehemmungen	**Fünftes Chakra:** Hals-Chakra *(Vishuddha-Chakra)*. Ich schenke mir die Erlaubnis, den Raum zu füllen. »Ich darf reden.«

Phänomen	Chakra
Schlafstörungen	**Zweites Chakra:** Sacral-Chakra *(Svadhisthana-Chakra)*, zum Loslassen. **Sechstes Chakra:** Stirn-Chakra *(Ajna-Chakra)*, um das Gedankenkreisen zu durchbrechen. **Siebtes Chakra:** Kronen-Chakra *(Sahasrara-Chakra)*, um sich den übergeordneten Gesetzen anzuvertrauen, wie z. B. dem Gesetz des Rhythmus zwischen Expansion und Konzentration.
Schwindel	**Erstes Chakra:** Wurzel-Chakra *(Muladhara-Chakra)*. Schwindel ist – wenn nicht organisch verursacht – eine Vata-Störung (Verwirrung) und kann durch Erdung ausgeglichen werden. **Sechstes Chakra:** Stirn-Chakra *(Ajna-Chakra)*, zur Stabilisierung des Orientierungssinnes.
Skelett- und Gelenkbeschwerden	**Erstes Chakra:** Wurzel-Chakra *(Muladhara-Chakra)*. Wird traditionellerweise mit dem Skelett in Verbindung gebracht.
Stoffwechselstörungen*	**Drittes Chakra:** Solarplexus-Chakra *(Manipura-Chakra)*, das »Feuer« stärkt die chemische Umwandlung von Stoffen (z. B. Nahrungsmitteln) im Körper.
Trauer, leichte Depression	**Viertes Chakra:** Herz-Chakra *(Anahata-Chakra)*, um die Selbstliebe zu aktivieren, was allmählich die Stimmung aufhellt.
Verdauungsprobleme	**Drittes Chakra:** Solarplexus-Chakra *(Manipura-Chakra)*, um das Verdauungsfeuer anzuregen. **Zweites Chakra:** Sacral-Chakra *(Svadhisthana-Chakra)* zum Entspannen.
Verstopfung	**Zweites Chakra:** Sacral-Chakra *(Svadhisthana-Chakra)*. Erhöht die Wässrigkeit des Darminhaltes und Resorption. **Drittes Chakra:** Solarplexus-Chakra *(Manipura-Chakra)*, Verbrennung und Umwandlung der Nährstoffe.
Zwänge	**Zweites Chakra:** Sacral-Chakra *(Svadhisthana-Chakra)*. Loslassen, Fließenlassen.

* Insbesondere diese Selbstbehandlungen sollten nur in Ergänzung zu therapeutischen Behandlungen bei ÄrztInnen oder PsychotherapeutInnen durchgeführt werden.

IM ÜBERBLICK

Die **sieben Lebensfragen** und kurze Erläuterungen

1. Soll ich bleiben oder soll ich gehen?

Mein Durchhaltewille und -vermögen, aber auch meine Einsicht aufzugeben.
Samkalpa: »Fest verwurzelt stehe ich in der Welt«.

2. Kann ich loslassen?

Meine Flexibilität; mein Umgang mit Veränderungen; meine Angst vor Veränderungen: Sehe ich eine Herausforderung als Problem oder als Chance?
Samkalpa: »Ich lasse es fließen.«

3. Übernehme ich Verantwortung?

Meine Bereitschaft, mich einzubringen; mich zu identifizieren; mein Entscheidungsmut.
Samkalpa: »Ich übernehme Verantwortung und treffe Entscheidungen.«

4. Kann ich mich selbst lieben?

Meine Selbstliebe als Basis dafür, Liebe geben zu können; meine Einstellung, Pflanzen, Tiere, andere Menschen als Herzensbrüder und -schwestern anzunehmen.

Samkalpa: »Ich schenke mir selbst Liebe, damit ich anderen Liebe geben kann!«

5. Wie gehe ich mit Distanz und Nähe um?

Meine Bereitschaft, Menschen, Ereignisse und Situationen an mich herankommen zu lassen; die Fähigkeit jedoch auch, mich abgrenzen und entspannt Nein sagen zu können.

Samkalpa: »Meine Sprache ist ehrlich – mein Ohr ist offen.«

6. Vertraue ich meiner Intuition?

Meine Möglichkeit, intuitive Impulse zuzulassen in Ergänzung zu rationalem Überlegen. Ebenso die Möglichkeit, eigene Begrenzungen zu sprengen.

Samkalpa: »Ich vertraue meiner Intuition.«

7. Fühle ich mich mit der Welt verbunden? (Interdependenz)

Meine Möglichkeit, das zu wählen, was für mein Wachstum gut ist, und nicht den Verführungen des Ego anheimzufallen. Mich als Teil des Ganzen wahrzunehmen, mitverantwortlich zu handeln.

Samkalpa: »Ich bin ein Teil des Ganzen – das Ganze ist ein Teil von mir.«

IM ÜBERBLICK

Die **sieben Selbstaspekte**

Jedem Chakra ordnen wir einen Selbstaspekt zu.

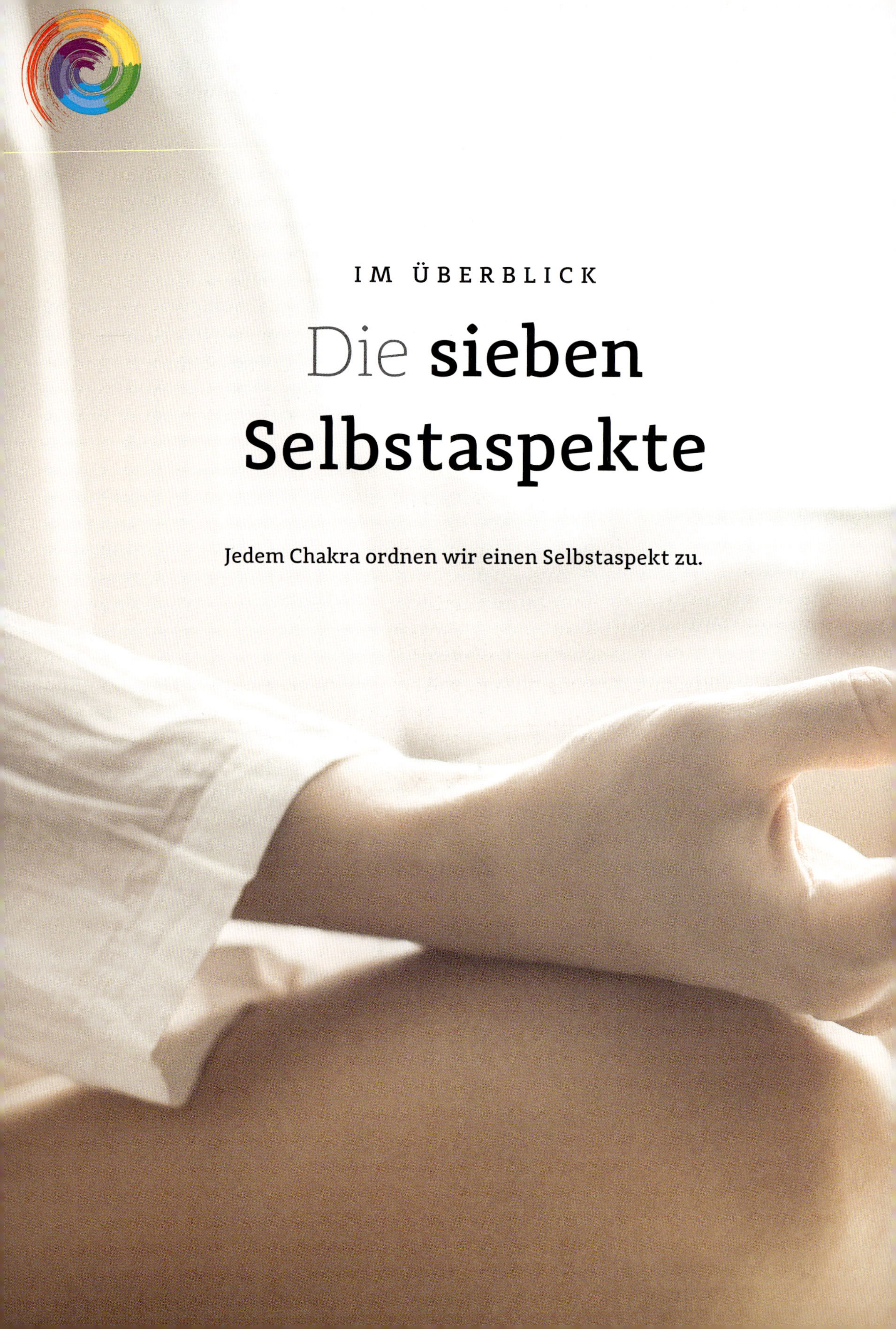

Wurzel-Chakra

Selbstvertrauen

Das Vertrauen in die eigene Person.

Sacral-Chakra

Selbstbewusstsein

Das Bewusstsein, dass ich ein sich veränderndes Lebewesen bin, und die Erlaubnis, mich verändern zu dürfen.

Solarplexus-Chakra

Selbstsicherheit

Ich stehe zu mir, übernehme Verantwortung für mich.

Herz-Chakra

Selbstliebe

Mein achtsamer Umgang mit mir selbst und mit meiner Energie, damit es mir möglich wird, auch liebevoll mit anderen umzugehen.

Hals-Chakra

Selbstwertgefühl

Das Gefühl, grundsätzlich wertvoll zu sein.

Stirn-Chakra

Selbstbefreiung

Die Erlaubnis, mich von alten Mustern befreien zu dürfen.

Kronen-Chakra

Selbstauflösung

Auflösung der eigenen Grenzen, der Begrenztheit und Verschmelzung mit dem Ganzen.

Literatur

Avalon, Arthur (alias Sir John Woodroffe) *Die Schlangenkraft. Die Entfaltung schöpferischer Kräfte im Menschen.* Verlag Barth, Weilheim 1961; 3. Auflage erschienen bei O. W. Barth, München 2003

Avalon, Arthur (alias Sir John Woodroffe) *Shakti und Shakta. Lehre und Ritual des Tantra.* Verlag Barth, Weilheim 1961; 3. Auflage erschienen bei O. W. Barth, München 2003

Bhaktivedanta Swami Prabhupada *Bhagavad Gita, wie sie ist.* The Bhaktivedanta Book Trust, Heidelberg 1987

Chopra, Deepak *Die Körperseele: Grundlagen und praktische Übungen der indischen Medizin.* Knaur, München 2006

Crittin, Jean-Pierre *Ayurvedische Psychologie: Wege zum Selbst und das Energieprinzip im Ayurveda.* Windpferd Verlag, Oberstdorf 2010

Crittin, Jean-Pierre *Wachstum und Entwicklung: Das Erwachen der Urkraft Shakti.* Windpferd Verlag, Oberstdorf 2013

Crittin, Jean-Pierre *Chakra – Selbsttherapie in sieben Stufen.* Windpferd Verlag, Oberstdorf 2015

Dale, Cindy *Der Energiekörper des Menschen: Handbuch der feinstofflichen Anatomie.* Lotos Verlag, München 2012

Davis, Brenda *Chakren: Tore zur Seele.* Aquamarin Verlag, Grafing 2002

Dürr, Hans-Peter & Oesterreicher, Marianne *Wir erleben mehr als wir begreifen: Quantenphysik und Lebensfragen.* Verlag Herder, Freiburg 2001

Dürr, Hans-Peter *Geist, Kosmos und Physik: Gedanken über die Einheit des Lebens.* Crotona Verlag, Amerang 2010

Easwaran, Eknath *Die Upanishaden.* Wilhelm Goldmann Verlag, München 2008

Govinda, Kalashatra *Chakra-Praxisbuch: Spirituelle Übungen für Gesundheit, Harmonie und innere Kraft.* Wilhelm Goldmann Verlag, München 2006

Govinda, Kalashatra *Chakra-Heilmeditation: Zur Harmonisierung der persönlichen und spirituellen Entwicklung.* Südwest Verlag, München 2009

Härtel, Johannes (Übersetzer) *Upanishaden: Die alte Weisheit Indiens. Eine Auswahl aus den ältesten Texten, übersetzt von Johannes Härtel.* Atmosphären Verlag, München 2005

Hawley, Jack *Bhagavad Gita, der Gesang Gottes: Eine zeitgemässe Version für westliche Leser.* Wilhelm Goldmann Verlag, München 2002

Hinze Oscar Marcel *Schöpfung als Wissen. Tantra Vidya.* Hrsg. Akademie für Phänomenologie und Ganzheitswissenschaft. 3. Aufl. 2010

Hinze Oscar Marcel *Tantra Vidya. Wissenschaft des Tantra.* Theseus Verlag, Zürich 1976

Judith, Anodea: *Eastern body, western mind: Psychology and the Chakra System as a path to the self.* Celestial Arts Publishing, Berkeley 1996

Judith, Anodea *Chakras, Wheels of Life.* Published by Jaico Publishing House, 12. Auflage, Mumbai 2017

Luhmann Niklas *Vertrauen.* Union Taschenbuch Verlag, Stuttgart 2014

Miss, Caroline *Anatomy o he Spirit.* Harmony Books, New York 1996

Motoyama, Hiroshi & Brown, Rande *Chakra-Physiologie: Die subtilen Organe des Körpers und die Chakra-Maschine.* Aurum Verlag, Freiburg 1980

Riemann, Fritz *Grundformen der Angst: Eine tiefenpsychologische Studie.* Ernst Reinhardt Verlag, München 1989

Rogers, Carl. R. *Die Entwicklung der Persönlichkeit.* Ernst Klett Verlag, Stuttgart 1973

Schulz von Thun, Friedemann *Miteinander reden: Störungen und Klärungen.* Rowohlt Taschenbuch Verlag GmbH, Reinbeck bei Hamburg 1981

Sharamon, Shalila & Baginski, Bodo *Das Chakra-Handbuch: Vom grundlegenden Verständnis zur praktischen Anwendung.* Windpferd Verlag, Oberstdorf 1988

Virtue, Doreen *Wie oben so unten (die sieben Gesetze des Lebens).* Koha Verlag GmbH, Burgrain 2007

Wolf, Elias *Das Buch der 28 Chakren: Ein Handbuch zu den wichtigsten Energiezentren unseres Körpers.* Schirner Verlag, Darmstadt 2010

Register

Außerdem bei Königsfurt-Urania erschienen:

DER KLEINE YOGI®

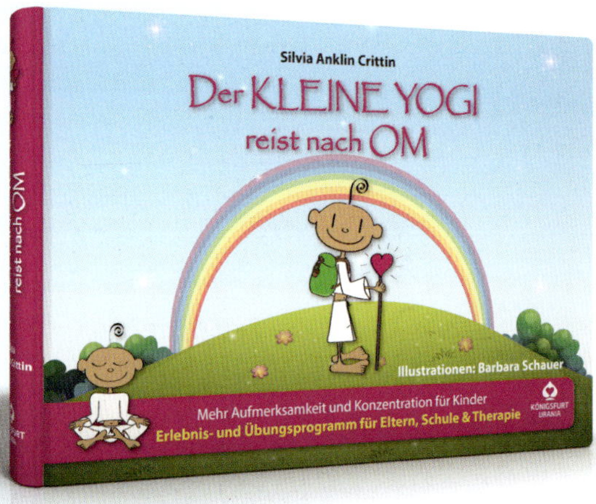

Der kleine Yogi geht auf eine weite Reise. Er durchquert fremde Länder, trifft auf viele ungewöhnliche Wesen und besteht eine Menge spannender Abenteuer. Bis er schließlich wohlbehalten an seinem Ziel im OM-Land ankommt. Dieses Buch ist ein wundervolles Arbeitsmittel, das die Kinder in ihrer Abenteuerlust anspricht, ihre Phantasie beflügelt, Bewegungsfreude aufgreift und mit vielfältigen Atem- und Yogaübungen sowie Entspannungsgeschichten zu einer verstärkten Selbstwahrnehmung und gutem Selbstbewusstsein verhilft.

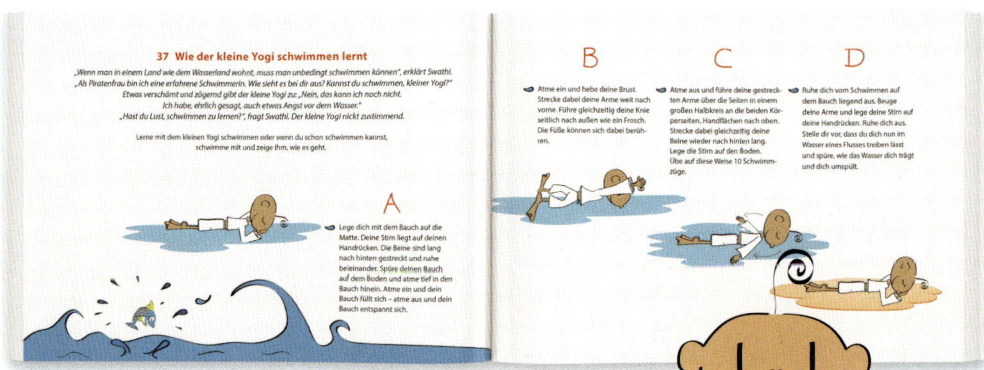

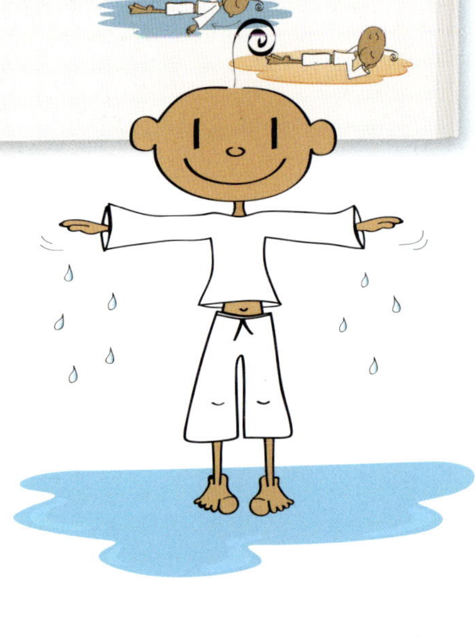

Silvia Anklin Crittin / Barbara Schauer
DER KLEINE YOGI REIST NACH OM

Hardcover, 352 Seiten, farbig
ISBN 978-3-86826-149-3

Der kleine Yogi ermuntert dich, jeden Abend aufzuschreiben, wofür du an dem Tag Dankbarkeit empfindest. Denn wenn wir für all das Gute und Schöne im Leben, auch für die kleinen Dinge, dankbar und wertschätzend sind, werden wir nachweislich glücklicher, zufriedener und erfüllter. Dafür findest du in diesem Buch für drei Wochen kleine Anregungen und Ideen, auch mal an scheinbar Selbstverständliches zu denken, und auch Platz, einfach kreativ zu schreiben. Zusätzliche Impulse und praktische Übungen verstärken dein Glücksgefühl im Alltag.

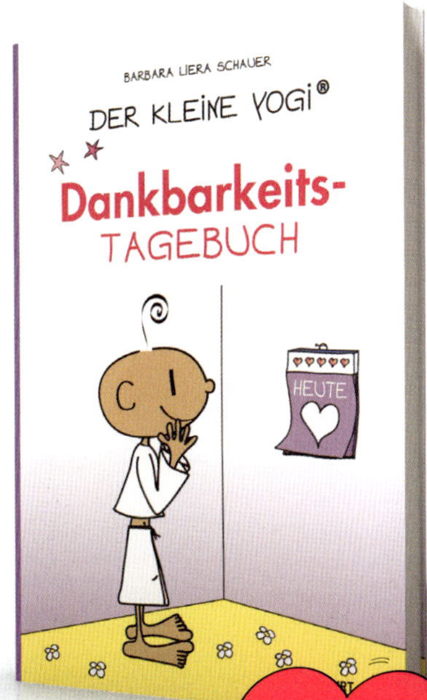

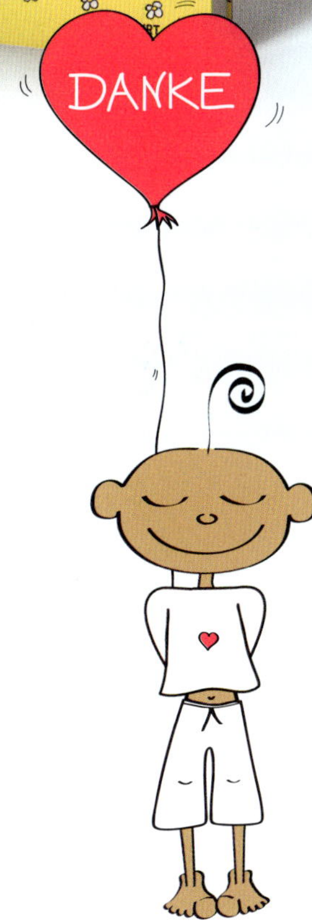

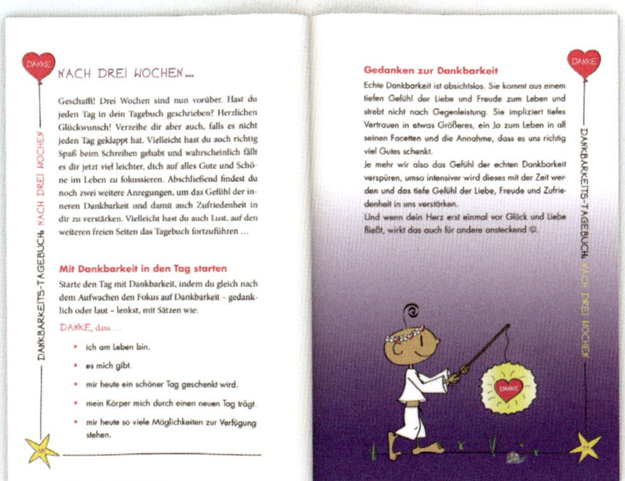

Barbara Schauer
DER KLEINE YOGI – DANKBARKEITSTAGEBUCH

Hardcover, Lesebändchen
80 Seiten, farbig
ISBN 978-3-86826-194-3

KÖNIGSFURT URANIA
www.koenigsfurt-urania.com